药物诱导睡眠
内镜检查及临床应用

Drug-Induced Sleep Endoscopy:
Diagnostic and Therapeutic Applications

主编　（荷）尼科·德·弗里斯（Nico de Vries）

　　　（意）奥塔维奥·皮钦（Ottavio Piccin）

　　　（比）奥利维尔·M.范德韦肯（Olivier M.Vanderveken）

　　　（意）克劳迪奥·维奇尼（Claudio Vicini）

主译　肖红俊

北方联合出版传媒（集团）股份有限公司
辽宁科学技术出版社
·沈　阳·

© 2023辽宁科学技术出版社
著作权合同登记号：第06-2021-182号。

版权所有·翻印必究

图书在版编目（CIP）数据

药物诱导睡眠内镜检查及临床应用 /（荷）尼科·德·弗里斯（Nico de Vries）等主编，肖红俊主译 .—沈阳：辽宁科学技术出版社，2023.3
ISBN 978-7-5591-2757-0

Ⅰ . ①药… Ⅱ . ①尼… ②肖… Ⅲ . ①内窥镜检—应用—睡眠—呼吸暂停—综合征—影像诊断 Ⅳ.①R560.4

中国版本图书馆CIP数据核字（2022）第177214号

出版发行：辽宁科学技术出版社
　　　　　（地址：沈阳市和平区十一纬路25号　邮编：110003）
印　刷　者：辽宁新华印务有限公司
经　销　者：各地新华书店
幅面尺寸：210 mm×285 mm
印　　张：11.5
字　　数：300千字
出版时间：2023年3月第1版
印刷时间：2023年3月第1次印刷
责任编辑：凌　敏
封面设计：刘　彬
版式设计：袁　舒
责任校对：卢山秀　刘　庶

书　　号：ISBN 978-7-5591-2757-0
定　　价：148.00元

投稿热线：024-23284363
邮购热线：024-23284502
邮　　箱：lingmin19@163.com
http://www.lnkj.com.cn

作者名单

Vikas Agrawal, MBBS, MS,DORL, FCPS
Consultant ENT and Sleep Apnea Surgeon;
Director
Speciality ENT Hospital
Mumbai, India

Riccardo Albertini, MD
Resident
Department of Otolaryngology Head and Neck Surgery
Sant'Orsola–Malpighi University Hospital
Bologna, Italy

Annemieke M.E.H. Beelen, MD
Department of Otorhinolaryngology Head and Neck
Surgery
Onze Lieve Vrouwe Gasthuis (OLVG)
Amsterdam, The Netherlands

Palma Benedek, MD, PhD
Associate Professor
Consultant on Pediatric ENT and Sleep Surgery
Chief of the Pediatric Sleep Laboratory
Heim Pal National Pediatric Institute
Budapest, Hungary

Linda Benoist, MD
Department of Otorhinolaryngology Head and Neck
Surgery
University of Rotterdam
Rotterdam, The Netherlands

Plen Bosschieter, MD
Department of Otorhinolaryngology Head and Neck
Surgery
Onze Lieve Vrouwe Gasthuis (OLVG)
Amsterdam, The Netherlands

Luca Burgio, MD
ENT Physician
Department of Otorhinolaryngology, Head and Neck
Surgery
Maurizio Bufalini Hospital
Cesena, Italy

Marc Blumen, MD
Department of Otolaryngology, Head and Neck Surgery
Foch Hospital
Suresnes, France

An Boudewyns, MD
Faculty of Medicine and Health Sciences
University of Antwerp
Department of ENT Head and Neck Surgery
Antwerp University Hospital
Antwerp, Belgium

Giuseppe Caccamo, MD
Resident
Department of Otolaryngology Head and Neck Surgery
Sant'Orsola–Malpighi University Hospital
Bologna, Italy

Giovanni Cammaroto, MD
Head and Neck Department
ENT and Oral Surgery Unit
G.B. Morgagni – L. Pierantoni Hospital
Forlì, Italy

**A. Simon Carney, BSc (Hons), MBChB, FRCS,
FRACS, DM**
Professor
Department of Otolaryngology Head and Neck Surgery
College of Medicine and Public Health
Flinders University
Adelaide, South Australia, Australia

Peter Catcheside, BSc (Hons), PhD
Professor
Adelaide Institute for Sleep Health
College of Medicine and Public Health
Flinders University
Adelaide, South Australia, Australia

Eleonora Cioccoloni, MD
Consultant
Department of Otolaryngology Head and Neck Surgery
Sant'Orsola–Malpighi University Hospital
Bologna, Italy

R.M. Corso, MD
Operating Room Medical Director
Department of Surgery
Anesthesia and Intensive Care Section
"GB Morgagni–L. Pierantoni" Hospital
Forlì, Italy

Paolo Cozzolino, MD
Resident
Department of Otolaryngology Head and Neck Surgery
Sant'Orsola–Malpighi University Hospital
Bologna, Italy

Nico de Vries, MD, PhD

Professor of Otorhinolaryngology

Department of Otorhinolaryngology Head and Neck Surgery

Onze Lieve Vrouwe Gasthuis (OLVG);

Department of Oral Kinesiology

Academic Centre for Dentistry Amsterdam

MOVE Research Institute Amsterdam

University of Amsterdam and VU University Amsterdam

Amsterdam, The Netherlands;

Department of Otorhinolaryngology Head and Neck Surgery

Antwerp University Hospital (UZA)

Antwerp, Belgium

Ida Di Giacinto, MD

Anesthesiologist

Polyvalent Intensive Care and Transplantation Unit

Department of Organ Failure and Transplantation

Sant'Orsola–Malpighi University Hospital;

Alma Mater Studiorum

University of Bologna

Bologna, Italy

M. Boyd Gillespie, MD, MSc

Professor & Chair

Department of Otolaryngology– Head & Neck Surgery

University of Tennessee Health Science Center

Memphis, Tennessee, USA

Riccardo Gobbi, MD

Head and Neck Department

ENT & Oral Surgery Unit

G.B. Morgagni – L. Pierantoni Hospital

Forlì, Italy

Evert Hamans, MD

ENT Surgeon

Ziekenhuis Netwerk Antwerpen

Antwerpen, Belgium

Clemens Heiser, MD

Associate Professor

Department of Otorhinolaryngology

Head and Neck Surgery

Munich Technical University

Munich, Germany

Bhik Kotecha, MBBCh, M Phil., FRCS, DLO

Consultant Otolaryngologist

Royal National Throat, Nose and Ear Hospital;

Hon. Clinical Professor

Barts and The London School of Medicine

London, United Kingdom

Ioannis Koutsourelakis, MD, PhD

Surgeon

ENT Department

Mediterraneo Hospital

Athens, Greece

P. Vijaya Krishnan, MBBS, DNB, DLO, MNAMS

Consultant ENT Surgeon;

Head

Department of Snoring and Sleep Disorders

Madras ENT Research Foundation

Chennai, India

Ivor Kwame, MBBS, BSc, MRCS, DOHNS

Otolaryngology Specialist Registrar Surgeon

Sleep Division

Royal National Throat, Nose, and Ear Hospital

University College London Hospitals

London, United Kingdom

Marina Carrasco Llatas, MD

Department of Ear, Nose, and Throat

Dr. Peset University Hospital

Valencia, Spain

Nadia Mansouri, MD

Department of Oral and Maxillo–Facial Surgery

University of Marrakech Medical School

Marrakesh, Morocco

Andrea Marzetti, MD

Chief of ENT Department Head and Neck Area

Frosinone – Alatri Hospital Group

ASL Frosinone

Frosinone, Italy

Joachim T. Maurer, MD

Sleep Disorders Centre

Department of Otorhinolaryngology

Head and Neck Surgery

University Hospital Mannheim

Mannheim, Germany

Filippo Montevecchi, MD

Consultant

Head and Neck Department

ENT & Oral Surgery Unit

G.B. Morgagni – L. Pierantoni Hospital

Forlì, Italy

Paolo G. Morselli, MD

Professor of Plastic and Reconstructive Surgery

Sant'Orsola–Malpighi University Hospital

Alma Mater Studiorum University of Bologna

Bologna, Italy

Adrian A. Ong, MD
Resident Physician
Department of Otolaryngology
University at Buffalo
The State University of New York
Buffalo, New York, USA

Francesco M. Passali, MD, PhD
Professor
Dept. of Clinical Sciences and Translational Medicine
University of Rome Tor Vergata
Rome, Italy

Irene Pelligra, MD
Depatment of Otolaryngology, Head, and Neck Surgery
Sant'Orsola–Malpighi University Hospital
Bologna, Italy

Eli Van de Perck, MD
Faculty of Medicine and Health Sciences
University of Antwerp, Belgium;
Department of ENT Head and Neck Surgery
Antwerp University Hospital UZA
Antwerp, Belgium

Ottavio Piccin, MD
Professor of Otorhinolaryngology
Department of Otolaryngology, Head and Neck Surgery
Sant'Orsola–Malpighi University Hospital
Bologna, Italy

Valentina Pinto, MD
Plastic and Reconstructive Surgeon
Sant'Orsola–Malpighi University Hospital
Alma Mater Studiorum University of Bologna
Bologna, Italy

Madeline J.L. Ravesloot, MD
Department of Otorhinolaryngology Head and Neck
Surgery
Onze Lieve Vrouwe Gasthuis (OLVG)
Amsterdam, The Netherlands

Rossella Sgarzani, MD
Consultant, Plastic and Reconstructive Surgeon
Department of Emergency, Burn Center
Bufalini Hospital
AUSL Romagna
Cesena, Italy

Srinivas Kishore S., MBBS, MS
Head
Department of ENT and Sleep Apnea Surgery

Star Hospital
Hyderabad, India

Massimiliano Sorbello, MD
Anesthesiologist
Anesthesia and Intensive Care
AOU Policlinico Vittorio Emanuele
Catania, Italy

Giovanni Sorrenti, MD
Consultant
Department of Otolaryngology Head and Neck Surgery
Sant'Orsola–Malpighi University Hospital
Bologna, Italy

Olivier M. Vanderveken, MD, PhD
Chair and Professor of Otorhinolaryngology
Translational Neurosciences
University of Antwerp
Antwerp, Belgium;
Department of Otolaryngology, Head and Neck Surgery
Antwerp University Hospital (UZA)
Edegem, Belgium

Claudio Vicini, MD
Chief of Head and Neck Department
AUSL Romagna;
Head
ENT Units, Forli and Faenza;
Associate Professor of Otolaryngology
University of Ferrara and Bologna
Bologna, Italy

Patty E. Vonk, MD
Department of Otorhinolaryngology Head and Neck
Surgery
Onze Lieve Vrouwe Gasthuis (OLVG)
Amsterdam, The Netherlands

Anneclaire V.M.T. Vroegop, MD
Faculty of Medicine and Health Sciences
University of Antwerp, Belgium
Department of ENT, Head and Neck Surgery
Antwerp University Hospital (UZA)
Edegem, Belgium

AlexWall, BSc (Hons) DPS
Medical Device Research Institute
College of Science and Engineering
Flinders University
Tonsley, Australia

译者名单

主　译　肖红俊　华中科技大学同济医学院附属协和医院
副主译　朱　云　华中科技大学同济医学院附属协和医院
　　　　杨　阳　华中科技大学同济医学院附属协和医院
　　　　肖　英　华中科技大学同济医学院附属协和医院
主　审　孙建军　北京大学国际医院耳鼻咽喉头颈外科

译　者　（按姓氏笔画为序）
　　　　于进涛　华中科技大学同济医学院附属协和医院
　　　　王文雯　华中科技大学同济医学院附属协和医院
　　　　孙海英　华中科技大学同济医学院附属协和医院
　　　　李　明　华中科技大学同济医学院附属协和医院
　　　　李永勤　华中科技大学同济医学院附属协和医院
　　　　冷杨名　华中科技大学同济医学院附属协和医院
　　　　陈　敏　华中科技大学同济医学院附属协和医院
　　　　周　彦　华中科技大学同济医学院附属协和医院
　　　　周　雯　华中科技大学同济医学院附属协和医院
　　　　周全军　华中科技大学同济医学院附属协和医院
　　　　宗世民　华中科技大学同济医学院附属协和医院
　　　　赵学艳　华中科技大学同济医学院附属协和医院
　　　　彭　炜　华中科技大学同济医学院附属协和医院
　　　　蔡　花　华中科技大学同济医学院附属协和医院

秘　书　赵学艳　华中科技大学同济医学院附属协和医院

视频观看方法

安卓系统：进入手机浏览器后，打开扫一扫，扫描二维码即可观看视频。
苹果系统：下拉屏幕进入"控制中心"界面，用扫一扫功能扫描二维码，即可观看视频。
由于本书视频挂在外方出版社官网，目前不支持微信扫码，给您带来的不便望请谅解！

视频目录

Pien Boschieter 编辑

视频库中显示了药物诱导睡眠内镜检查（DISE）时最常见的上气道梗阻形式，根据软腭、口咽、舌根和会厌（VOTE）分类，示例包含上气道阻塞的不同部位、严重程度和形态，以及托下颌和头部旋转对气道的影响。

软腭

视频 1：
软腭水平气道完全前后向阻塞，以及下颌前伸、头部和躯干联合旋转两种方式对气道的影响。

视频 2：
软腭水平气道部分向心性阻塞。

视频 3：
软腭水平气道完全向心性阻塞，以及下颌前伸对气道的影响。

口咽

视频 4：
扁桃体肥大导致的口咽水平气道完全侧向阻塞。

视频 5：
口咽水平气道完全侧向阻塞，无扁桃体肥大。

舌根和会厌

视频 6：
舌根和会厌水平气道完全前后向阻塞，以及下颌前伸、头部和躯干联合旋转两种方式对气道的影响。

视频 7：
舌根和会厌水平气道部分前后向阻塞。

视频 8：
盘状会厌导致的气道完全前后向阻塞，以及头部和躯干联合旋转、下颌前伸两种方式对气道的影响。

视频 9：
气道完全向心性塌陷。（视频由尊敬的 Clemens Heiser 教授提供）

视频 10：
与从后方观察气道相比，经口进行 DISE 更容易评估舌与腭的潜在相互作用。

序一

阻塞性睡眠呼吸暂停（OSA）是一种发病率高且有潜在危险的睡眠呼吸障碍疾病，也是引发众多临床疾病的源头性疾病，如高血压病、高脂血症、糖尿病等。20世纪80年代以来，国内外医疗界开始重视该病。在模拟自然睡眠过程中进行上气道检查，明确患者上气道的狭窄部位和特点，分析睡眠呼吸障碍特征，结合多导睡眠图（PSG），了解其发病机制，并对患者选择最适合的治疗或干预方案有着十分重要的临床实践价值。药物诱导睡眠内镜检查（DISE）技术应运而生，并较快成为睡眠呼吸障碍领域的热点之一。随着内镜设备，以及药物诱导睡眠技术的不断改进和提升，使DISE在OSA患者检查的范围和安全性进一步提高，为临床医生在把握OSA患者手术适应证、术式及是否需要选择其他辅助治疗等方面提供了可靠的临床依据。

40余年来，业界对DISE技术经历了从认识、质疑、接受到发展的过程。Nico de Vries教授、Ottavio Piccin教授、Olivier M. Vanderveken教授，以及Claudio Vicini教授在该领域，积极、严谨地探索，逐步形成了DISE独特的技术体系，本书是他们多年探索、实践与经验的总结。认真研读本书，将有助于耳鼻咽喉头颈外科医生，尤其是对于从事OSA临床诊疗的耳鼻咽喉科医生全面、系统地了解和掌握DISE技术，科学、合理地展开OSA相关临床诊疗工作具有重要的指导作用和实践价值。

耳鼻咽喉头颈外科临床诊疗工作，离不开电子喉镜、电子鼻咽镜、鼻内镜、耳内镜、电耳镜等检查技术。但对于国内广大同道而言，DISE仍是一种较新的技术，且目前正处于起步或发展阶段，因而本书的出版和翻译可谓恰逢其时。本书从DISE的演变过程、适用性、适应证、禁忌证、术前准备、镇静药物的选择、检查流程、术后效果预测价值等方面做了详尽的阐述，内容翔实、系统完整、条理明晰、图文并茂，而且深入浅出，充分展示了各种检查过程中的每一个部位的特征和细节，便于临床查阅，帮助读者快速地了解和较好地掌握DISE技术。当然，我们也应该客观地看待DISE技术的局限性和提升空间，在向国外同道们借鉴学习的同时，更需要深入钻研、不断改进、积累经验，为我国广大患者服务。

本书由华中科技大学同济医学院附属协和医院耳鼻咽喉头颈外科的中青年骨干医生精心翻译，他们在科主任肖红俊教授的带领下，紧跟国际发展趋势，严谨细致地翻译出高质量的著作，以积极推动新技术的传播，为国内DISE技术的发展付出了辛劳，我非常乐意向从事OSA诊疗工作的专科医生们推荐本书。相信本书能启迪才智、激发创新，并期待对国内睡眠医学的发展起到积极的推动作用，也必将惠及患者，服务大众。

为此，我欣然为之作序，并向大家推荐！

首都医科大学附属北京同仁医院耳鼻咽喉头颈外科

2023年3月

序二

阻塞性睡眠呼吸暂停低通气综合征（OSAHS）是睡眠时频繁发生上气道塌陷或阻塞而导致呼吸暂停及缺氧，睡眠结构紊乱，常伴有日间嗜睡、倦怠等，且因其同时影响睡眠和呼吸两大生理功能，并继发循环、神经、代谢等多系统损害，从而成为最重要的睡眠呼吸障碍疾病。我国约有一亿两千万OSAHS患者，社会医疗负担沉重。由于OSAHS病因复杂，治疗方法众多，患者病情的精准评估对于制定个体化治疗方案极为重要。如何为患者选择个体化的治疗方法、睡眠分析及上气道评估十分重要。药物诱导睡眠内镜检查（DISE）技术旨在尽可能接近自然睡眠时评估上气道阻塞平面、严重程度及结构状态，结合多导睡眠图（PSG）的睡眠分析，为OSAHS患者的个体化精准治疗提供重要的临床决策依据。通过实施DISE，有利于精准评估阻塞平面的位置和性质，可以更有效地筛选患者，制定更有效的治疗方案。自Croft CB和Pringle MB教授在20世纪90年代初期观察镇静期间的上气道阻塞的探索开始，DISE技术逐步走向成熟，超高分辨率柔性光纤内镜及监视系统的发展使检查者可以客观、细致地观察上气道特征，而麻醉剂、给药系统和监测手段的进步为获得适当镇静深度以模拟自然睡眠提供了帮助。Nico de Vries教授、Ottavio Piccin教授、Olivier M. Vanderveken教授，以及Claudio Vicini教授结合自身临床工作中的丰富经验，汇聚了全球DISE领域顶级专家的研究实践，系统地介绍了DISE在不同治疗方案选择中的预测价值、适应证和禁忌证，术前准备、药物选择、具体操作手法、规范和并发症处理，以及根据检查结果进行疗效预测的标准评分系统等，为DISE工作的规范开展提供了极具指导意义的参考。

华中科技大学同济医学院附属协和医院耳鼻咽喉头颈外科肖红俊主任团队具有良好的专业理论基础和临床经验，高质量地翻译了《药物诱导睡眠内镜检查及临床应用》这部新作。该译著内容翔实、图文并茂、忠实原著，是一本非常优秀的技术培训著作。我们相信这部译著将成为国内从事睡眠医学诊疗工作的广大医生开展DISE这项新技术的必备实用工具书。

在此，对参与翻译付出辛苦工作和智慧的各位译者致以深深的感谢！我们希望本书能成为快速推动我国DISE技术规范应用的权威读物。

上海交通大学附属第六人民医院耳鼻咽喉头颈外科

2023 年 3 月

序三

　　上气道塌陷是阻塞性睡眠呼吸暂停（OSA）发生的关键，而且 OSA 只在睡眠时发生，明确睡眠状态下上气道阻塞的机制是开展阻塞性睡眠呼吸暂停低通气综合征（OSAHS）精准治疗的基础，也是提高疗效的核心。药物诱导睡眠内镜检查（DISE）从 20 世纪 70 年代后期随睡眠医学的成形应运而生，作为一项重要的研究手段，与多导仪睡眠呼吸监测同步记录结合，提供了自然睡眠状态下上气道内镜的视频记录。特别是近年来，舌下神经刺激技术治疗 OSAHS 的广泛应用，DISE 检测技术既最大限度地模拟了自然睡眠，又直观显示了上气道的动态变化，不仅在病例选择、疗效评估等方面发挥了重要的指导作用，对进一步理解 OSA 发生过程中上气道各肌肉群的协同作用也具有重要的科学意义。DISE 技术进一步拓展应用到指导 OSA 颌面手术、口腔正畸、体位性睡眠呼吸暂停等的治疗；国内的研究也发现，DISE 还可以指导 OSA 患者无创通气治疗的病例选择和压力滴定。总之，DISE 已经成为一项重要的临床适用技术，是针对 OSA 关键发病机制的精准检查手段。

　　欧洲的耳鼻咽喉科和睡眠专家基于丰富的临床经验，组织多位国际专家，于 2021 年出版了 DISE 临床应用的专著，理论结合实践，从病理生理机制、临床应用及技术要点各个方面进行了深入论述，图文并茂，结合珍贵视频库，实用性很强，对指导我国进一步开展 DISE 技术相关的应用与研究具有重要参考价值。肖红俊主任在耳鼻咽喉科和睡眠呼吸领域造诣颇深，以高度的学科敏感性，组织多学科团队精心翻译，将本专著介绍到国内，必将进一步推动 DISE 检测技术在国内的规范化开展。本书不仅适用于耳鼻咽喉科医生，对广大的睡眠医学工作者及麻醉医生也是一本重要的参考书。相信该书的出版并将进一步提升我们对睡眠及上气道生理机制的理解，为舌下神经刺激等 OSA 精准治疗技术在我国的开展奠定基础。DISE 作为一项新型技术，其应用仍有较大的提升空间，相信在本书的指导下，结合我国丰富的病例资源，通过相关领域专家的努力，必将为 DISE 的拓展应用增加中国元素、贡献中国力量！

北京大学人民医院耳鼻咽喉科

2023 年 3 月

译者前言

阻塞性睡眠呼吸暂停（OSA）是日益受到重视的临床常见疾病之一。该病因上气道塌陷阻塞引起呼吸暂停、低通气，通常伴有睡眠结构紊乱，低氧血症，并可对全身多器官多系统产生损害，引发多种继发疾病，如高血压、糖尿病、冠心病等。上气道的评估对该病的诊断和治疗十分重要。近些年来，随着内镜设备与技术的进步，药物诱导睡眠内镜检查（DISE）已经逐渐成为检查 OSA 患者上气道的首选方法，它能够对处于近似自然睡眠状态下的患者上气道进行观察，通过对上气道阻塞平面和结构、严重程度和塌陷形态（模式和方向）等特征的评估，结合多导睡眠图（PSG）的睡眠结构和呼吸事件等分析，帮助解析 OSA 患者上气道塌陷的病理生理机制。针对 OSA 患者，在选择持续气道正压通气（CPAP）治疗，或者其他替代治疗，包括口腔矫治器、体位治疗（针对体位性 OSA）、减重治疗（针对肥胖患者）、各种形式的上气道手术、上气道刺激和联合治疗前，预先进行 DISE 可以提供一个模拟睡眠下的动态、立体和可视化的上气道，对帮助患者选择不同的个体化治疗方案及预测远期疗效十分必要。另一方面，作为诊断工具，DISE 也必须符合诊断工具所必需的重要特性：安全、可靠和有效。既能最大限度地模拟睡眠中呼吸事件发生时上气道的塌陷状态，又保证操作过程都在可行与安全范围内。

Nico de Vries 教授、Ottavio Piccin 教授、Olivier M. Vanderveken 教授以及 Claudio Vicini 教授等合作主编的《药物诱导睡眠内镜检查及临床应用》是 DISE 领域的首部著作，在研究睡眠呼吸暂停患者上气道阻塞的基础上进行了大量细致地严谨工作。全书共 24 章，内容基本涵盖了 DISE 技术的各个方面，从根据适应证和禁忌证筛选受检对象、麻醉评级，选择操作场所，到操作团队的构成、麻醉流程及 DISE 操作流程、检查体位及模拟治疗时的操作手法和并发症处理，以及检查报告的内容及解读等，紧密结合临床并且解析了大量病例的观察结果。书中图片及视频丰富、细致，甚至提供了 DISE 知情同意书的范例，为 DISE 技术的开展提供了极具实用价值的具体指导和参考。

我和同事们对这部集科学性、权威性、实用性、可读性为一体的优秀著作进行了翻译整理，旨在及时向国内同行介绍和分享国外专家的宝贵经验和最新成果。翻译采用独立分工及交叉审阅的方式，力求对原著内容的准确表达和诠释，相信该书的引进，将有力推动国内 DISE 技术训练与开展的标准化、规范化，并提升 OSA 相关诊断与治疗工作水平。感谢我们团队的中青年医生们，他们在繁忙的临床工作之余开展翻译工作，付出大量辛劳。他们强烈的求知欲望，严谨的治学态度令人欣慰不已！

值本书出版之际，特别感谢孙建军教授百忙中帮助审阅译著，特别荣幸地邀请到黄志刚教授、殷善开教授和韩芳教授为此书作序，对他们的支持和鼓励表示诚挚的感谢！

由于译者翻译风格的差异和知识水平所限，难免存在疏漏或值得商榷之处，恳请各位同道和读者们不吝赐教，在此致谢！

华中科技大学同济医学院附属协和医院耳鼻咽喉头颈外科

2023 年 3 月于武汉

前言

阻塞性睡眠呼吸暂停（OSA）是最常见的睡眠呼吸障碍相关性疾病。最初主要通过病史采集、体格检查和睡眠分析对疾病做出诊断，治疗主要依赖持续气道正压通气（CPAP）。近年来，OSA 的治疗方式由单一的 CPAP 而趋于多样化，许多新技术方法可供选择。除 CPAP 外，保守治疗方式还包括口腔矫治器、体位治疗（体位性 OSA），以及减重治疗（保守减肥和手术减重）等；手术治疗包括耳鼻喉科上气道手术、颌面手术和上气道刺激等。制定治疗方案之前，尤其在决定上气道手术和上气道刺激疗法之前，必须对睡眠状态下的上气道塌陷部位进行详尽的内镜评估。由于在自然睡眠状态下进行上气道内镜检查比较困难、耗时长且工作量大，所以该检查通常在人工诱导睡眠状态下进行，即药物诱导睡眠内镜检查（DISE）。原则上，没有 DISE 结果的支持则不应实施上气道手术和上气道刺激治疗。然而口腔矫治器、体位治疗或联合治疗之前是否需要实施 DISE 尚有争议。

《药物诱导睡眠内镜检查及临床应用》是第一部该领域的专著。本书简要介绍了 DISE 的概念，以及 Bhik Kotecha 教授团队对 DISE 研究历史的回顾。Kotecha 教授就职于伦敦皇家耳鼻喉医院，他所在的研究所率先开展了 DISE 研究。本书主要内容包括：DISE 的应用范围、适应证、禁忌证、知情同意、组织与流程、患者准备、所需药物、预测价值和手术过程中的不同操作、并发症、DISE 和体位依赖性、完全向心性塌陷的临床意义、会厌塌陷、检查中的错误、DISE 对治疗决策的影响、DISE 和口腔矫治器、DISE 和上气道刺激、儿童 DISE、DISE 和颌面综合征，以及相关的特殊技术。本书结尾附有一综合视频库，包含了常见和少见的 DISE 结果。

我们相信本书既能成为 DISE 初学者的指南，也会对经验丰富的内镜医生有所裨益。欢迎各位读者提出宝贵意见和建议！参与本书撰写的所有作者具有丰富的 DISE 临床经验和（或）科研背景。正是他们的不懈努力，才使得本书得以面世。在此，向所有给予帮助的朋友们致以最诚挚的谢意！

Nico de Vries, MD, PhD

Ottavio Piccin, MD

Olivier M. Vanderveken, MD, PhD

Claudio Vicini, MD

主编简介

Nico de Vries, MD, PhD
Professor of Otorhinolaryngology
Department of Otorhinolaryngology, Head and Neck Surgery
OLVGWest Hospital;
Department of Oral Kinesiology
Academic Centre for Dentistry Amsterdam
MOVE Research Institute Amsterdam
University of Amsterdam and VU University Amsterdam
Amsterdam, The Netherlands;
Department of Otorhinolaryngology, Head and Neck Surgery
Antwerp University Hospital (UZA)
Antwerp, Belgium

Ottavio Piccin, MD
Professor of Otorhinolaryngology
Department of Otolaryngology, Head and Neck Surgery
Sant'Orsola–Malpighi University Hospital
Bologna, Italy

Olivier M. Vanderveken, MD, PhD
Chair and Professor of Otorhinolaryngology
Translational Neurosciences
University of Antwerp
Antwerp, Belgium;
Department of Otolaryngology, Head and Neck Surgery
Antwerp University Hospital (UZA)
Edegem, Belgium

Claudio Vicini, MD
Chief of Head and Neck Department
AUSL Romagna;
Head of ENT Units
Forli and Faenza;
Associate Professor of Otolaryngology
University of Ferrara and Bologna
Bologna, Italy

高频词汇

AHI	Apnea–hypopnea index	呼吸暂停低通气指数
BMI	Body mass index	体质指数
BIS	Bispectral index monitoring	双频指数监测
CPAP	Continuous Positive Airway Pressure	持续气道正压通气
DISE	Drug Induced Sleep Endoscopy	药物诱导睡眠内镜检查
MAD	Mandibular advancement device	下颌前移装置
NREM	Nonrapid eye movement	非快速眼球运动
OSA	Obstructive Sleep Apnea	阻塞性睡眠呼吸暂停
PSG	Polysomnogram	多导睡眠监测
REM	Rapid eye movement	快速眼动
SDB	Sleep–disordered breathing	睡眠呼吸障碍
TCI	Target controlled infusion	靶控输注
UA	Upper airway	上气道
UAS	Upper airway stimulation	上气道刺激
UPPP	Uvulopalatopharygoplasty	悬雍垂腭咽成形术
VOTE	Velum, oro– pharynx, tongue base and epiglottis	软腭、口咽、舌根和会厌

目录

5 适应证与禁忌证 ·· 24

Nico de Vries, Olivier M. Vanderveken

6 DISE前准备：知情同意 ·· 28

Marc Blumen

7 组织与流程 ·· 30

Linda Benoist, Nico de Vries

8 术前准备和体位 35

Srinivas Kishore S.

9 药物诱导睡眠内镜检查的药物 39

Evert Hamans, Marina Carrasco Llatas

10 麻醉学观点 ⸺⸺⸺⸺⸺⸺⸺⸺⸺⸺⸺⸺⸺⸺⸺ 44

R.M. Corso, Massimiliano Sorbello, Ida Di Giacinto

11 正在开展的工作：药物诱导睡眠内镜检查预测模型 ⸺⸺下颌前移装置及体位治疗的选择工具 ⸺⸺⸺⸺⸺⸺⸺ 54

Patty E. Vonk, Annemieke M.E.H. Beelen, Nico de Vries

18 诊断、治疗与临床实践指南 ·· 96

Clemens Heiser, Joachim T. Maurer

19 阻塞性睡眠呼吸暂停患者的药物诱导睡眠内镜检查与下颌前移装置治疗 ··· 105

Patty E. Vonk, Madeline J.L. Ravesloot, Olivier M. Vanderveken, Anneclaire V.M.T. Vroegop, Nico de Vries

20 DISE 评估上气道刺激适应证的应用 ··· 111

Adrian A.Ong, M. Boyd Gillespie

21　儿童睡眠内镜检查 ⋯⋯⋯⋯⋯⋯⋯⋯⋯⋯⋯⋯⋯⋯⋯⋯⋯⋯ 118

An Boudewyns, Palma Benedek

Paolo G. Morselli, Rossella Sgarzani, Valentina Pinto, Andrea Marzetti, Francesco M. Passali, Nadia Mansouri, P. Vijaya Krishnan, Vikas Agrawal, Srinivas Kishore S, Ottavio Piccin

Giovanni Sorrenti, Giuseppe Caccamo, Irene Pelligra, Luca Burgio, Riccardo Albertini, Eleonora Cioccoloni, Paolo Cozzolino, Ottavio Piccin

A. Simon Carney, Peter Catcheside, Alex Wall

1 引言

Nico de Vries, Ottavio Piccin, Claudio Vicini, Olivier M. Vanderveken

摘要

诊断阻塞性睡眠呼吸暂停（OSA）的两个基本检查是睡眠分析和药物诱导睡眠内镜检查（DISE）。DISE 对持续气道正压通气（CPAP）以外疗法的选择更具指导意义。本书汇聚了全球 DISE 领域顶级专家学者的经验，旨在为广大读者提供尽可能详尽的 DISE 相关信息。

关键词：阻塞性睡眠呼吸暂停，病史，药物诱导睡眠内镜检查

阻塞性睡眠呼吸暂停

OSA 是临床常见疾病，可对人体健康造成严重威胁。

早年统计显示成人发病率为 2%～4%，近期研究发现 OSA 发病率或远高于此。在瑞士，超过 49% 成年男性的呼吸暂停低通气指数（AHI）大于 5。

OSA 的症状主要是打鼾、白天嗜睡、倦怠、注意力不集中、认知能力低下等，还包括所有因长期睡眠不足可能导致的后果。对于病情严重的患者，OSA 还会增加心血管意外的风险，并可导致高血压、体重增加等。

尽管超过 80% 的 OSA 患者并未临床确诊，但我们对该疾病的认识正在逐渐提高。

对疑似 OSA 的患者，首先需仔细采集病史，其次完善相应的体格检查，随后进行睡眠分析。睡眠分析一般是指在睡眠实验室中进行的多导睡眠监测或在家中进行的筛查式记录。以往根据这些信息即可开始 CPAP 治疗。如今，CPAP 之外的治疗方法在不断发展，个体化与综合性治疗、医疗决策共享已成为近年来的新趋势，单一的 CPAP 治疗的理念已逐渐被摒弃。目前，替代疗法包括口腔矫治器、体位治疗（针对体位性 OSA）、减重治疗（针对肥胖患者）、各种形式的上气道手术（包括同期或分期手术）、上气道刺激和联合治疗等。

如拟行手术治疗，则 DISE 至关重要，通常睡眠分析确诊 OSA 后方可进行。DISE 旨在评估尽可能接近正常睡眠时的气道状态。尽管自然睡眠和药物诱导睡眠仍有不同，DISE 仍是目前唯一可以评估睡眠状态时上气道阻塞平面、严重程度及结构状态的手段。然而，DISE 对选择手术方式的意义仍有争论。反对者认为，没有证据表明，根据 DISE 结果所选择的睡眠手术效果优于未做该检查的患者。更具争议的是，如拟行口腔矫治器治疗、体位治疗或联合治疗，是否也需要进行 DISE？

本书着重介绍有关 DISE 的最新进展，包括背景信息和历史沿革、DISE 的适应证和禁忌证，以及目前 OSA 治疗方法的有效性和实用性。

DISE 的准备工作和知情同意是本书重点阐述的内容。本书讨论了围检查期的护理、仪器设备及病历记录情况。一些医疗中心每年进行数百次 DISE，因此良好的组织培训和团队支持尤为关键。患者准

备、检查体位、药物选择、给药方式，以及相关麻醉操作需要特别注意。如拟行手术治疗，DISE 应该常规进行还是在有指征时进行？检查指征是什么？如何根据 DISE 结果制定手术或非手术治疗计划？DISE 的安全性如何？需要怎样的检查环境？具体的适应证和禁忌证是什么？需要配备哪些人员？应该在手术室还是门诊内镜检查室中进行？内镜医生和外科医生必须是同一人吗？建议使用哪种药物？具体剂量是多少？

检查过程中可以进行一些被动操作，如抬下颌、下颌前伸、闭口和滴定咬合。所有这些操作是否应常规进行？DISE 是否只应该在拟行上气道手术、上气道刺激或口腔矫治器治疗的情况下进行？被动操作（例如托下颌）的阴性和阳性预测价值如何？如拟行体位治疗，是否应该进行 DISE？以往建议在仰卧位时进行 DISE，因为在该体位时气道阻塞的发生率最高。但目前认为，如单纯采用体位治疗或联合其他治疗，则最佳检查体位是侧卧位，或者仰卧和侧卧两种体位均可。在 DISE 检查过程中，头部旋转或头部和躯干同时旋转的预测价值如何？头部旋转的操作简单快速，但与头部和躯干同时旋转是否相同？是否需要分别评估左侧和右侧卧位情况，其结果是否相同？

目前研究人员正在研发相关预测模型，作为口腔矫治器治疗和体位治疗的选择工具。如采用体位治疗和口腔矫治器联合治疗，下颌前伸和头部旋转或头部与躯干同时旋转的组合预测价值如何？

在严格遵循操作规范的前提下，DISE 并发症的发生率极低。

本书提供了大量 DISE 案例的检查结果。直观上，无阻塞优于部分阻塞；部分阻塞优于完全阻塞；前后向和侧向阻塞优于向心性阻塞；单平面阻塞优于多平面阻塞。基于 DISE 结果，如何给出合理的治疗建议？例如，舌体部分塌陷和完全塌陷的手术方案是否相同？多平面阻塞是否需要多平面治疗或手术？手术是同期或分期进行？什么情况下不建议进行上气道手术？

病史、睡眠分析和 DISE 结果通常是（并非总是）一致的。例如，轻微症状和轻中度 OSA 的 DISE 结果通常表现为轻度气道阻塞（单平面而非多平面阻塞、部分阻塞而非完全阻塞、前后向塌陷而非向心性塌陷）。另一方面，严重症状和中重度 OSA 与严重气道塌陷类型有关，如多平面或全程塌陷，完全性或向心性阻塞。值得注意的是，病史、睡眠分析和 DISE 结果有时并不匹配。如检查结果难以解释临床症状，或检查结果之间无法相互印证，必要时应重复检查（睡眠分析或 DISE）。

本书强调了 DISE 中特殊结果的意义，例如软腭完全向心性塌陷和会厌塌陷被认为是上气道刺激的绝对禁忌证，并且对口腔矫治器治疗的效果不佳，因此软腭完全向心性塌陷是提示标准软腭手术预后不良的指标。会厌塌陷的发生率为 8%，近期研究表明，会厌塌陷几乎仅发生于仰卧位 DISE 时。

最近，舌下神经刺激治疗取得了重大进展。在不明原因治疗失败的情况下，研究人员严格评估了舌下神经刺激前后 DISE 的变化，发现上气道刺激治疗舌根塌陷效果良好，且不伴有因软腭塌陷引起的舌腭叠合。如有舌腭联动则还需进行软腭手术。此外，手术设备的参数设置也很重要，例如单极或双极抑或不同功率的选择。

DISE 对评估 CPAP 滴定结果和不明原因的 CPAP 治疗失败病例具有重要价值。此外，本书还讨论了 DISE 在颅面疾病治疗中的作用。

本书分别就欧洲和美国的儿童 DISE 的研究案例进行了探讨。DISE 在儿童 OSA 诊疗中的价值如何？与成人 OSA 相比，DISE 在儿童 OSA 中的作用、检查结果的异同以及对治疗策略的选择有无区别？青少年和儿童的分类系统是否相同？

本书结尾展示了 DISE 的高级技术，以及未来前景。

本书附有内容丰富的视频库，包括了典型的和少见的 DISE 检查结果，以及具有重要临床意义的疑难病例示例，例如，DISE 时的气道阻塞是前后向还是向心性？患者是否具备上气道刺激治疗的指征？

综上所述，诊断 OSA 的两个基本检查是睡眠分析和 DISE。本书旨在为广大读者提供尽可能详尽的 DISE 相关信息。全球 DISE 领域的顶级专家学者参与撰写此书，毫无保留地向读者分享他们在过去几十年里的数以万计病例的丰富经验。我们向这些专家致以最衷心的感谢！

我们相信这本专著将会成为 OSA 诊疗的重要参考，指导在何时、为何，以及如何解读 DISE 结果，并为制定治疗方案提供依据。我们相信这将使广大 OSA 患者获益更多。

译者：冷杨名　肖红俊

2　历史背景

Bhik Kotecha, Ivor Kwame

摘要

本章详细介绍了 40 多年来药物诱导睡眠内镜检查（DISE）的发展过程。首先，讨论了 DISE 是否能够代表自然睡眠，以及对确定睡眠呼吸障碍（SDB）阻塞平面和解剖部位的作用。其次，为达到并保持最佳镇静水平，本章介绍了不同麻醉药物和监测手段的变化。最后，为了保持记录结果的一致性，我们比较了不同的评分系统，特别提出团队协作在 DISE 检查中的重要性。

本项工作的实施、解释和结果分析均应基于 DISE 的发现，以便为患者确定最佳的手术或非手术治疗方案。

关键词：阻塞性睡眠呼吸暂停，药物诱导睡眠内镜检查，历史

2.1　引言

DISE 是对药物诱导睡眠下患者上呼吸道的详细评估。对 SDB 患者而言是一种有诊断价值的检查方法，尤其有助于对阻塞性睡眠呼吸暂停（OSA）患者进行跟踪随访及实施个体化的治疗。在本章中，我们对 DISE 的发展与演变过程进行回顾。

2.2　最初的概念

2.2.1　早期工作

尽管 DISE 如今已相当普及，但睡眠内镜这一概念直到 20 世纪 70 年代后期才有文献报告。最初的关注点主要为自然睡眠下的内镜所见。Borowiecki 等（1978）报告了 10 名嗜睡症睡眠呼吸暂停（Hypersomnia Sleep Apnea, HAS）患者的研究，局麻下将纤维支气管镜经鼻腔通气管插入并固定在软腭上部进行观察。随后鼓励患者以自然睡眠姿势入睡，并整夜记录，其间定期调整内镜的位置以检测咽喉部不同位置的情况。Rojewski 等（1984）也介绍了这一早期工作，同时提供了自然睡眠期间的同步多导睡眠图和咽部内镜下的视频记录。

虽然 Borowiecki 和 Rojewski 的工作加深了我们对 SDB 期间上气道动力学的认识和理解，但他们也认识到为获得有意义结果，每项研究需要耗费漫长的时间才能对整夜数据进行评估的局限性。此外，在检察室环境中鼻气道内有异物存在的睡眠是否能代表患者的自然生理睡眠的争论仍然存在。关于内镜睡眠评估能否反映自然生理睡眠的争论持续至今，但有一点很明显，这些研究让我们对患者自然睡眠行为有了更深入地了解，尤其是导致阻塞的解剖结构的改变。

2.2.2 药物诱导睡眠内镜检查的起源

正如我们所知，DISE 的概念始于 Croft（1990）和 Pringle（1991）发表的报告。文章介绍了在 SDB 患者中使用镇静剂，同时对上气道进行内镜评估以观察阻塞部位。尽管结论并不完全相同，但他们早期的开创性工作表明镇静可以作为生理睡眠的短时替代品。此后还有 7 篇文章引用了类似的技术，在 2000 年前，主要将咪达唑仑作为首选镇静剂。此后出现大量文章，描述了组合麻醉、研究期间的临床观察以及对结果进行有意义分级方面存在的差异。这些内容，我们将在后续章节进一步探讨。

2.2.3 药物诱导睡眠内镜检查——争议的历史

DISE 的两个最大争议是其生理睡眠表征的有效性，以及观察者如何对相同的病理生理发现给出合理的解释。此外，还包括哪些药物最适合实施 DISE、应在何种镇静深度下进行分析才能准确地反映自然睡眠中发生的情况。

代表

多年来，帮助解决镇静与生理睡眠密切相关问题的研究备受关注。人们普遍认为，镇静不会影响自然睡眠的快速动眼（REM）；然而，镇静确实会诱发构成睡眠周期组成部分的警觉阶段。许多人将此作为睡眠过程的有效替代品，尽管并不完美。然而，关于表征的其他挑战仍然存在，包括睡眠瞬时记录本身是否有效，睡眠姿势是否重要，以及何种镇静深度是最佳的。对此，我们将依次探讨。

在整个自然睡眠过程中改变体位是很常见的。然而，从多导睡眠图得知，多数患者（并非所有）在仰卧时都会打鼾。出于这个原因，长期以来，DISE 的公认做法是让患者在仰卧位时进行评估。2014年，欧洲有关 DISE 体位问题的文献进一步建议，如果患者习惯的睡眠姿势不是仰卧位，则应采用与患者打鼾最相关的睡姿进行评估。

我们已经提到，整夜评估上气道运动模式的生理研究始于 20 世纪 70 年代。虽然这些研究提供了有用的见解，但由于需要对每个患者进行大量的数据分析，使其难以推广到平时的临床实践中。也有人认为，虽然此类研究可能反映了自然睡眠，但并不完美。因为它们要求受试者在鼻腔内有异物的陌生环境中入睡，这两种情况都可能影响患者的睡眠。但也有研究表明，SDB 患者可以在 DISE 中产生与其自然睡眠相近的呼吸暂停低通气指数（AHI）评分。

多导睡眠图研究显示，生理睡眠通常具有典型的 REM 期，以及 4 个可识别的阶段，每个阶段都有特征性的脑电图（Electroencephalogram，EEG）变化，这些有可能受到镇静剂影响。有研究表明，镇静状态下显示的可识别的 NREM1、NREM2 和 NREM3 脑电图模式与自然状态下观察到的模式相似。并非所有睡眠阶段都会出现打鼾，即使在症状非常严重的患者中也是如此。因此，任何少于完整睡眠周期的情况都应被视为一个样本，与统计模型中的抽样一样。然而，鉴于检查时间的限制，DISE 的优势在于它可以使 SDB 患者及时达到深度镇静，并能够在评估期间出现打鼾。虽已考虑扩展 DISE 研究，但人们仍然担心麻醉风险可能会随着评估持续时间的延长而增加。有趣的是，并非所有曾有打鼾症状的 SDB 患者都能在 DISE 检查期间重现打鼾。本章后面将讨论镇静深度和麻醉剂方面的问题。

麻醉

关于 DISE 最佳麻醉组合的建议已在之前出版的文章中详细介绍，本书不再赘述。然而，此类研究认为，使患者无法意识到周围环境但并非完全无法唤醒的镇静水平是可取的。因为这种状态会产生最接近患者自然睡眠时的 AHI 和 EEG 模式。随着时间的推移，麻醉剂、给药系统和监测手段的进步使人们对达到最佳镇静水平更有信心。

咪达唑仑是一种 γ– 氨基丁酸 A 型 (GABA–A) 受体激动剂苯二氮䓬类药物，在 DISE 研究早期占有重要地位，并在该领域继续发挥作用。最近，非阿片类 GABA–A 受体激动剂丙泊酚 (2-6- 二异丙基苯酚) 的使用在 DISE 中受到青睐，无论是否与咪达唑仑或右美托咪定等 (α_2– 肾上腺素能受体激动剂) 协同使用。选择哪种药物主要取决于患者因素和麻醉医生的偏好，所考虑的因素包括药物引起的呼吸暂停或导致血压不稳定的倾向，以及麻醉药物的致健忘和（或）镇痛特性。除了麻醉剂种类的变化外，麻醉的基本原理也发生了变化。早期通常以应用小剂量麻醉剂为特点，同时对生理反应（血压、心率等）进行仔细评估，以确定适当的镇静水平。然而，由于靶控输注 (TCI) 的应用，给药策略更趋一致，2014 年的欧洲意见书中推荐了这一方式。TCI 能够选择麻醉剂的目标血浓度，药物输送系统提供相应的输送速率。通过程序调整目标浓度，以达到所需的镇静水平。

获得适当镇静深度的另一个因素是在 DISE 期间使用双频指数监测 (BIS)。BIS 是一种改进的 EEG 系统，可产生一系列与患者在麻醉期间警觉状态的相关数值。它为麻醉剂的适当滴定提供了进一步的信息并保持最佳镇静水平。新近的文献表明，其在 DISE 中的使用正在增加。

我们还描述了数据融合系统的作用，在该系统中，患者上气道的实时内镜图像与来自麻醉机的标准心肺数据同屏显示。这使麻醉医生和外科医生能够结合心血管参数对气道进行综合观察，这可能有助于进一步了解最佳镇静的维持情况（► 图 2.1）。有趣的是，一些研究强调了在没有专职麻醉医生的情况下进行 DISE 的可行性，但我们的研究团队尚无这方面的经验。

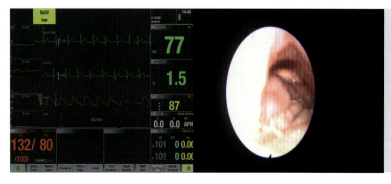

图 2.1　数据融合示例
DISE 期间的同步心血管参数和形态学视图

2.3　解释——分级

显而易见，内镜睡眠评估的另一个巨大挑战是如何建立解释和报告结果的一致性。如何实现呢？

20 世纪 90 年代初期 Croft 和 Pringle 在皇家耳鼻咽喉科杂志撰文，第一次详细描述了镇静期间上气道阻塞的解剖模式。他们在文中阐明 (1991)，部分患者的光纤评估比单独使用 Müller 技术对清醒 SDB

患者进行的临床评估能获得更多的气道阻塞信息。这篇文章，以及 Croft 等在 1989 年发表的关于儿童 OSA 患者的相关文章，是最早基于气道阻塞的发现提出详细治疗建议的文献之一。

1993 年发布的 Croft 和 Pringle 分级系统是首个得到认可的 DISE 分级标准，在随后的 25 年中，研究人员至少又发布了 15 个分级系统，其中 7 个已被命名，包括 2017 年 Kotecha–Lechner 修改的 Croft 和 Pringle 系统。大多数现代分级系统不仅可以评估上气道阻塞的模式，而且还可以评估这些模式是否随着经常使用睡眠辅助装置（如下颌托带和下颌前移装置）而改变，如 ▶ 图 2.2 和图 2.3 所示。在 Croft 和 Pringle 分级系统提出 20 年后，包括 VOTE 和 NOHL 分类在内的其他分级系统相继推出。

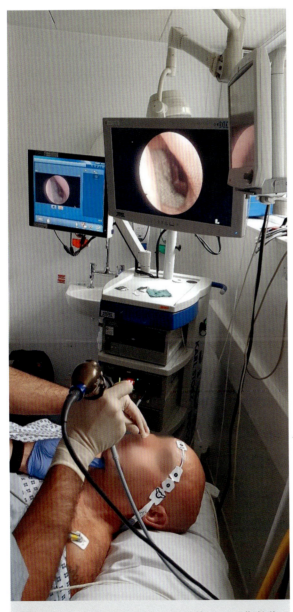

图 2.2　在 DISE 期间闭口，以及使用 BIS 指数监测。BIS，双频指数监测；DISE，药物诱导睡眠内镜检查

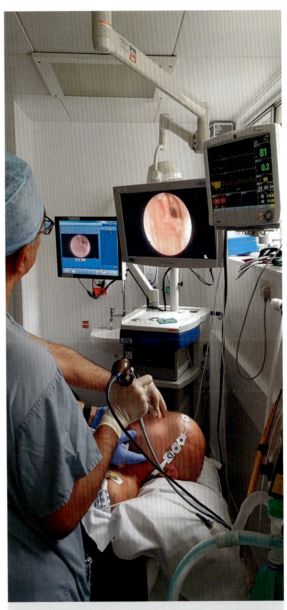

图 2.3　在 DISE 期间下颌推移与 BIS 指数监测。BIS，双频指数监测；DISE，药物诱导睡眠内镜检查

2.4　技术发展

DISE 通过柔性光纤内镜标准目镜进行评估，使得检查者能够客观地了解上气道的自然状态。在屏幕上再现图像的优势渐被认可，它允许手术团队的其他成员（如麻醉医生）也可以在自主通气期间观察患者气道，从而有可能更快地做出反应，以保持最佳镇静水平。随着科学技术的发展，传统光纤内镜配备了更高分辨率的相机、能够捕捉高分辨率柔性内镜的详细图像，以及超高分辨率、超清屏幕监视器等，使得 DISE 技术变得越来越可行，越来越普及。有报道称，DISE 期间还可同步观察多导睡眠监测数据，这或许有助于回答关于自然睡眠和诱导睡眠区别的争论。

参考文献

[1] Borowiecki B, Pollak CP, Weitzman ED, Rakoff S, Imperato J. Fibrooptic study of pharyngeal airway during sleep in patients with hypersomnia obstructive sleep-apnea syndrome.Laryngoscope. 1978; 88(8Pt 1):1310 - 1313.

[2] Rojewski TE, Schuller DE, Clark RW, Schmidt HS, Potts RE. Videoendoscopic determination of the mechanism of obstruction in obstructive sleep apnea. Otolaryngol Head Neck Surg. 1984; 92(2):127 - 131.

[3] Croft CB, Thomson HG, Samuels MP, Southall DP. Endoscopic evaluation and treatment of sleep-associated upper airway obstruction in infants and young children. Clin Otolaryngol Allied Sci. 1990; 15(3):209 - 216.

[4] Pringle MB, Croft CB. A comparison of sleep nasendoscopy and the Müller manoeuvre. Clin Otolaryngol Allied Sci. 1991; 16(6):559 - 562.

[5] Pringle MB, Croft CB. A grading system for patients with obstructive sleep apnoea - based on sleep nasendoscopy. Clin Otolaryngol Allied Sci. 1993; 18(6):480 - 484.

[6] De Vito A, Carrasco Llatas M, Vanni A, et al. European position paper on drug-induced sedation endoscopy (DISE). Sleep Breath. 2014; 18(3):453 - 465.

[7] Lechner M, Wilkins D, Kotecha B. A review on drug-induced sedation endoscopy: technique, grading systems and controversies. Sleep Med Rev. 2018; 41:141 - 148.

[8] Kotecha BT, Hannan SA, Khalil HM, Georgalas C, Bailey P. Sleep nasendoscopy: a 10-year retrospective audit study. Eur Arch Otorhinolaryngol. 2007; 264(11):1361 - 1367.

[9] Hewitt RJ, Dasgupta A, Singh A, Dutta C, Kotecha BT. Is sleep nasendoscopy a valuable adjunct to clinical examination in the evaluation of upper airway obstruction? Eur Arch Otorhinolaryngol. 2009; 266(5):691 - 697.

[10] Kotecha B, De Vito A. Drug-induced sleep endoscopy: its role in evaluation of the upper airway obstruction and patient selection for surgical and non-surgical treatment. J Thorac Dis. 2018; 10 Suppl 1:S40 - S47.

[11] Gregório MG, Jacomelli M, Inoue D, Genta PR, de Figueiredo AC, Lorenzi-Filho G. Comparison of full versus short induced-sleep polysomnography for the diagnosis of sleep apnea.Laryngoscope. 2011; 121(5):1098 - 1103.

[12] Abdullah VJ, Lee DLY, Ha SCN, van Hasselt CA. Sleep endoscopy with midazolam: sedation level evaluation with bispectral analysis. Otolaryngol Head Neck Surg. 2013; 148(2):331 - 337.

[13] Marais J. The value of sedation nasendoscopy: a comparison between snoring and non-snoring patients. Clin Otolaryngol Allied Sci. 1998; 23(1):74 - 76.

[14] Certal VF, Pratas R, Guimarães L, et al. awake examination versus DISE for surgical decision making in patients with OSA: a systematic review. Laryngoscope. 2016; 126(3):768 - 774.

[15] Bryson HM, Fulton BR, Faulds D. Propofol. An update of its use in anaesthesia and conscious sedation. Drugs. 1995; 50(3):513 - 559.

[16] Atkins JH, Mandel JE, Rosanova G. Safety and efficacy of drug-induced sleep endoscopy using a probability ramp propofol infusion system in patients with severe obstructive sleep apnea.Anesth Analg. 2014;119(4):805 - 810.

[17] Babar-Craig H, Rajani NK, Bailey P, Kotecha BT. Validation of sleep nasendoscopy for assessment of snoring with bispectral index monitoring. Eur Arch Otorhinolaryngol. 2012; 269(4):1277 - 1279.

[18] Dijemeni E, Kotecha B. Drug-induced sedsation endoscopy (DISE) DATA FUSION system: clinical feasibility study. Eur Arch Otorhinolaryngol. 2018; 275(1):247 - 260.

[19] Kirkegaard Kiaer E, Tonnesen P, Sorensen HB, et al. Propofol sedation in drug induced sedation endoscopy without an

anaesthesiologist: a study of safety and feasibility. Rhinology. 2019; 57(2):125 – 131.

[20] Kezirian EJ, Hohenhorst W, de Vries N. Drug-induced sleep endoscopy: the VOTE classification. Eur Arch Otorhinolaryngol. 2011; 268(8):1233 – 1236.

[21] Vicini C, De Vito A, Benazzo M, et al. The nose oropharynx hypopharynx and larynx (NOHL) classification: a new system of diagnostic standardized examination for OSAHS patients. Eur Arch Otorhinolaryngol. 2012; 269(4):1297 – 1300.

[22] Gobbi R, Baiardi S, Mondini S, et al. Technique and preliminary analysis of drug-induced sleep endoscopy with online polygraphic cardiorespiratory monitoring in patients with obstructive sleep apnea syndrome. JAMA Otolaryngol Head Neck Surg. 2017; 143(5):459 – 465.

译者：赵学艳　肖红俊

3 适用性

Marina Carrasco Llatas

摘要

药物诱导睡眠内镜检查（DISE）已经成为检查打鼾或睡眠呼吸暂停患者上气道（UA）的首选工具，因为它能够对处于近似自然睡眠状态下的患者的上气道进行观察。本章将介绍支持 DISE 有效性的证据。文献表明，麻醉状态下患者的上气道特征并未发生改变，比如临界闭合压（Critical Closing Pressure，Pcrit）、阻塞部位，以及其他参数等。只要严谨麻醉操作，相关参数都应是等效的。此外，打鼾并不能在不打鼾的患者中重现。总的来说，基于 DISE 能够呈现近似自然的睡眠。因此，它是一个十分有用的 UA 检查工具。

关键词：有效性，双频指数监测临界值，药物，自然睡眠，镇静

3.1 技术简介

对 OSA 患者进行 UA 检查的主要问题在于，该评估在患者清醒时最容易开展。但清醒时 UA 会因肌肉张力而保持开放，不会出现气道阻塞或打鼾症状。因此，我们难以在患者清醒状态发现气道阻塞的病理生理学机制。

在自然睡眠状态下观察 UA 较为理想，但在临床工作中颇具挑战。由于药物镇静状态下观察 UA 效果极佳，因而得以用该技术模拟正常睡眠状态下的 UA 检查。这有助于判断打鼾与气道阻塞引起的夜间呼吸事件的根源。

作为诊断工具，DISE 必须符合诊断工具所必需的重要特性：安全、可靠和有效。

自 1991 年 DISE 问世以来，全球各地越来越多地运用 DISE 进行 OSA 术前筛查。毫无疑问，只要遵守并规范镇静药物的使用，并在操作过程中密切监测，这项技术是安全的。因此，DISE 应在配有全套麻醉与复苏设备、安静且便于施救的室内进行。

DISE 的原理是在模拟的自然睡眠期间观察 UA，所以，检查应在药物诱导等效于自然入眠状态时进行。DISE 不应诱发打鼾，检查中获得的 UA 参数（如 Pcrit）理论上应与受检者在自然睡眠期间的数值相同。本章旨在对认同 DISE 可以呈现自然睡眠状况的文献进行讨论。

3.2 自然睡眠与诱导睡眠的比较

有研究比较了同一受试者在自然睡眠和不同药物诱导睡眠状态下的检查结果。虽然样本量并不大，但都包含了由 OSA 患者组成的实验组和对照组（表 3.1）。

表 3.1 自然睡眠和药物诱导睡眠状态下的检查结果

作者	样本数	镇静剂	研究参数	结果
Abdullah	43 OSAS	咪达唑仑	AHI、ODI、min O$_2$ sat、BIS、EMG、SP	呼吸值相同，镇静期间仅存在 N2 睡眠，肌松程度无差异
Genta	115 OSAS	咪达唑仑	AHI、ODI、min O$_2$ sat、Pcrit、SP	呼吸值相同，临界闭合压相同，90 min 后进入 REM 期
Gregóri	25 OSAS 15 对照	咪达唑仑	AHI、min O$_2$ sat、apnea type	呼吸值相同，呼吸暂停类型相同 对照组无打鼾
Hoshino	9 对照	靶控输注丙泊酚	Active and passive Pcrit、EMG、BIS	无显著差异
Morrison	14 OSAS	安定类	Pcrit、obstruction sites	临界关闭压相同，阻塞位点相同
Rabelo	24 OSAS 4 对照	靶控输注丙泊酚	AHI、ODI、min O$_2$ sat、SP	AHI 和 ODI 相同，镇静期间最小血氧饱和度更低，N3 阶段延长，无 REM 睡眠 对照组无打鼾
Sadaoka	50 SDB	安定类	AI、ODI、min O$_2$ sat、SP	呼吸值相同，镇静期间 REM 睡眠更少

AI，呼吸暂停指数；AHI，呼吸暂停低通气指数；BIS，双频指数；Pcrit，临界闭合压；EMG，肌电图；ODI，氧减指数；SP，睡眠期；OSA，阻塞性睡眠呼吸暂停；REM，快速眼动

3.2.1 呼吸系统的参数

Sadaoka 等（1996）在日本首先报告了轻微打鼾者和 OSA 患者在自然睡眠状态和镇静状态下的比较研究。比较了 50 例患者在两种不同状态下的多导睡眠监测（PSG）参数，两组实验在同 1 周内进行。研究表明，两组实验对象的呼吸暂停指数（Apnea Index，AI）、氧减指数（Oxygen Desaturation Index，ODI）和最低氧饱和度指数相当。然而，在睡眠结构方面，由于苯二氮䓬类药物的副作用，在镇定状态下的 REM 睡眠所占的比例有所降低。

最广为人知的研究可能是 Rabelo 等使用靶控输注技术（TCI）的报告，研究者向 24 例 OSA 患者注射丙泊酚，对其进行 90~120 min 的镇静，并记录期间的 PSG。然后，将此结果与自然睡眠状态下的结果进行了比较。研究表明，呼吸暂停 – 低通气指数（AHI）和 ODI 未见差异。镇静后最低氧饱和度较低。慢波睡眠（Slow Wave Sleep）的 N3 睡眠期增加，未检测到快速眼动睡眠。结论是呼吸参数没有显著变化，DISE 可用于代表自然睡眠状态。此外，还研究了 4 例健康对照患者，均无打鼾。此外，Gregório 等比较了 25 例 OSA 患者和 15 例使用咪达唑仑镇静患者的 AHI、呼吸暂停类型（中枢或阻塞性），以及最低血氧饱和度。结果发现，两组数据间有极好的相关性，并得出镇静状态相当于 N1 和 N2 睡眠状态的结论。

Abdullah 等也证实镇静状态可以代表自然睡眠状态。同其他研究一样获取 PSG，并分析了睡眠阶段、AHI、ODI 和最低氧饱和度等相关数据。此外，还创新性地使用了双频指数（BIS）和颏肌电图（EMG）。本次实验比较了 43 例 OSAS 患者在咪达唑仑镇静 15 min 时的参数，同时评估其 UA 阻塞状况。结果表明，两种不同状态下，患者在 AHI、最低氧饱和度和 ODI 方面并无差异。颏肌电图显示两者的肌肉松弛程度并无差别。此外，BIS 值在同一睡眠阶段的两次试验中都是相似的。并且，镇定状态下患者的主要睡眠阶段是 N2 期。因此，得出结论，DISE 的结果可以代表 N2 睡眠，在绝大多数 OSA 患者

中，大多数夜间呼吸事件发生在 N2 睡眠阶段。

3.2.2 临界闭合压

Pcrit 是 DISE 研究的重点之一，以此反映镇静状态是否代表自然睡眠状态。Pcrit 被认为是 UA 顺应性的一个指标，当气道由健康状态（低顺应性）逐渐转变为疾病状态（高顺应性）时，Pcrit 会随之发生变化。

Genta 等使用咪达唑仑对 15 例 OSA 患者进行了镇静，并对 Pcrit 进行比较。结果表明，从镇静状态到 90 min 后的 REM 睡眠期间，患者的 Pcrit 并未发生变化。由此，可以认为 DISE 对 OSA 患者检测的可信度等同于自然睡眠状态。

虽然 OSA 患者或非 OSA 患者在睡眠期间的 UA 阻塞存在差异，但针对两类患者在自然睡眠和诱导睡眠状态下的对照研究是有意义的。另有报告对无睡眠呼吸障碍（Sleep-Related Breathing Disorder，SBD）患者的被动 Pcrit 与主动 Pcrit 进行了比较，实验结果与自然睡眠状态下并无差异。UA 的代偿反应和时间参数保存良好。因此，镇静过程中咽部的低张性塌陷与自然睡眠时非快速眼动中观察所见相似。本次所用的镇静方法为靶控输注丙泊酚。

Morrison 等对地西泮诱导下 10 例 OSA 患者的气道进行内镜观察，结果表明，自然睡眠和镇静状态下的 Pcrit 之间存在良好的相关性（$r = 0.96$）。此外，在自然睡眠中观察到的狭窄部位及其程度与在地西泮诱导睡眠中观察到的 16 个狭窄部位中 15 个的情况一致。其间的差异是由舌体位置的变化引起的，有 1 例患者的舌稍微移动，改变了阻塞的程度。Pcrit 和阻塞部位的良好相关性证明 DISE 是观察 UA 的一种很好的方法。

综上所述，在 185 例中进行的自然睡眠和诱导睡眠两种状态的比较研究表明，镇静模拟了非快速眼动期的自然入眠过程。因此，可以认为 DIS 是观察 OSAS 患者 UA 的有效工具。但对于仅在 REM 睡眠中出现呼吸暂停的患者来说，DISE 似乎不是最好的工具，因为 REM 睡眠无法通过注射丙泊酚实现，只有在使用咪达唑仑镇静 90 min 后才可观察到。目前，尚不确定在 DISE 中观察到的振动和阻塞是否能代表 REM 期发生类似现象。

3.2.3 其他变量

已有研究证明，同一群体的 BIS 值在自然睡眠状态和镇静状态下是相同的。另一项针对两个 OSA 群体（诱导睡眠组和自然睡眠组）的 PSG 和 BIS 研究显示了相同的结果。

近期，有关鼻腔气流对气道结构影响的研究发现，吸气时的负压依赖（NED）作业是导致 UA 发生特定塌陷的重要因素。有文献（2018）报告了在自然睡眠状态和靶控输注丙泊酚镇静状态（TCI）下的新发现，以及两次探测中直接观察到的阻塞。内镜检查与气道结构的相关性存在一定差异，依次为舌部、会厌、口咽。NED 评价显示，两种情况下都有类似的塌陷性发生，未见异丙酚对呼吸驱动有何影响。因此认为，与自然睡眠时的内镜检查相比，DISE 期间使用异丙酚对 UA 的塌陷性没有影响。

3.3 药物诱导睡眠内镜检查的有效性和给药方法

上文介绍了赞同 DISE 结果反映自然睡眠的观点，但也有持反对意见者，因为它可以使不打鼾的患者在 DISE 过程中打鼾，或对患者造成过度舌阻塞。发生这一情况的原因可能与使用的镇静方法和药物不同有关。虽然第 9 章和第 10 章将专门讨论 DISE 中的麻醉和用药，但本章有必要做一概述。

很少有研究比较同一患者使用两种不同药物镇静时的 UA 变化，在仅有的几项研究中，有两项比较了丙泊酚和右美托咪定的结果。作者发现，当镇静程度相同时，UA 阻塞并没有出现显著差异。在较深的镇静程度中，两种药物的阻塞增加程度相似。还有一项研究比较了丙泊酚和咪达唑仑，发现二者对于 UA 塌陷或 AHI 没有显著性差异。同时，另一项重点比较丙泊酚和咪达唑仑的研究表明，使用这两种药物的每位患者的 Pcrit 相同。但由于患者个体的不同，不同个体有不同的 Pcrit，但对同一个体而言，Pcrit 是恒定的。

人们可能会认为，使用什么镇静剂或如何给药对 DISE 并不重要，但事实并非如此。患者必须有适宜的镇静深度，镇静太浅，阻塞和打鼾无法呈现；镇静太深，UA 就会出现假性阻塞。因此，建议使用 BIS 或其他模拟设备来监测镇静深度，通常应在 50~75 之间。由于个体差异的存在，该标准可能不适用于所有人。尽管在 N3 睡眠期间观察到的 BIS 值约为 40，但大部分阻塞发生在 N2 睡眠中。没有必要镇静过深，其可能导致假性 UA 塌陷。另一项研究显示，当患者的镇静水平从轻度增加到中度（BIS 值从 80 降到 60）时，治疗策略将发生变化，但当 BIS 值从 60 降到 50 时，治疗策略并没有发生改变。

如果用丙泊酚镇静，强烈建议使用 TCI 输注给药。因为推注技术可以导致过度镇静和氧饱和度降低，此时观察到的 UA 情况可信度也不高，可能会导致错误的治疗决策。此外，在所有使用 TCI- 丙泊酚的 OSA 患者中都可以重现打鼾（通过缓慢增加药物浓度）。尽管大脑药物浓度高达 8μg/mL（是起始浓度的 3 倍），但在对照组的 54 例患者中均未见打鼾现象。迄今为止，比较自然睡眠状态和镇静状态的研究证实了 DISE 的有效性。由于 DISE 的结果代表非 REM 阶段，尤其是 N1 和 N2 阶段的睡眠状况，因此，它是检查 UA 的有效工具。显然，无论使用何种镇静药物（安定、咪达唑仑、丙泊酚或右美托咪定），上述结论都是成立的。同时，在 DISE 实际操作中，应优先选用丙泊酚并使用 TCI 输注方式给药。

参考文献

[1] Croft CB, Pringle M. Sleep nasendoscopy: a technique of assessment in snoring and obstructive sleep apnoea. Clin Otolaryngol Allied Sci.1991; 16(5):504 - 509.

[2] De Vito A, Carrasco Llatas M, Vanni A, et al. European position paper on drug-induced sedation endoscopy (DISE). Sleep Breath. 2014; 18 (3):453 - 465.

[3] Sadaoka T, Kakitsuba N, Fujiwara Y, Kanai R, Takahashi H. The value of sleep nasendoscopy in the evaluation of patients with suspected sleep-related breathing disorders. Clin Otolaryngol Allied Sci. 1996; 21(6):485 - 489.

[4] Pagel JF, Parnes BL. Medications for the treatment of sleep disorders:an overview. Prim Care Companion J Clin Psychiatry. 2001; 3(3):118 - 125.

[5] Rabelo FAW, Küpper DS, Sander HH, Fernandes RMF, Valera FCP. Polysomnographic evaluation of propofol-induced sleep in patients with respiratory sleep disorders and controls. Laryngoscope. 2013; 123(9):2300 - 2305.

[6] Gregório MG, Jacomelli M, Inoue D, Genta PR, de Figueiredo AC, Lorenzi-Filho G. Comparison of full versus short induced-sleep polysomnography for the diagnosis of sleep apnea. Laryngoscope. 2011;121(5):1098 - 1103.

[7] Abdullah VJ, Lee DLY, Ha SCN, van Hasselt CA. Sleep endoscopy with midazolam: sedation level evaluation with bispectral analysis. Otolaryngol Head Neck Surg. 2013; 148(2):331 - 337.

[8] Genta PR, Eckert DJ, Gregório MG, et al. Critical closing pressure during midazolam-induced sleep.J Appl Physiol (1985). 2011; 111 (5):1315 - 1322.

[9] Hoshino Y, Ayuse T, Kurata S, et al. The compensatory responses to upper airway obstruction in normal subjects under propofol anesthesia. Respir Physiol Neurobiol. 2009; 166(1):24 - 31.

[10] Morrison DL, Launois SH, Isono S, Feroah TR, Whitelaw WA, Remmers JE. Pharyngeal narrowing and closing pressures in

patients with obstructive sleep apnea. Am Rev Respir Dis. 1993; 148(3):606 – 611.

[11] Babar–Craig H, Rajani NK, Bailey P, Kotecha BT. Validation of sleep nasendoscopy for assessment of snoring with bispectral index monitoring. Eur Arch Otorhinolaryngol. 2012; 269(4):1277 – 1279.

[12] Genta PR, Sands SA, Butler JP, et al. Airflow shape is associated with the pharyngeal structure causing OSA. Chest. 2017; 152(3):537 – 546.

[13] Azarbarzin A, Sands SA, Marques M, et al. Palatal prolapse as a signature of expiratory flow limitation and inspiratory palatal collapse in patients with obstructive sleep apnoea. Eur Respir J. 2018; 51(2): 1701419.

[14] Marques M, Genta PR, Azarbarzin A, et al. Retropalatal and retroglossal airway compliance in patients with obstructive sleep apnea.Respir Physiol Neurobiol. 2018; 258(June):98 – 103.

[15] Ordones AB. Sonoendoscopia durante sono natural comparada comsonoendoscopia durante sono induzido com propofol. Available at:http://www.teses.usp.br/teses/disponiveis/5/5143/tde–15082018 – 105521/. Accessed August 29, 2018.

[16] El Badawey MR, McKee G, Heggie N, Marshall H, Wilson JA. Predictive value of sleep nasendoscopy in the management of habitual snorers.Ann Otol Rhinol Laryngol. 2003; 112(1):40 – 44.

译者：朱 云 赵学艳

4　分类系统

Marina Carrasco Llatas

摘要

在过去的几十年里，人们提出了许多不同的药物诱导睡眠内镜检查（DISE）分类系统。本章概述并讨论了常见的各分类系统的优缺点。

关键词：阻塞性睡眠呼吸暂停，药物诱导睡眠内镜，分类

4.1　技术简介

DISE 是一种独特的诊断技术，可以在模拟自然睡眠的条件下直接观察打鼾者或 OSA 患者的上气道（UA）。该技术由 Croft 和 Pringle（1991）首先提出，在全球的耳鼻喉头颈外科界广受欢迎。应用该技术可以了解 UA 不同阻塞区域的复杂机制，从而为 OSA 患者的个性化治疗方案提供依据。

Croft 和 Pringle 最初使用的评分量表较为简单，仅在腭咽、口咽平面或两者兼具的平面评估 UA 阻塞的部位。迄今，文献已报道 20 多个分类系统。这反映了 UA 解剖结构的复杂特点，也展现出 DISE 与外科技术的历史演变。通过观察 UA 所获得的信息表明，简单的分类系统并没有充分关注 UA 的一个关键因素：咽侧壁（Lateral Pharyngeal Wall, LPW）及其运动对于气道塌陷的影响。此外，早期分类系统设计的初衷是用来筛选适合做悬雍垂腭咽成形术（UPPP）的成年 OSA 患者，提高其手术有效率。但是，彼时 OSA 患者适用的其他手术方案也需要一个评分系统来评估咽喉其他部位的阻塞，并借此选择新的潜在方案。

众多分类系统的共存影响了 DISE 的发展，导致我们难以对患者和不同医疗机构检查结果的差异进行比较。但对于上述个性化治疗方案来说可能并没有那么重要。DISE 欧洲指南建议：在完成 DISE 之后即时出具检查报告，简要说明上气道各平面振动和阻塞的程度，以及随不同呼吸时相运动而变化的具体情况。事实上，在英国耳鼻喉科开展的许多 DISE 并没有使用特定分类，医生仅记录下他们的检查所见。

尽管如此，分类系统的使用便于比较气道塌陷类型和手术效果，探究和比较治疗某种特定类型 UA 塌陷的最佳术式。使用通用分类也可以向其他团队学习在口腔矫治等方面的经验。本章将回顾已发布的主要分类系统。

4.2　解剖学

实施 DISE 操作的医生应熟悉 UA 的解剖结构，在此，我们需要复习一些基本概念。美国癌症联合委员会（American Joint Committee on Cancer, AJCC）提出的 TNM 分期（Tumor Node Metastasis

Classification，TNM Classification）也为我们治疗 UA 疾病提供了一种统一的分类标准。据此，UA 被划分成几个位点，再细分为几个解剖部位。可能发生塌陷的主要部位包括鼻部、鼻咽、口咽、下咽和喉部。鼻部不会发生动态塌陷，因此对 DISE 并不重要。口咽始于口腔上方的软硬腭交界处和下方的环形乳头，并从软腭平面向上（将软腭与鼻咽分开）延伸至舌骨下方。结合 DISE 技术，口咽的主要观测位点包括扁桃体、舌根、软腭和咽壁。下咽的上界位于舌骨水平，向下延伸到环咽肌并移行至颈段食管。由于下咽的位置较低，并不是大多数 UA 阻塞的主要部位。所以，应该避免将舌根塌陷归为下咽范畴，因为舌根属于口咽部（见 ▶ 图 4.1）。

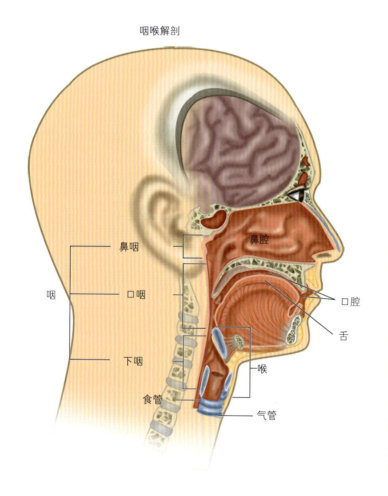

咽喉解剖

鼻咽

咽

口咽

下咽

鼻腔

口腔

舌

喉

食管

气管

图 4.1 UA 和观测位点 / 解剖部位的图纸。UA，上气道

另一个需要注意的重要问题是口咽结构间存在重叠，尤其是软腭和舌根之间。在 OSA 患者清醒状态下查探其口腔和口咽时，即使许多患者张口、压舌，也可能仍无法看到腭下部或其后壁。不难想象，当我们用内镜从鼻咽部观察 UA 时，软腭会覆盖舌根。当看到舌时，所观察到的应为舌根下部。

进行 DISE 时记录这种情况是很重要的，在腭咽区域观察到的塌陷实际上是由于舌根向后下移位，将软腭推向咽后壁（继发性腭塌陷）所致。若此时患者张口，则更容易观察到这种现象。舌根下部是舌扁桃体所在位置，可能发生阻塞，是部分患者舌塌陷的主要原因。需注意，塌陷可能是由于淋巴组织肥厚或肌肉本身的挤压所致。针对这两种病因的手术方案不同：如果是淋巴组织增生引起，舌扁桃体切除术能够奏效，但由于肌肉本身所致，则最好的处理方法是舌下神经电刺激。

腭扁桃体位于咽侧，是导致塌陷的主要原因。在 DISE 期间，若受检者的扁桃体较大，则很容易地观察到左右向塌陷，而在小扁桃体患者与已切除扁桃体患者受检过程中很难观察到这种塌陷。

4.3 药物诱导睡眠内镜检查的评分系统应具备的要素

虽然尚无法统一分类系统，但欧洲 DISE 操作规范小组已就任何分类都应具备的要素达成共识。评分和分类系统应包括以下特征：阻塞平面和 / 或结构、程度（严重程度）和形态（模式和方向）。

一些系统根据塌陷的严重程度来分级，一些系统按照结构来分类，另一些系统则混合使用。关于评分系统的分级，目前一些系统设置了 4 个级别，有的为 5 个级别。

有些系统只有 3 个级别（无阻塞、部分阻塞和完全阻塞），也有使用 0% ~ 25%、25% ~ 50%、50% ~ 75% 和 75% ~ 100% 阻塞的半定量系统，如 Müller 评分。后者更容易观测并比较患者清醒状态下与药物诱导下上气道情况的差异。这种评级方式缺点在于：多个程度的设置降低了评分信度。

对儿童来说，腺样体的存在使得评估鼻咽水平的阻塞绝对必要，而在成人中，这一部位的阻塞并不常见，这也是分类系统不做鼻咽评估的原因。

4.4 通用的分类系统

4.4.1 Pringle 和 Croft 分类

第一种分类诞生于 1993 年，研究者将患者分为 5 个等级（见 ▶ 表 4.1）。该分类不关注 UA 塌陷形态或会厌的情况。

塌陷程度也没有明确定义，或者可能不直观。Kotecha 和 Lechner 近期发布了该分类的最新版本，界定了 UA 塌陷的形态和特点表包括 5 个级别（▶ 表 4.2）。

表 4.1 Pringle and Croft DISE 分级

等级 1	单纯腭性打鼾
等级 2	单纯腭性阻塞
等级 3	多节段塌陷：间歇性口咽塌陷
等级 4	持续的多节段塌陷
等级 5	舌根塌陷

DISE，药物诱导睡眠内镜检查

表 4.2 Kotecha 和 Lechner 分级

1 级	腭部扑动
2 级	腭部扑动 + 鼻咽部塌陷 □ 前后向的 □ 横向的 □ 向心的

续表

3级	吸气时的多节段塌陷	● 鼻咽部 ················ % ● 口咽部 ················ % 　　□ 侧壁坍塌 　　□ 前后向塌陷 　　□ 环周坍塌 ● 舌根 ················ %
4级	多节段(吸气/呼气)	
5级	舌根 +/ 会厌收缩	

4.4.2　VOTE 分类

VOTE 是软腭（Velum）、口咽（Oropharynx）、舌根（Tongue Base）和会厌（Epiglottis）的首字母缩写。这种分类简单直观。它考虑了导致塌陷的结构、塌陷程度（无坍塌、坍塌或完全坍塌）及其塌陷形状（前后向、左右向或向心性）（见 ▶ 表4.3）。该评分在文献中很常用，原因是分类法简便。然而，该分类没有关注鼻腔或鼻咽，因此在儿童中的应用极少。此外，在舌根水平，唯一可能的塌陷形状是前后向。这是该区域最常见的塌陷形式。但在另一些患者中，由于 LPW 也参与塌陷，故塌陷形状可能是圆形的。在部分患者中，舌可以像书本一样卷曲，造成侧向塌陷。因而有的研究者修改了这种分类，认为这个区域也存在左右向或向心性塌陷的可能性。欧洲工作组建议使用这种分类。如 ▶ 表4.3 所展示的一样，这种分类法记录了舌根的具体结构类型。

表4.3　VOTE 分类

解剖部位	阻塞程度	塌陷构型		
		前后向	左右向	向心性
软腭				
口咽部				
舌根				
会厌				

0：无阻塞
1：部分阻塞（振动）
2：完全阻塞（塌陷 > 75%）
X：未被观察到

VOTE 分类没有对其他可能导致少数患者阻塞的喉部结构（如声门裂折叠）进行特定分层。然而，在必要时，可以将其记录在附录中。

4.4.3　NOHL 分类

NOHL 分类由 Vicini 等于 2012 年引入，可以应用于患者清醒状态下的检查，也可应用于 DISE。鼻部（包括鼻和鼻咽部）、口咽部（相当于 VOTE 分类中的软腭）、下咽部（相当于 VOTE 中的舌根）和喉部（其中包含声门上型/a 型或声门上型/b 型）是可以观察到 UA 塌陷的部位。塌陷的程度可以按从 0 ~ 4

级进行评级，并且塌陷类型可以是前后向的、左右向或向心性的。将观察到的 UA 塌陷情况根据 TNM 分类记录。例如，N0 O4cH1ap L0 代表患者在舌根处有小于 25% 的舌根前后阻塞的完全圆形塌陷，内有鼻阻塞、鼻咽阻塞或喉阻塞。当因扁桃体肥大导致塌陷时，在句中添加字母"TS"（扁桃体）（见 ▶ 表4.4）。

这种分类容易使用，但如前所述，将舌根塌陷称为"下咽塌陷"不准确，可能会导致误解。

表4.4　NOHL 分类

部位	静态性鼻塞	口咽部	下咽部	喉部 a：声门上 b：声门
静态性鼻塞 / 咽部塌陷（%）级别：1~4	0%~25%：1	0%~25%：1	0%~25%：1	有或无
	25%~50%：2	25%~50%：2	25%~50%：2	塌陷 / 堵塞
	50%~75%：3	50%~75%：3	50%~75%：3	
	75%~100%：4	75%~100%：4	75%~100%：4	

4.4.4　Bachar 分类

Bachar 分类由 Bachar 等于 2012 年提出的（见 ▶ 表4.5）。该分类确定了 UA 阻塞部位，包括鼻和鼻咽（N）、腭平面、悬雍垂或扁桃体（P）、舌根（T）、喉部（L）和下咽部（H）。阻塞分为部分阻塞①或完全阻塞②。塌陷的具体构型没有分类。同样，在 NOHL 分类中，UA 塌陷是用句子模式编写的。例如，P2 T2 E1，然后将数字相加，得到分期索引。该分期指数与呼吸障碍指数（RDI）相关。虽然这种分类包括了所有可能导致阻塞的区域，而且适用于儿童 OSA，但此分类法并不包括塌陷构型。因此，对选择进行舌下神经刺激的患者意义不大。

表4.5　NOHL 分类

区域	无塌陷	局部塌陷	完全塌陷
鼻咽部	0	1	2
腭（包括扁桃体）	0	1	2
舌根	0	1	2
喉部	0	1	2
下咽部	0	1	2

4.4.5　Woodson 分类

Woodson 分类既可用于清醒患者，也可进行 DISE（见 ▶ 表4.6）。共选择 7 个解剖参考部位（硬腭、软腭膝部、软腭、腭咽侧壁、咽－舌区、会厌谷－舌区和会厌），可测量 UA 管腔的横截面和形状，以及软组织标志：舌扁桃体。UA 的形态等级为正常为 1+，缩小为 2+，损坏为 3+，阻塞为 4+。由于 UA 的持续运动，这种分类很难在 DISE 中进行评级。此外，由于有 4 个阻塞等级，评价的一致性可能低于阻塞分级更少的评估系统。

表 4.6　Woodson 的分类

UA 类别	UA 腔评分范围			
	1+	2+	3+	4+
硬腭	正常	—	—	阻塞
软腭膝部	正常	—	中等	阻塞
软腭（前后部）	正常	—	中等	阻塞
腭咽侧壁	正常	正常	中等	阻塞
咽–舌区	正常	狭窄	中等	阻塞
会厌谷–舌区	正常	狭窄	中等	阻塞
会厌	正常	狭窄	中等	阻塞
舌扁桃体	不可见	可见	增大	阻塞

UA，上气道

4.4.6　其他混合分类

Gillespie 等提出了一种混合分类方法，将腭扁桃体与咽侧壁分成两个独立的区域，如果引起完全或部分阻塞，则舌扁桃体的有无是完全不同的。虽然明确舌根部的舌扁桃体引起的阻塞对手术计划有重要影响，但除非腭扁桃体是 3 级或 4 级，否则很难将其阻塞与 LPW 分开。与 Bachar 分类一样，它可以包括所有阻塞，以获得与 AHI 相关的评分指数。

Koo 等也提出了一个混合的分类，其中阻塞等级为 0 ~ 2 级。该分类对腭后和舌后区域的塌陷进行了评分；可记录 UA 塌陷的结构（前后或左右）和咽部主要结构（扁桃体和舌扁桃体）的相关情况。因此，若腭后区域存在纵向和横向运动，可将其描述为向心性塌陷。

另外，还有很多其他的分类系统，如 Kellner 分类。有人甚至试图将所有不同的分类融合成一个通用的评分系统。但本章不详细描述这些分类之间的所有差异。

据 Amos 等的论点，理想的分级系统应包括 VOTE 分类系统和由 Bachar 等发明的 DISE 分级系统的相关元素。

VOTE 分类使用简单，包括阻塞的方向或形状。Bachar 系统包括对鼻部、鼻咽部和喉部的评估，还包括整体睡眠指数，它与呼吸阻塞指数和身体质量指数（BMI）相关。这两个系统都包括两种程度的阻塞（部分阻塞和完全阻塞）。

4.4.7　儿童药物诱导睡眠内镜检查分类

基于儿童 UA 的解剖特征，有必要设计一特定的分类系统。尽管 Boudewyns 等在 2014 年提出过一种分类，但 Chan 等的分类版本更接近成人版。因此，我们将介绍后者（见 ▶ 表 4.7）。

表 4.7　儿童睡眠内镜检查常用模板

指出以下每个位置的最大（框）和最小（圆）阻塞视图	
腺样体	0 1 2 3
软腭	0 1 2 3
咽侧壁 / 扁桃体	0 1 2 3
舌根	0 1 2 3
声门上	0 1 2 3
舌扁桃体	可见 / 不可见

该分类法对 UA 每个相关位点信息进行采集，评估其在呼吸周期中阻塞程度最重和最轻的点所获得的图像。

- 腺样体：鼻腔后视图（0 = 无腺样体；1= 0% ~ 50% 阻塞；2 = 50% ~ 99% 阻塞；3 = 完全阻塞）。
- 软腭：鼻咽部下视图；评估前后阻塞［0= 无阻塞（舌基和（或）喉部）］；1= 0% ~ 50% 前后阻塞（舌基 / 喉部）；2 = 50% ~ 99% 前后阻塞（无舌根 / 喉部，但不针对咽后壁）；3 = 咽后壁完全阻塞］。
- 咽侧壁：软腭下视图；评估 LPW/ 扁桃体阻塞（0 = 无阻塞；1% = 0% ~ 50% 横向阻塞；2 = 50% ~ 99% 横向阻塞；3 = 完全阻塞）。
- 舌根：口咽下视图；评估前后阻塞［0 = 无阻塞（完整视图）；1 = 0% ~ 50% 阻塞（会厌谷不可见）；2 = 50% ~ 99% 阻塞（会厌未接触咽后壁）；3 = 完全阻塞（会厌接触咽后壁）］。
- 声门上：舌根（如阻塞）有无阻塞［0 = 无阻塞（可见声带）；1 = 0% ~ 50% 阻塞（声带部分被掩盖，> 50% 可见）；2 = 50% ~ 99% 阻塞（> 50% 声带遮盖）；3 = 完全阻塞（声门裂不可见）］。

4.5　内镜尖端的定位

为了准确地评估 UA 塌陷程度和形态，内镜尖端必须处于正确的位置，尤其是涉及评分标准的解剖学位点。内镜位置：评估软腭应放置在后鼻孔水平；评估口咽部放置在软腭尾缘；评估舌根和会厌应放置在舌根水平上方。

4.6　塌陷的图像

详见 ▶ 图 4.2 ~ 图 4.8。

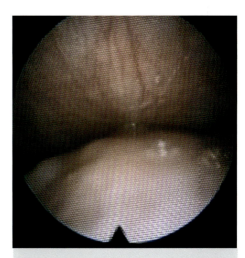

图 4.2　软腭 AP 完全塌陷。AP，前后向

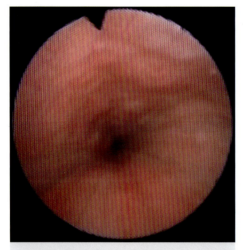

图 4.3　软腭完全向心塌陷

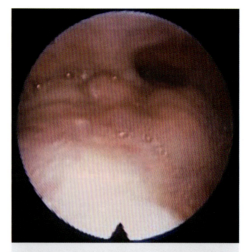

图 4.6　完全舌根塌陷，无明显的舌扁桃体肥大

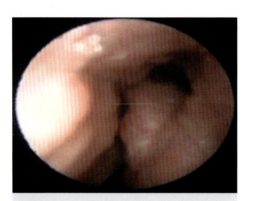

图 4.4　由于接触扁桃体而完全塌陷

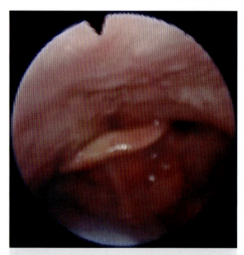

图 4.7　完全会厌 AP 塌陷。AP，前后向

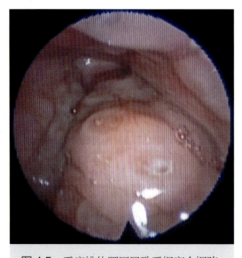

图 4.5　舌扁桃体肥厚导致舌根完全塌陷

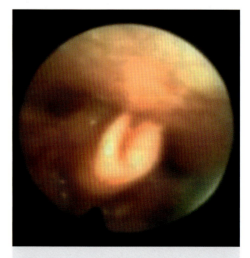

图 4.8　完全侧向会厌塌陷

4.7 结论

DISE 众多的分类系统反映了 UA 的复杂解剖结构、DISE 专家的个人经验，以及 OSA 外科技术的演变。缺乏统一的分类标准，给不同医疗机构 OSA 患者病情的比较造成了困难。然而，DISE 可模拟睡眠状态下的动态、立体（3D）和可视化的 UA，这对于诊断 UA 塌陷部位、程度、构型，以及制定治疗计划至关重要。

参考文献

[1] Croft CB, Pringle M. Sleep nasendoscopy: a technique of assessment in snoring and obstructive sleep apnoea. Clin Otolaryngol Allied Sci. 1991; 16(5):504－509.

[2] Amos JM, Durr ML, Nardone HC, Baldassari CM, Duggins A, Ishman SL. Systematic review of drug－induced sleep endoscopy scoring systems. Otolaryngol Head Neck Surg. 2018; 158(2):240－248.

[3] De Vito A, Carrasco Llatas M, Ravesloot MJ, et al. European position paper on drug－induced sleep endoscopy: 2017 Update. Clin Otolaryngol.2018; 43(6):1541－1552.

[4] Veer V, Zhang H, Beyers J, Vanderveken O, Kotecha B. The use of drug－induced sleep endoscopy in England and Belgium. Eur Arch Otorhinolaryngol. 2018; 275(5):1335－1342.

[5] Greene FL, Balch CM, Fleming ID, et al. AJCC Cancer Staging Handbook: TNM Classification of Malignant Tumors. Springer Science & Business Media; 2002.

[6] De Vito A, Carrasco Llatas M, Vanni A, et al. European position paper on drug－induced sedation endoscopy (DISE). Sleep Breath. 2014; 18(3):453－465.

[7] Pringle MB, Croft CB. A grading system for patients with obstructive sleep apnoea－based on sleep nasendoscopy. Clin Otolaryngol Allied Sci. 1993; 18(6):480－484.

[8] Kotecha B, Lechner M. Advancing the grading for drug－induced sleep endoscopy: a useful modification of the Croft－Pringle Grading system.Sleep Breath. 2018; 22(1):193－194.

[9] Kezirian EJ, Hohenhorst W, de Vries N. Drug－induced sleep endoscopy: the VOTE classification. Eur Arch Otorhinolaryngol. 2011; 268(8):1233－1236.

[10] Carrasco－Llatas M, Zerpa－Zerpa V, Dalmau－Galofre J. Reliability of drug－induced sedation endoscopy: interobserver agreement. Sleep Breath. 2017; 21(1):173－179.

[11] Vicini C, De Vito A, Benazzo M, et al. The nose oropharynx hypopharynx and larynx (NOHL) classification: a new system of diagnostic standardized examination for OSAHS patients. Eur Arch Otorhinolaryngol. 2012; 269(4):1297－1300.

[12] Bachar G, Nageris B, Feinmesser R, et al. Novel grading system for quantifying upper－airway obstruction on sleep endoscopy. Lung.2012; 190(3):313－318.

[13] Vanderveken OM, Maurer JT, Hohenhorst W, et al. Evaluation of drug－induced sleep endoscopy as a patient selection tool for implanted upper airway stimulation for obstructive sleep apnea. J Clin Sleep Med. 2013; 9(5):433－438.

[14] Woodson BT. A method to describe the pharyngeal airway. Laryngoscope. 2015; 125(5):1233－1238.

[15] Gillespie MB, Reddy RP, White DR, Discolo CM, Overdyk FJ, Nguyen SA.A trial of drug－induced sleep endoscopy in the surgical management of sleep－disordered breathing. Laryngoscope. 2013; 123(1):277－282.

[16] Koo SK, Choi JW, Myung NS, Lee HJ, Kim YJ, Kim YJ. Analysis of obstruction site in obstructive sleep apnea syndrome patients by drug induced sleep endoscopy. Am J Otolaryngol. 2013; 34(6):626－630.

[17] Kellner P, Herzog B, Plößl et al. Depth－dependent changes of obstruction patterns under increasing sedation during drug－induced sedation endoscopy: results of a German monocentric clinical trial. Sleep Breath. 2016; 20(3):1035－1043.

[18] Dijemeni E, D'Amone G, Gbati I. uDISE model: a universal druginduced sedation endoscopy classification system－part 1. Eur Arch Otorhinolaryngol. 2017; 274(10):3795－3801.

[19] Boudewyns A, Verhulst S, Maris M, Saldien V, Van de Heyning PH. Drug－induced sedation endoscopy in pediatric obstructive sleep apnea syndrome. Sleep Med. 2014; 15(12):1526－1531.

[20] Chan DK, Liming BJ, Horn DL, Parikh SR. A new scoring system for upper airway pediatric sleep endoscopy. JAMA Otolaryngol Head Neck Surg. 2014; 140(7):595－602.

译者：朱　云　肖红俊

5　适应证与禁忌证

Nico de Vries, Olivier M. Vanderveken

摘要

适应证指适宜采用某种治疗措施或手术的疾病和情况，禁忌证是指不适宜采用该种治疗措施或手术的疾病和情况。本章讨论的内容有：阻塞性睡眠呼吸暂停（OSA）初治患者实施药物诱导睡眠内镜检查（DISE）的适应证、禁忌证及地域差异，DISE 和体位性 OSA 的关系，DISE 在上气道（UA）手术和上气道刺激中的作用，DISE 对于单纯鼾症患者的作用，在上气道手术失败后实施 DISE，上气道刺激和持续气道正压通气（CPAP），减重后的 DISE 及持续性病理。

关键词：阻塞性睡眠呼吸暂停，药物诱导睡眠内镜检查，适应证，禁忌证

5.1　引言和定义

适应证在医学上被定义为适用于某种试验、药物应用、治疗手段和手术的疾病和情况。与之相对的是禁忌证，是指不适宜采取治疗措施和手术的疾病和情况，其操作风险明显大于收益，或者说该操作起不到任何作用。进行 DISE 必须具备充分的理由，即确定 DISE 结果会影响相应疾病的治疗方式，并且 DISE 结果确实可说明保守治疗与手术治疗之间存在差异。如果确定要实施手术，决定采取哪种手术也是很重要的一点。另一方面，如果睡眠呼吸障碍（SDB）患者确定将接受某种治疗，尤其接受的是 CPAP 或特定组合治疗时，在该情况下 DISE 不适用。实施 DISE 的另一个理由是为了排除不适用的治疗方式，例如，腭部完全向心性塌陷（Complete Concentric Collapse of the Palate，CCCp）是上气道刺激疗法（UAS）的禁忌证。

在实际临床中，如果考虑进行 UA 手术，大多数情况下也会实施 DISE。如前所述，实施 DISE 期间 CCCp 是 UAS 的严格禁忌，因此实施 DISE 的另一种情况是同时考虑进行 UA 刺激。事实上，STAR 试验是美国食品药品监督管理局批准将 DISE 作为正式治疗方式的第一个试验，目的是使 OSA 患者有条件接受 UAS。在使用下颌前移装置（MADs）或体位疗法的口腔器械治疗时，DISE 能起到多大作用尚存争议，主要取决于临床情况和潜在替代方案的可用性。但是，最近一篇论文指出，CCCp 的出现与口咽外侧塌陷和 MAD 治疗失败有关；而静息状态下，DISE 观测到的舌根塌陷似乎有利于 MAD 治疗的成功实施。

5.2　地域差异

我们不应忽视一些重要的地理差异因素。包括北美在内的一些地区，OSA 治疗仍然在很大程度上由 CPAP 医生主导，同时在很多国家，UA 手术、UA 刺激和实施 DISE 之前的诊断费用通常不能报销。值得注意的是，还有一些国家实施睡眠手术会收取手术费，但 CPAP 则是免费的。因此，当我们讨论

DISE 的适应证和禁忌证时，最重要的考虑因素其实非常简单：DISE 和随后的睡眠相关手术操作（包括 UAS）费用是否可以报销。

与此相对的是，在其他一些国家，很多不同形式的治疗费用都是根据"良好适应证"来报销的。荷兰很可能是全球将"OSA 治疗多样化"概念落地实施最彻底的国家。在荷兰，包括 CPAP、MAD、体位疗法、UA 手术、UAS 和减重手术在内的多种治疗手段，都被认为是"成人阻塞性睡眠呼吸暂停的诊断和治疗"指南中所述的良好治疗方式。但即便在该国家，UA 手术和 UAS 也在某种程度上被认为是应尽可能避免的治疗手段，而如果考虑实施上述治疗手段时，DISE 的操作争议性便降低了：人们理所当然地认为外科医生有责任尽可能仔细地对即将手术的 OSA 患者进行诊断性检查。事实上，世界各地 OSA 的诊疗指南不尽相同。在很多国家，OSA 的治疗主要是采取 CPAP，或在较小的范围内采取 MADs，UA 手术实施范围实则有限。DISE 费用在很多国家都不能报销，这种地域财政政策限制了 DISE 的广泛应用。

虽然很多睡眠手术专家主张对所有即将接受 UA 手术的患者都应实施 DISE，但仍有一些专家认为只应在符合"适应证"时才可实施 DISE。本书作者认为，在考虑进行睡眠手术的情况下，除非有充分的理由，否则应常规实施 DISE。

5.3 对阻塞性睡眠呼吸暂停初治患者实施药物诱导睡眠内镜检查

最应实施 DISE 的情况是 OSA 初治患者首次就诊的时候。患者想明确自己的具体病情，希望在获得全部信息，并权衡所有不同治疗方式利弊后，再决定接受何种治疗方式。一旦决定开始进行某种治疗，可能会产生终身的影响。睡眠相关研究结束和 OSA 诊断确认后，会对该患者所患疾病可能采取的不同治疗方案进行详尽讨论。虽然患者知晓 CPAP 是一种治疗方案，但仍会希望在开始终身 CPAP 治疗之前先了解其他可能的替代方案。

在这种情况下，如果所有的治疗方式都可行，则应该实施 DISE。在 DISE 实施当天或之后，即可告知患者 DISE 的观察结果，并结合综合睡眠分析，确定所有保守治疗、手术和非手术治疗方式的优缺点。除 CPAP 外，还将考虑 MAD 利弊：根据 DISE、下颌前伸或模拟咬合结果，决定是否采取 MAD 治疗。不同的下颌前伸或模拟咬合结果，决定着是否适用 MAD 治疗。有时仰卧位的下颌前伸效果欠佳，但侧卧位时可观察到较好的 UA 打开情况。因此可考虑在 MAD 治疗中增加体位疗法。

5.4 体位性睡眠呼吸暂停的药物诱导睡眠内镜检查

另一种情况是实施睡眠分析后发现患者存在明显体位问题：仰卧位时的事件发生数量要高出侧卧位很多。这种情况下患者应该继续接受 DISE 还是先进行体位治疗？如果在这种情况下仍然实施 DISE，并且仅从仰卧位转为侧卧位便已经产生很大的效果，则可考虑将体位疗法作为开始治疗的唯一方式，因为这一结果与早先在多导睡眠检测（PSG）中发现的巨大体位效应相对应。

5.5 药物诱导睡眠内镜检查与上气道手术

针对不想依赖设备治疗的患者，包括 CPAP、MAD 和体位性设备，可告知其呼吸阻塞的点位、构型和严重性，以及可采取的手术措施。如果确定实施手术，可随后告知患者手术流程、预期结果、成功率、并发症和术后复发率。在这个共同决策的年代，这是理想的处理方式。

5.6 针对单纯鼾症患者实施药物诱导睡眠内镜检查

针对打鼾较严重和怀疑有 OSA 的患者实施包括睡眠分析在内的标准诊断检查。如果呼吸暂停低通气指数（AHI）低于每小时 5 次，则无法确诊为 OSA，而应被诊断为"单纯鼾症患者""社会上不可接受的打鼾者""习惯性打鼾者"或"非呼吸暂停打鼾者"。除进行生活方式干预［减重、戒酒（如果适用）、给同床者戴耳塞、分床睡觉等］外，还有 3 种干预手段，即体位疗法、MAD 治疗、手术治疗。这 3 种治疗方式都需进行讨论。

患者及其同床者通常能分辨出仰卧和非仰卧睡姿时的鼾声大小是否有区别。相当大比例（70%）打鼾者的打鼾情况和睡姿有关：与其他睡姿相比，仰卧时打鼾指数至少高出 1 倍。通常情况下，睡眠分析结果会增加判断信息或帮助确认这些差异。如果打鼾主要是仰卧位造成的，可先进行体位疗法（在有新一代体位疗法设备的情况下）。

约 2/3 的打鼾患者可通过口腔矫治器治疗成功治愈。建议选择质量好、价格贵的设备，毕竟"一分钱一分货"。如果患者恰好是剩余 1/3 里 MAD 治疗失败的一个，对患者及其床伴来说都是令人失望的事情。因此，即使是单纯鼾症患者病例，也可在进行 MAD 治疗前先实施 DISE。这也跟当地的财政政策有关，在荷兰，即使是简单的打鼾病例，也可报销 DISE 费用。其他很多国家则没有这项政策。对于拟行上气道手术治疗打鼾的患者，建议采用 DISE，或至少先与患者及其床伴充分讨论其可行性。

5.7 上气道手术、下颌前移装置以及上气道刺激后治疗失败的药物诱导睡眠内镜检查

在 UA 手术、MAD 治疗和 UA 刺激后，会出现一定比例的治疗失败。这种情况下，建议重复实施 DISE，并对失败原因仔细评估。手术失败后，最重要的是评估阻塞残留程度：是否与手术前一样？有无发生变化？如何选择其他治疗手段？选择手术还是非手术方式？

如果 MAD 治疗失败，应要求患者携带 MAD，并在有 MAD 和无 MAD 的情况下分别对患者实施 DISE。

如果 UAS 治疗失败，可在实施 DISE 的同时使用不同模式和功率分别打开和关闭刺激。这不仅有助于找到并确定最佳刺激设置，还可针对不同程度的阻塞给予刺激。在很多情况下，UAS 不仅能缓解舌根阻塞，还能缓解腭阻塞，这种现象被称为"联动"。但在一些情况下，UAS 对舌根阻塞治疗效果较好，而对腭阻塞几乎没有效果。这也是额外实施腭部手术的理由。此外，根据这些病例的 DISE 结果，可能会适用其他类型的综合治疗。

5.8 减重后的药物诱导睡眠内镜检查

如果减重后 OSA 的严重程度得以改善，可重复实施 DISE。同时，可在节食、运动后或手术减重

后重复实施。如果在减重前，DISE 结果显示不宜进行手术（例如，腭部完全向心性塌陷和所有其他部位完全阻塞），那么减重后塌陷模式和严重程度可能会改善，患者可能更适宜于进行 UA 手术、UAS 或 MAD 治疗，或者需要比减重前建议的手术侵犯性更低的治疗方式。减重后，研究者已多次观察到患者从 CCCp 转为前后向塌陷。

5.9　药物诱导睡眠内镜检查和持续气道正压通气治疗失败

尽管有关公司对 CPAP 设备进行了各种改进，但仍有约 35% 的患者出现 CPAP 疗效不佳。原因有很多，包括患者单纯不愿意使用设备、皮肤刺激、鼻塞、幽闭恐惧症、面罩漏气，以及无法戴机入眠等。在某些情况下，CPAP 治疗失败的原因并不清楚，在患者接受 CPAP 治疗的过程中未出现问题，但并未达到预期效果。这种情况下，可以考虑在开启 CPAP 的情况下实施 DISE。在 CPAP 面罩上开一个口置入内镜观察，但不能太大，以免漏气。通过这种方式可评估 CPAP 治疗失败的原因，在大多数情况下（并非所有情况），都可观察到会厌阻塞的情况。

参考文献

[1] Vanderveken OM, Maurer JT, Hohenhorst W, et al. Evaluation of drug-induced sleep endoscopy as a patient selection tool for implanted upper airway stimulation for obstructive sleep apnea. J Clin Sleep Med. 2013; 9(5):433-438.

[2] Strollo PJ.Jr, Soose RJ, Maurer JT, et al. STAR Trial Group. Upper- airway stimulation for obstructive sleep apnea. N Engl J Med. 2014; 370(2):139-149.

[3] Op de Beeck S, Dieltjens M, Verbruggen AE, et al. Phenotypic labelling using drug-induced sleep endoscopy improves patient selection for mandibular advancement device outcome: a prospective study. J Clin Sleep Med. 2019; 15(8):1089-1099 Epub ahead of print .

[4] Dieltjens M, Vroegop AV, Verbruggen AE, et al. A promising concept of combination therapy for positional obstructive sleep apnea. Sleep Breath. 2015; 19(2):637-644.

[5] Ravesloot MJL, van Maanen JP, Dun L, de Vries N. The undervalued potential of positional therapy in position-dependent snoring and obstructive sleep apnea-a review of the literature. Sleep Breath. 2013; 17(1):39-49.

[6] van Maanen JP, Richard W, Van Kesteren ER, et al. Evaluation of a new simple treatment for positional sleep apnoea patients. J Sleep Res 2012; 21(3):322-329.

[7] van Maanen JP, de Vries N. Long-term effectiveness and compliance of positional therapy with the sleep position trainer in the treatment of positional obstructive sleep apnea syndrome. Sleep(Basal).2014;37(7):1209-1215.

[8] Benoist L, de Ruiter M, de Lange J, de Vries N.A randomized, controlled trail of positional therapy versus oral application therapy for position-dependent sleep apnea. Sleep Med.2017;34:109-117.

[9] Benoist LBL, Morrong S, van Maanen JP, Hilgevoord AAJ, de Vries N. Evaluation of position dependency in non-apneic snorers. Eur Arch Otorhinolaryngol.2014:271(1):189-194.

[10] Ferguson KA, Cartwright R, Rogers R, Schmidt-Nowara W. Oral appliances for snoring and obstructive sleep apnea: a review. Sleep. 2006, 29(2):244-262.

[11] Safiruddin F, Vanderveken OM, de Vries N, et al. Effect of upper airway stimulation for obstructive sleep apnoea on airway dimensions. Eur Respir J. 2015; 45(1):129-138.

[12] Richard W, Venker J, den Herder C, et al. Acceptance and long-term compliance of nCPAP in obstructive sleep apnea. Eur Arch Otorhinolaryngol. 2007; 264(9):1081-1086.

[13] Dedhia RC, Rosen CA, Soose RJ. What is the role of the larynx in adult obstructive sleep apnea? Laryngoscope. 2014; 124(4):1029-1034.

译者：周　彦　赵学艳

6　DISE 前准备：知情同意

Marc Blumen

摘要

　　本章提供一份法国巴黎 Foch 医院所用的知情同意书作为范例。此范例可作为知情同意书的模板，各地可根据其具体情况做相应修改。

关键词：阻塞性睡眠呼吸暂停，药物诱导睡眠内镜检查，知情同意

前言

　　和其他操作规程一样，在开展药物诱导睡眠内镜检查前，必须遵循知情同意原则。这里以法国巴黎 Foch 医院所用的知情同意书作为范例。此范例可作为知情同意书的模板，各地可根据其具体情况做相应修改。

药物诱导睡眠内镜检查（DISE）知情同意书

亲爱的病友：

　　您即将接受药物诱导睡眠内镜检查（DISE），这是一个诊断性检查，需要通过药物使您进入睡眠状态，并观察导致您打鼾或呼吸暂停的气道发生振动及阻塞的部位。

　　这项检查将帮助医生和您自己根据您的实际情况选择最适合的治疗方法。常规的睡眠监测更多的是为了解您疾病的严重程度，而 DISE 则有助于更好地探寻您疾病产生的原因。

　　DISE 在门诊进行。进行此项检查后，您需要在恢复室或病房呆上几个小时，直至您完全清醒。因此在检查结束后，我们建议由您的家人或朋友接您回家。

　　DISE 是在门诊手术室或特殊的内镜检查室中进行的。医生会对您进行静脉穿刺并留置输液导管。我们会将电极放置在您胸部以监测您的心率，在您的手臂上绑缚一个袖袋来监测您的血压，并将指脉氧传感器夹在您的手指上以监测您的血氧饱和度。

　　麻醉医生或麻醉专业护士会静脉注射镇静剂来帮助您入睡。您的自主呼吸将贯穿检查全程。我们还可能会在您的额头上绑一个带子来监测您的睡眠深度。

　　当您入睡后，医生会将一根柔软的纤维内镜放入您鼻腔较宽敞的一侧。在此过程中，我们可能还需要用到一些其他药物以便于顺利进行检查，如应用阿托品以减少口腔分泌物，应用局部麻醉药和（或）滴鼻液来减轻鼻黏膜的肿胀，以减轻在检查过程中对鼻腔造成刺激。

当您入睡并接受适当的镇静后，医生将分别在软腭、咽侧壁、扁桃体（若仍存在）、舌根和会厌水平（喉部）评估相应的阻塞和振动部位。我们将记录您咽喉部的影像。在 DISE 检查过程中我们会通过一些操作来模拟不同情况下您上气道通畅性和多导睡眠记录的变化，比如将下颌向前拉来模拟口腔矫治器的作用，让您侧卧，或移动您的头部来模仿体位疗法，并观察哪些阻塞和振动部位仍然存在。

检查过程中医生可能会将一根硅胶管通过鼻腔置入您的喉部，目的是验证内镜下发现的上气道阻塞部位，尤其是内镜下发现阻塞部位位于舌根和会厌水平时。硅胶管的放置部位需在您的软腭或阻塞平面以下的喉腔中，我们将测量并记录硅胶管置入的长度。

检查通常持续 15～40 min，具体检查时间需视您入睡的速度和发现您气道阻塞或振动部位所需时间而定。

到目前为止，我们暂未发现与该项检查相关的并发症。检查过程中可能出现血氧饱和度的下降，而这恰是您在每晚的睡眠中发生的情况。在检查过程中，麻醉医生将确保您的血氧饱和度不会低于您每晚睡眠中的血氧饱和度水平，无须吸氧或通过口鼻面罩对您进行持续气道正压通气（CPAP），需要经口插管的情况十分罕见。过多的唾液可为气道评估带来困难，为了能够清晰地观察到您的喉腔，检查过程中可能需要为您吸除唾液，唾液误吸的情况十分罕见。

纤维内镜穿过鼻腔可能会导致喷嚏和分泌物增加，从而为内镜下的观察带来困难。鼻腔黏膜可能会发生少量出血，这种出血多可自行停止。最后，在极少数情况下，您或许未能在检查过程中出现像平时夜间睡眠中那样的打鼾，这种情况下，DISE 对您打鼾治疗方式的选择可能没有帮助。

译者：宗世民　杨　阳

7 组织与流程

Linda Benoist, Nico de Vries

摘要

药物诱导睡眠内镜检查（DISE）是阻塞性睡眠呼吸暂停（OSA）的标准检测技术。在本章中，我们将向大家分享我们的经验，尤其是在何种情况下考虑选择非持续气道正压通气（CPAP）作为治疗方案。随着选择 DISE 患者数量的日益增加，将操作流程规范化就显得更为重要。根据我们的经验，美国麻醉医生协会 ASA 分级为Ⅰ级或Ⅱ级的患者，DISE 完全可以由耳鼻喉科住院医生、麻醉医生和护士在门诊内镜检查室进行。VOTE 分型（软腭、口咽、舌根和会厌）可为书写 DISE 报告提供一个共同的框架，以帮助建立标准的 DISE 评分系统。

关键词：睡眠呼吸暂停，药物诱导睡眠内镜检查，流程，组织

7.1 引言

对于接受 CPAP 治疗的睡眠呼吸障碍（SDB）患者，DISE 已经从一种实验性诊断工具转变为一种常规的上气道评估方法。对 DISE 的临床和实验研究方兴未艾。

需求数量的日益增加，使人们对 DISE 临床流程和研究产生了新的影响。在 DISE 数量不多的情况下，建议在手术室进行该操作。一旦 DISE 成为每天的常规检查项目，就需要制定规范化的操作流程。

DISE 实施前应考虑以下几个问题：

- DISE 必须由睡眠手术外科医生完成，还是可以由其他医生或一名住院医生在无上级医师指导时独立完成？
- DISE 必须在手术室完成，还是可以在门诊进行？
- 麻醉时麻醉医生必须在场，还是可以由麻醉专科护士独立完成？
- 必须由内镜医生（或执行 DISE 的人）在检查后与患者讨论 DISE 结果，还是护理团队的其他人也可以？
- 实施 DISE 的当天即确定治疗方案，还是需要患者和同床者改天再来咨询？

这一章主要向大家分享一下我们实施 DISE 的经验：美国麻醉医生协会 ASA 分级为Ⅰ级或Ⅱ级的患者，DISE 由我科住院医师在门诊内镜检查室完成，麻醉专科护士实施麻醉，睡眠外科医生或 DISE 团队的其他成员在当天讨论结果并推荐治疗方案。

7.2 资料与方法

7.2.1 作者所在医院药物诱导睡眠内镜检查发展史

荷兰阿姆斯特丹 Onze Lieve Vrouwe Gasthuis (OLVG) 西医院耳鼻喉科作为 SDB 诊疗中心，已开展 DISE 工作 20 余年。目前，本中心每年约进行 3000 例睡眠诊断，其中大多数是通过多导睡眠监测（PSG）来完成的，有 800 多例是通过 DISE 完成的。本中心每年完成睡眠疾病相关手术约 200 例（不包括鼻部手术）。DISE 最初仅作为上气道手术之前的例行检查，而现在该技术还被用作治疗方案，如在决定上气道刺激（UAS，第 18 章和第 20 章）治疗、体位治疗（Positional Therapy，PT）（第 11 章）、下颌前移装置（MAD）（第 19 章）或联合治疗之前，建议参考 DISE 结果。

7.2.2 药物诱导睡眠内镜检查患者的筛选

我们对 DISE 患者的选择标准如下：轻度至中度 OSA［即呼吸暂停低通气指数（AHI）为 5～30 /h］患者、重度 OSA 患者、CPAP 治疗无效者、身体质量指数（BMI）< 32 kg/m² 者，以及美国麻醉医生协会 ASA 分级为 I 级或 II 级的患者。DISE 结果还被用于治疗方式的选择，如：上气道（UA）手术、UAS、口腔矫治器（Oral Appliance Therapy，OAT）治疗、PT 或联合治疗等。ASA 分级 III 级以及严重心血管并发症是门诊实施 DISE 的禁忌证，但此类患者仍有可能在手术室完成 DISE。选择 BMI 相对较低的患者实施 DISE 很重要，有研究证实 UA 手术和 OAT 在治疗 BMI > 32 kg/m² 患者时成功率较低。但这条规则也有例外：对于腹部脂肪相对较多且颈围正常的 BMI > 32 kg/m² 患者，仍然可能从 UA 手术或 UAS 治疗中获益。

7.2.3 药物诱导睡眠内镜检查团队组成

2013 年 1 月起，我们组建了 DISE 团队。团队中一名耳鼻咽喉科住院医师负责实施 DISE，一名训练有素的麻醉专科护士负责麻醉，一名助手负责准备内镜、视频采集，以及在检查过程中最大限度地减少患者的移动。DISE 完成之后，患者进入复苏室，复苏室由专科护士监测血压、血氧饱和度和给氧。

7.2.4 麻醉流程

在门诊内镜检查室实施 DISE 期间，我们需要监测患者的血压、脉搏、血氧饱和度和心电图。为了给患者预充氧气，我们选择用面罩给患者吸氧。虽然过去我们常使用咪达唑仑镇静，但现在已不再这样做，主要是因为咪达唑仑常引发患者记忆缺失，这会影响我们在 DISE 实施的同一天与患者讨论病情。目前，我们采用静脉输注丙泊酚镇静，由靶控输注（TCI）泵控制给药速率。

首先，根据患者的身高、年龄和体重设置 TCI 泵。其次，在给予丙泊酚之前，静脉输注 2 mL 利多卡因，以期减轻输注丙泊酚引发的疼痛。患者上气道分泌物过多会影响 DISE 成像质量，可静脉输注适量格隆溴铵（抗分泌药物）以减少上气道分泌物。然后，给予丙泊酚 20～50 mg 作为镇静起始剂量，此后由 TCI 泵控制丙泊酚输注速率。当患者睫毛反射消失，对问题无应答和（或）开始出现鼾声时，即可导入睡眠内镜启动检查。DISE 实施过程是安全可靠的，我们团队从未遇到过严重的并发症或任何需要紧急处理的情况。

7.2.5 流程

作者所在的医院门诊内镜检查室共有 6 张检查床，患者序贯进行 DISE 检查，即：前一名患者进入麻醉复苏室进行麻醉后复苏，同时就有一名患者进入内镜检查室准备进行 DISE。

一般来说，我们会对所有患者至少完成以下 4 个体位评估：第一是仰卧位；第二是仰卧位同时保持下颌前伸；第三是侧卧位；第四是侧卧位同时保持下颌前伸。根据适应证，我们还会进行更多的评估，例如，经历 MAD 治疗失败的患者可能还会在 MAD 原位接受 DISE。我们发现，患者由仰卧位变侧卧位时，只转动头部与将头部连同躯干一起转动获得的 DISE 结果相同（第 11 章）。作者所在的医院内镜检查室半天内可完成 7 例 DISE，这些患者中约一半的人来自阿姆斯特丹以外的地区，他们可以在 1 天内完成对睡眠外科医生的咨询并确定治疗方案。

7.2.6 药物诱导睡眠内镜检查报告

耳鼻喉科住院医师撰写 DISE 报告，包括以下内容：

- 一般来说，所有患者在做 DISE 之前，都应先做 PSG。PSG 的结果至少要包含 AHI（阻塞性、混合性和中枢性），以及每个睡姿的 AHI。
- BMI 和耳鼻咽喉科体格检查结果，包括鼻腔和牙齿状况。
- DISE 报告中对 UA 塌陷平面的评估以 VOTE 分型为依据，建议保留每一位患者实施 DISE 的视频，以备日后查看。如考虑该患者可能需要使用口腔矫治器治疗，在实施 DISE 时应加入患者下颌被动前伸动作。同样的，如考虑体位治疗，那就一定要做侧卧位 DISE。
- 治疗建议应包括以下内容：保守治疗、CPAP、OAT、PT、UA 手术、UAS 或联合治疗。
- 上级医生可以帮助审核 DISE 报告、确立诊断和治疗方案。

7.3 结果

2012 年 4 月至 2014 年 9 月，作者所在医院耳鼻喉科住院医师和麻醉专科护士在门诊内镜检查室共完成 ±950 例 DISE（2012 年：±120 例；2013 年：±480 例；2014 年：±350 例）。典型病例每例平均历时 15 min。在此期间，以及之前的 20 年中，我们从未发生过严重并发症或死亡的病例。DISE 结束后，患者在复苏室停留的时间平均为 60 ~ 90 min，患者就足够清醒地去参加办公室咨询，与医生讨论 DISE 的结果和治疗方案。

7.4 讨论

荷兰阿姆斯特丹 OLVG 西医院耳鼻喉科作为 SDB 诊疗中心，许多患者带着寻求 CPAP 替代治疗方案的愿望来到这里。在荷兰，成人 OSA 诊断和治疗指南对 OSA 推荐多种治疗方案：CPAP、OAT、PT、UA 手术、UAS，以及减重手术。DISE 作为一种评估手段在荷兰已被广泛接受。

DISE 已成为作者所在医院非 CPAP 疗法的 OSA 患者的标准诊断方法。由于此类患者众多，规范程序流程就显得至关重要。ASA 分级为 Ⅰ 级或 Ⅱ 级的患者，每周固定一天由耳鼻咽喉科住院医师和麻醉专科护士在门诊内镜检查室实施 DISE，1 天内可以安排 14 名患者（上午 7 名，下午 7 名）。ASA 分级为Ⅲ级或Ⅳ级的患者，需要麻醉医生在场的情况下在手术室实施 DISE。

我们通过 VOTE 分型建立了标准化的 DISE 评分系统，以便内镜检查医生（现在通常是耳鼻咽喉科住院医师）和睡眠外科医生可以基于共同框架描述术中所见。例如，在不能确定腭咽是向心性塌陷还是前后塌陷的情况下，以及无法确定 UAS 治疗是否可行时，就需要住院医师、睡眠外科医生或其他相关专家一起通过 DISE 视频重新评估，以便明确阻塞部位并最终确定治疗方案。从临床教学的角度来看，由耳鼻咽喉科住院医师实施 DISE 也是大有好处的。标准化的 DISE 评分系统更便于上级医生对住院医师的临床思维和实际操作能力进行监督和指导。

7.5 结论

根据我们的经验，耳鼻咽喉科住院医师和麻醉专科护士在门诊内镜检查室实施 DISE 是安全的。标准化的 DISE 评分系统确保实施 DISE 操作和确定治疗方案在同一天完成，极大方便了患者。

致谢

感谢以下麻醉专科护士在 DISE 实施过程中的帮助和支持：P.Karlas、E.van Aalst 和 A.van Limburg Brouwer。

参考文献

[1] De Vito A, Carrasco Llatas M, Vanni A, et al. European position paper on drug-induced sedation endoscopy (DISE). Sleep Breath. 2014; 18 (3):453－465.

[2] Gislason T, Lindholm CE, Almqvist M, et al. Uvulopalatopharyngoplasty in the sleep apnea syndrome. Predictors of results. Arch Otolaryngol Head Neck Surg. 1988; 114(1):45－51.

[3] Kezirian EJ, Goldberg AN. Hypopharyngeal surgery in obstructive sleep apnea: an evidence-based medicine review. Arch Otolaryngol Head Neck Surg. 2006; 132(2):206－213.

[4] Kezirian EJ, Malhotra A, Goldberg AN, White DP . Changes in obstructive sleep apnea severity, biomarkers, and quality of life after multilevel surgery. Laryngoscope. 2010; 120(7):1481－1488.

[5] Kezirian EJ, Hohenhorst W, de Vries N. Drug-induced sleep endoscopy: the VOTE classification. Eur Arch Otorhinolaryngol. 2011; 268(8): 1233－1236.

[6] Ravesloot MJL, de Vries N. One hundred consecutive patients undergoing drug-induced sleep endoscopy: results and evaluation. Laryngoscope. 2011; 121(12):2710－2716.

[7] Ravesloot MJ, van Maanen JP, Dun L, de Vries N. The undervalued potential of positional therapy in position-dependent snoring and obstructive sleep apnea-a review of the literature. Sleep Breath. 2013; 17(1):39－49.

[8] van Maanen JP, Meester KA, Dun LN, et al. The sleep position trainer: a new treatment for positional obstructive sleep apnoea. Sleep Breath. 2013; 17(2):771－779.

[9] van Maanen JP, Richard W, Van Kesteren ER, et al. Evaluation of a new simple treatment for positional sleep apnoea patients. J Sleep Res. 2012; 21(3):322－329.

[10] Safiruddin F, Koutsourelakis I, de Vries N. Analysis of the influence of head rotation during drug-induced sleep endoscopy in obstructive sleep apnea. Laryngoscope. 2014; 124(9):2195－2199.

[11] Safiruddin F, Koutsourelakis I, de Vries N. Upper airway collapse during drug-induced sleep endoscopy: head rotation in supine position compared with lateral head and trunk position. Eur Arch Otorhinolaryngol. 2014.

[12] Strollo PJ, Jr, Soose RJ, Maurer JT, et al. STAR Trial Group. Upperairway stimulation for obstructive sleep apnea. N Engl J Med.

2014; 370(2):139 - 149.

[13] Vanderveken OM, Maurer JT, Hohenhorst W, et al. Evaluation of drug-induced sleep endoscopy as a patient selection tool for implanted upper airway stimulation for obstructive sleep apnea. J Clin Sleep Med. 2013; 9(5):433 - 438.

[14] Vroegop AV, Vanderveken OM, Boudewyns AN, et al. Drug-induced sleep endoscopy in sleep-disordered breathing: report on 1,249 cases. Laryngoscope. 2014; 124(3):797 - 802.

译者：杨　阳　肖红俊

8 术前准备和体位

Srinivas Kishore S.

摘要

本章概述了药物诱导睡眠内镜检查（DISE）的术前评估、手术室准备、患者准备、患者体位和手法操作。

关键词：药物诱导睡眠内镜检查，准备，体位

8.1 引言

阻塞性睡眠呼吸暂停（OSA）是指睡眠过程中频繁发生部分或完全上气道阻塞，伴有打鼾、血氧饱和度降低等一系列病理生理变化的一类疾病。OSA 患者常存在上气道解剖结构异常。

无创持续正压通气（CPAP）、口腔矫治器，以及下颌前移装置（MAD）都可用于 OSA 的治疗。DISE 是一种直观可视的评估患者睡眠时上气道阻塞平面及解剖结构的检查方法，可提高 OSA 治疗的成功率。在 DISE 开始之前，首先要通过麻醉药物诱导出鼾声，丙泊酚、咪达唑仑和右美托咪定均可作为首选药物。为了提高 DISE 的成功率，首先应选用能够诱导接近正常睡眠状态的麻醉药，其次必须确保麻醉药在安全的给药剂量和给药速率下维持睡眠和打鼾。然而，OSA 患者从被诱导进入深度镇静到打鼾出现，气道阻塞的严重程度可能超出预期，患者出现血氧饱和度降低，甚至呼吸停止。因此，在实施 DISE 过程中必须进行严格的气道管理，必要时进行心肺复苏（Cardiopulmonary Resuscitation，CPR）等急救措施。给氧在 DISE 实施过程中至关重要，医生必须做好对患者生命体征的监测，以确保不会出现气道梗阻或呼吸衰竭。

8.2 术前准备

外科医生最重要的任务是与患者沟通，他需要与患者讨论 OSA 手术的目标，解释 DISE 的目的，拟议的 OSA 手术是为了治愈还是为了缓解患者目前不适？

一旦患者了解了 DISE 的重要性，接下来外科医生需要传达如何进行 DISE，以及可能出现的并发症。

实施 DISE 的医生和麻醉团队成员的充分沟通十分重要。最好麻醉医生能够了解 DISE 麻醉目标是诱发打鼾，这样他才能在患者出现鼾声时，仍有条不紊地应对。DISE 麻醉过程中，患者可能会出现血氧饱和度下降，在安全可控范围内建议不予处理，因为 OSA 患者在自然睡眠状态下也可能经历阻塞性呼吸暂停反复发作和一过性氧饱和度下降。

我们可以建议 OSA 手术和 DISE 在一次麻醉中序贯进行。临床上，鼻部手术方案很容易在门诊确定，但是口咽和（或）下咽手术却有赖于 DISE 的结果。因此，我们必须在谈话过程中与患者讨论每一种可能的情况。

另一种选择是在一次麻醉过程中，先对患者实施 DISE，再进行鼻部手术，最后再根据 DISE 结果讨论二期手术方式，比如二期再行口咽或下咽部手术，这对分期手术很有帮助。我们在决定是否为患者实施软腭平面和（或）舌平面手术之前，必须基于患者 DISE 的结果进行讨论。

8.3　手术室准备

DISE 实施过程所需的仪器和设备：

- 视听（AV）系统：可记录音频和视频的 AV 系统是后期回顾病例、改进治疗方案和提高操作技术的有力工具；这些记录对于临床医生、患者、住院医师和学生都是绝佳的资料。
- 麦克风用于记录呼吸声和鼾声。
- 可调式手术台。
- 脉搏血氧监测仪等生命体征监护仪。
- 氧气，面罩和（或）鼻导管；空气面罩给氧单元（Air Mask Bag Unit，AMBU）。
- 靶控输注（TCI）泵。
- 双频指数监测（BIS）。
- 具有除雾功能的可弯曲的纤维电子鼻咽喉镜。
- 柔软的吸引管和 Yankauer 吸引管。

OSA 患者往往存在潜在的困难气道。虽然麻醉实施过程中极少发生气道梗阻，但我们必须随时做好最坏的打算，准备急救物资。

- 气管切开包。
- 带有 Miller 或 Macintosh 镜片的直接喉镜。
- Magill 镊。
- 喉罩（Laryngeal Mask Airways，LMAs）和插管 LMAs。
- Eschmann 探针。
- 食管气管联合导管（Combitube）：一种能实现紧急通气的声门上通气装置，有两个管腔，不管放入食管还是气管都可以发挥作用。
- 各种尺寸的气管插管。
- 高频喷射通气设备和 14 号针头。
- 鼻咽通气管。
- 口咽通气管。

8.4　患者准备

实施 DISE 之前，患者需完成血常规、血脂、肝功能、肾功能、甲状腺功能、胸片和心电图检查。

术前 6 h 禁饮、禁食。

给予患者的药物如下：

实施 DISE 前至少 15 min，单次静脉输注格隆溴铵 0.2 mg，以减少唾液分泌，保持内镜视野清晰。

羟甲唑啉鼻喷剂：手术前 15 min 每个鼻孔喷 2 喷。

最好避免局部使用利多卡因，因为这可能会使自然气道反射减退甚至消失。但同时，为了减少检查过程中内镜对口鼻的刺激，也可选用 2% 的利多卡因凝胶涂抹鼻腔黏膜以进行表面麻醉。

为患者安装无创血压监测器、脉搏血氧检测仪、心电图和双频指数监测。测量并记录患者麻醉之前的血氧饱和度、血压和呼吸频率。

为了使患者尽快进入睡眠状态，检查室或手术室灯光要调暗，噪声要降到最低。用 TCI 泵入丙泊酚之前，静脉输注约 3 mL 1% 利多卡因以减轻丙泊酚的血管刺激症状（疼痛）。

8.5 患者体位

实施 DISE 时，患者的体位很重要。患者可能习惯于仰卧、侧卧或俯卧等不同的睡姿。最理想的 DISE 体位是患者的日常睡姿。多导睡眠监测（PSG）可有助于筛选出体位依赖性 OSA 患者。另外，建议检查床位的宽度能够方便工作人员在实施 DISE 过程中帮助调整患者体位。

一般情况下，DISE 在患者仰卧位时进行，当然也可以在患者侧头位或侧卧位时进行。研究表明，患者的体位不同，DISE 的结果也可能不同。Safiruddin 等研究发现，仅旋转头部与头部和躯干同时旋转得出的 DISE 结果相同。该内容将在第 11 章中详细阐述。

8.6 医生站位

医生可站在患者的头端或侧方来调整患者体位。

为了评价习惯张口呼吸的 OSA 患者睡眠期间上气道阻塞情况，可实施经口 DISE。但如果内镜检查提示软腭平面前后向（Antero-Posterior, AP）狭窄，那么经口 DISE 不仅可能加重舌根平面塌陷程度，还可能直接引发舌根塌陷，影响 DISE 结果。

内镜检查径路：

- 经鼻。
- 经口。

8.7 手法操作

引发 OSA 的上气道阻塞平面具有多样性，其中软腭平面阻塞是最常见的类型。干预性 DISE 是一种更动态的检查方法，DISE 实施医生可通过鼻咽通气管或 MAD 的干预来调整，改变上气道状态，从而判断阻塞平面。

- 鼻咽通气管：放置鼻咽通气管是治疗 OSA 的方法之一。Li 等发现，放置鼻咽通气管前后 PSG 检测结果的差异对于仅需要悬雍垂腭咽成形术（UPPP）的筛选优于对多平面 OSA 手术的指导。表明鼻咽通气管可有效改善软腭平面阻塞。Li 等还发现，鼻咽通气管在咽左右向塌陷和会厌塌陷时最有效，但对舌根塌陷效果不佳。

- MAD：将下颌前移，改变下颌与舌体的位置，使舌根离开咽后壁，以期解除舌根平面的上气道塌陷。由于咽部和下颌骨之间有软组织和肌肉连接，MAD 不仅有助于解除舌根处的阻塞，还有助于解除软腭平面的阻塞。

实施 DISE 时，建议使用 ESMARCH 手法，将下颌骨上抬，头部稍稍前移，使舌根离开咽后壁。该操作有助于预测 MAD 治疗 OSA 是否有效。有证据表明，反殆的患者对口腔矫治器（Oral Appliance Therapy，OAT）治疗无效。如果患者有自己的口腔矫治器，建议在开始镇静前佩戴该装置，保证该 OSA 患者在实施 DISE 期间下颌骨始终保持最大舒适前伸（Maximal Comfortable Protrusion，MCP），这可预测 MAD 治疗是否有效。该内容将在第 11 章中详细阐述。

8.8　结论

麻醉医生保驾护航和实时监测的有机结合是 DISE 的安全保障。同时，医生与患者的沟通和医生与医生之间的团队合作也很重要。

为了得到可靠的结果，需要有足够的耐心。等麻醉药物发挥作用，待患者安静下来开始打鼾后，及时发现阻塞平面，并记录结果。

参考文献

[1] Lee CH, Kim DK, Kim SY, Rhee CS, Won TB. Changes in site of obstruction in obstructive sleep apnea patients according to sleep position: a DISE study. Laryngoscope. 2015; 125(1):248‒254.

[2] Safiruddin F, Koutsourelakis I, de Vries N. Upper airway collapse during drug induced sleep endoscopy: head rotation in supine position compared with lateral head and trunk position. Eur Arch Otorhinolaryngol. 2015; 272(2):485‒488.

[3] Ravesloot MJ, de Vries N. One hundred consecutive patients undergoing drug-induced sleep endoscopy: results and evaluation. Laryngoscope. 2011; 121(12):2710‒2716.

[4] Victores AJ, Olson, K, Takashima, M. Interventional drug-induced sleep endoscopy: a novel technique to guide surgical planning for obstructive sleep apnea. J Clinic Sleep Med. 2017; 13(2): 169‒174.

[5] Li S, Wu D, Bao J, Qin J. Nasopharyngeal tube: a simple and effective tool to screen patients indicated for glossopharyngeal surgery. J Clin Sleep Med. 2014; 10(4):385‒389.

[6] Brown EC, Cheng S, McKenzie DK, Butler JE, Gandevia SC, Bilston LE. Respiratory movement of upper airway tissue in obstructive sleep apnea. Sleep (Basel). 2013; 36(7):1069‒1076.

[7] Kappeler O. Anaesthetica. Stuttgart: F. Enke; 1880.

[8] De Vito A, Carrasco Llatas M, Ravesloot MJL, et al. European position paper on drug-induced sleep endoscopy: 2017 update. Clin Otolaryngol. 2018; 43(6):1541‒1552.

[9] Vroegop AVMT, Vanderveken OM, Van de Heyning PH, Braem MJ. Effects of vertical opening on pharyngeal dimensions in patients with obstructive sleep apnoea. Sleep Med. 2012; 13(3):314‒316.

译者：杨　阳　肖红俊

9　药物诱导睡眠内镜检查的药物

Evert Hamans, Marina Carrasco Llatas

摘要

　　阻塞性睡眠呼吸暂停（OSA）是一种与睡眠相关的呼吸障碍，其中上气道（UA）部分或完全塌陷导致夜间氧饱和度降低和睡眠质量下降。药物诱导睡眠内镜检查（DISE）已成为一种广泛的诊断工具，用于定位和量化不同的塌陷模式，指导医生为这些患者量身定制治疗方案。为了模仿自然睡眠，所用药物的选择及其给药至关重要，使 DISE 成为检测 OSA 患者 UA 塌陷表型分型的可靠、安全和具代表性方法。

关键词：阻塞性睡眠呼吸暂停，气道管理，镇静，自然睡眠，药物诱导睡眠

9.1　简介

　　DISE 是 OSA 患者的诊断工具，在药物诱导的睡眠或镇静期间，对上气道（UA）阻塞的水平、程度和模式的内镜观察。在清醒的 OSA 患者中评估 UA 有限，由于睡眠期间肌肉张力的差异，睡眠期间的塌陷程度可能与清醒患者中观察到的塌陷程度显著不同。目前药理制剂及给药算法的各种组合的科学依据是薄弱的。要选择理想的药物，必须将当前对睡眠相关神经生理学与镇静诱导的神经药理学相匹配。

　　睡眠呼吸的神经生理学非常复杂，必须了解一些基本要素。睡眠期间的阻塞主要发生在非快速动眼（NREM1/NREM2）和快速动眼（REM）睡眠期间，而 NREM3（δ睡眠）则相对抗阻塞。乙酰胆碱和 γ - 氨基丁酸（GABA）分别是 REM 和 NREM 睡眠的主要神经递质。根据对睡眠神经生理学的基本了解，最佳 DISE 药物必须具备某些特征（▶表9.1）。起效时间和药物半衰期具有临床重要性。为了模仿自然睡眠，使用尽可能模拟自然睡眠的药物来创造药物诱导睡眠至关重要，尽可能模拟 UA 的塌陷性，使一切都在可行性和安全范围内。

表9.1　DISE 理想药物的神经生理学特征

再现：
- NREM1、NREM2 和（或）REM 睡眠阶段

维持：
- 机械感受器输入到脑干
- 脑干的化学感受器输入
- 前包钦格复合体（pre-Botzinger Complex, PBC）的呼吸节律性
- 下丘脑神经运动输出至咽喉部

NREM，非快速眼动；REM，快速眼动

9.2 局部麻醉和减充血剂的作用

既往文献中，鼻充血、鼻局部麻醉和抗分泌药物常作为准备措施。在 DISE 期间可以使用局部麻醉药，以便在不打喷嚏的情况下导入内镜。这些药物可能与 UA 和呼吸控制相互作用，必须谨慎使用。对分泌物过多的患者使用阿托品类药物可能会影响睡眠生理，因此不推荐使用。使用局部麻醉或减充血剂可能会增加内镜插入的舒适性、减少鼻刺激的发生率。这些药物可能会干扰鼻腔阻力，从而影响气流。

9.3 用于药物诱导睡眠内镜检查的药物

文献中报告的用于 DISE 的药物或药物组合存在很大差异。基本上，咪达唑仑和丙泊酚是使用最广泛的两种药物。

丙泊酚和咪达唑仑都适合作为镇静剂，单独或联合使用时各有利弊。大多数比较自然睡眠和镇静的证据是使用丙泊酚或咪达唑仑作为单一镇静剂进行的。它们提供了一种模拟自然睡眠期间临界闭合压力的状态，而呼吸暂停低通气指数（AHI）没有显著差异。因此，这些是适用于 DISE 的药物。

应特别注意避免镇静剂过量并限制过度肌肉松弛，从而避免 UA 塌陷被高估。

▶ 表 9.2 显示了丙泊酚、咪达唑仑及其组合。

表 9.2　用于 DISE 的镇静剂的优缺点

镇静剂	优点	缺点
丙泊酚	<ul><li>快速、安全、易于管理</li><li>减少肌肉松弛</li><li>更容易控制滴定</li></ul>	技术相关（MCI 或 TCI）
咪达唑仑	<ul><li>更长、更稳定的检查窗口</li><li>可用咪达唑仑解毒剂</li></ul>	<ul><li>药品过量更难处理</li><li>更长的住院时间</li></ul>
组合（丙泊酚 + 咪达唑仑）	<ul><li>更快、更稳定地模仿自然睡眠</li><li>可用咪达唑仑解毒剂</li></ul>	<ul><li>依赖技术（MCI 或 TCI）</li><li>打喷嚏增多</li></ul>

9.3.1 丙泊酚

丙泊酚的确切作用机制尚不清楚。它是一种中枢神经系统抑制剂，可直接激活 GABA-A 受体。丙泊酚麻醉诱导快，代谢快。高密度脑电图数据被用来检查丙泊酚镇静和自然睡眠之间的皮质过程的差异。发现镇静的开始导致慢波的存在，这与在自然非快速眼动（NREM）睡眠中发现的相似。此外，丙泊酚引起的慢波起源于与自然睡眠区域相似的区域，并沿着相似的神经通路传播，但不会诱发睡眠纺锤波活动，这与自然睡眠相反。

15 ~ 30 s 起效，生物半衰期 30 ~ 60 min，作用持续时间 5 ~ 10 min。

9.3.2 咪达唑仑

咪达唑仑是一种 GABA 受体激动剂，能产生镇静催眠、抗焦虑、抗惊厥和肌肉松弛作用。咪达唑仑已被证明对中枢呼吸驱动有抑制作用，导致对 CO_2 的通气反应降低。

在自然睡眠和咪达唑仑镇静期间，临界关闭压力（Pcrit）没有显著差异。在自然睡眠和咪达唑仑镇静期间，（临界关闭压力）Pcrit 值与（呼吸暂停低通气指数）AHI 高度相关，由多导睡眠监测（PSG）确定。发现自然睡眠和咪达唑仑镇静之间的睡眠结构相似。因此，咪达唑仑镇静似乎不影响咽部肌肉张力或睡眠结构。

5 min 内起效，生物半衰期 1.5 ~ 2.5 h，作用持续时间 1 ~ 6 h。氟马西尼可用作解毒剂。

9.3.3 右美托咪定

右美托咪定是一种 α_2- 肾上腺素能激动剂，作用于整个大脑的神经元，产生镇静、交感神经作用和镇痛作用。右美托咪定产生镇静作用的确切机制尚不清楚，已有研究表明，右美托咪定作用于蓝斑位点（LC）以减少觉醒。在自然睡眠和右美托咪定镇静中，睡眠纺锤波在数量和质量上具有相似性。在正常生理 NREM 2 期和 NREM3 期右美托咪定镇静中都发现了类似的纺锤波神经元生成机制。

起效时间为 10 min，消除半衰期为 2 ~ 3 h。对于已经有心律失常和不稳定心脏状态风险的患者，或目前正在使用 β 受体阻滞剂、钙通道阻滞剂或地高辛的患者，须谨慎使用右美托咪定。

9.4 药物剂量

9.4.1 丙泊酚的剂量

丙泊酚可通过 3 种方式给药：靶控输注（TCI）、标准泵或手动推注（▶ 表9.3）。

使用丙泊酚时，建议使用 TCI 注射泵作为镇静的标准模式，因为它比手动输液方案或推注技术提供更稳定、更可靠的镇静。如果没有 TCI 输液泵，那么手动控制输液的注射器输液泵比推注更好。大多数患者在 3.2 μg/mL 的有效部位浓度下达到足够的镇静水平。因此，可以采用 3.0 μg/mL 的起始剂量，而不是更保守的 2.0 ~ 2.5 μg/mL 剂量，以实现更快的镇静。然而，医生必须记住，如果镇静作用过快，开始时可能会发生中枢性呼吸暂停，从而造成阻塞的假象。

TCI 靶控输注

起始剂量：2.0 ~ 2.5 μg/mL（有效部位浓度）。由于一些患者在此起始剂量下不会入睡，建议每 2 min 增加 0.2 ~ 0.3 μg/mL 的剂量，直到患者开始打鼾并观察到（上气道）UA 的振动和塌陷。

手动控制输液

给药剂量：50 ~ 100 mL/h，取决于患者的反应。

推注技术

起始剂量：30 ~ 50 mg，每 2 min 增加 10 mg；或起始剂量 1 mg/kg，每 2 min 增加 20 mg。

表 9.3　DISE 期间使用的不同药物的药物剂量和给药方式

给药方式	药物剂量	
	咪达唑仑	丙泊酚
单独用丙泊酚	—	TCI（效应位点浓度）： ● 起始剂量：2.0 ~ 2.5 μg/mL ● 如果需要，每 2 min 增加 0.2 ~ 0.5 μg/mL 的剂量 手动控制输液： ● 输送剂量：50 ~ 100 mL/h 推注技术： ● 丙泊酚 1，起始剂量：30 ~ 50 mg，每 2 min 增加 10 mg ● 丙泊酚 2，起始剂量：1 mg/kg，每 2 min 增加 30 mg
单独用咪达唑仑	推注技术： ● 起始剂量：0.05 mg/kg ● 观察 2 ~ 5 min ● 如果需要，增加 0.015 ~ 0.03 mg/kg 的剂量	—
丙泊酚和咪达唑仑联用	丙泊酚给药前单次推注咪达唑仑： ● 单次起始剂量：0.05 mg/kg	丙泊酚 TCI（作用部位浓度）： ● 起始剂量：1.5 ~ 3.0 μg/mL ● 如果需要，增加 0.2 ~ 0.5 μg/mL 的剂量

9.4.2　咪达唑仑的剂量

推注技术起始剂量：0.05mg/kg，观察 2 ~ 5 min，仅当患者清醒时增加率为 0.03 mg/kg，然后等待 5 min。如果患者没有完全入睡，进一步增加 0.015 mg/kg。

受控输注：目前尚无文献提供经验或证据。

9.4.3　右美托咪定的剂量

10 min 内负荷剂量为 1.5 mcg/kg；使用泵时，1 ~ 2 mcg/（kg·h）。

参考文献

[1] Ehsan Z, Mahmoud M, Shott SR, Amin RS, Ishman SL. The effects of anesthesia and opioids on the upper airway: A systematic review. Laryngoscope. 2016; 126(1):270 - 284.

[2] Ratnavadivel R, Chau N, Stadler D, Yeo A, McEvoy RD, Catcheside PG. Marked reduction in obstructive sleep apnea severity in slow wave sleep. J Clin Sleep Med. 2009; 5(6):519 - 524.

[3] Shteamer JW, Dedhia RC. Sedative choice in drug-induced sleep endoscopy: A neuropharmacology-based review. Laryngoscope. 2017; 127(1):273 - 279.

[4] Doherty LS, Nolan P, McNicholas WT. Effects of topical anesthesia on upper airway resistance during wake-sleep transitions. J Appl Physiol (1985). 2005; 99(2):549 - 555.

[5] Rabelo FAW, Küpper DS, Sander HH, Fernandes RM, Valera FC. Polysomnographic evaluation of propofol-induced sleep in patients with respiratory sleep disorders and controls. Laryngoscope. 2013; 123(9):2300 - 2305.

[6] Gregório MG, Jacomelli M, Inoue D, Genta PR, de Figueiredo AC, Lorenzi-Filho G. Comparison of full versus short induced-sleep polysomnography for the diagnosis of sleep apnea. Laryngoscope. 2011; 121(5):1098 - 1103.

[7] Murphy M, Bruno MA, Riedner BA, et al. Propofol anesthesia and sleep: a high-density EEG study. Sleep (Basel). 2011; 34(3):283 - 91A.

[8] Griffin CE, III, Kaye AM, Bueno FR, Kaye AD. Benzodiazepine pharmacology and central nervous system-mediated effects. Ochsner J. 2013; 13(2):214 - 223.

[9] Forster A, Gardaz JP, Suter PM, Gemperle M. Respiratory depression by midazolam and diazepam. Anesthesiology. 1980; 53(6):494‒497.

[10] Genta PR, Eckert DJ, Gregório MG, et al. Critical closing pressure during midazolam‒induced sleep. J Appl Physiol (1985). 2011; 111(5):1315‒1322.

[11] Huupponen E, Maksimow A, Lapinlampi P, et al. Electroencephalogram spindle activity during dexmedetomidine sedation and physiological sleep. Acta Anaesthesiol Scand. 2008; 52(2):289‒294.

[12] De Vito A, Agnoletti V, Berrettini S, et al. Drug‒induced sleep endoscopy: conventional versus target controlled infusion techniques: a randomized controlled study. Eur Arch Otorhinolaryngol. 2011; 268 (3):457‒462.

[13] De Vito A, Carrasco Llatas M, Ravesloot MJ, et al. European position paper on drug‒induced sleep endoscopy: 2017 Update. Clin Otolaryngol. 2018; 43（6）:1541‒1552.

译者：陈　敏　周全军

10　麻醉学观点

R.M. Corso, Massimiliano Sorbello, Ida Di Giacinto

摘要

药物诱导睡眠内镜检查（DISE）是上气道（UA）内镜动态评估中广泛应用的诊断工具。但其诊断结果仍具争议，需要麻醉医生、睡眠医生和外科医生之间相互合作，寻求安全有效的针对呼吸道塌陷的诊断和治疗策略。未来研究需要深入了解镇静催眠药物及其对气道塌陷和睡眠结构的影响，同时还需要应用精确的给药系统，给予个体化的镇静并进行麻醉深度的监测。

关键词：阻塞性睡眠呼吸暂停综合征，术前评估，围术期护理，术后管理，气道管理

10.1　简介

阻塞性睡眠呼吸暂停（OSA）是最常见的睡眠呼吸障碍（Sleep-Disordered Breathing，SDB）。它的特点是睡眠期间反复发生部分（即呼吸不全）或完全的（即呼吸暂停）上气道（UA）塌陷。通过多导睡眠检测（PSG）可记录每小时上气道塌陷的次数（呼吸暂停 – 低通气指数，AHI），通常被用于 OSA 的诊断和严重程度分级。然而，传统方法评估的 OSA 严重程度与临床症状的严重程度往往不一致。患有 OSA 的患者围术期风险较高，存在困难气道、围术期呼吸系统并发症，以及相关的心血管并发症的风险。尽管无创持续气道正压通气（Noninvasive Continuous Positive Airway Pressure，nCPAP）是治疗严重 OSA 的金标准，但许多患者仍需要通过手术或口腔矫正器进行替代治疗。因此，对阻塞部位［软腭、咽侧壁（Lateral Pharyngeal Wall，LPW）、扁桃体、舌根和（或）会厌］的准确定位对于成功治疗至关重要。DISE 是动态 UA 内镜评估中广泛应用的方法，用于发现可能发生阻塞的部位。通过 DISE 确定手术方式安全性和实用性的证据日益增多，随着这一方法的推广，要求更多的麻醉医生参与实施这项检查。

10.2　全身麻醉、镇静和睡眠：相似点和不同点

人类一生约有 1/3 的时间在睡眠中度过，这是一个由大脑主动产生的过程，是维持健康的重要因素。睡眠和麻醉是两种不同的意识状态，但两者有许多共同特征。与睡眠类似，麻醉是一种失去意识的状态，对周围的事件几乎不形成记忆，且存在意识上（或行为上）的活动消失。但是，麻醉既不是一种自发现象，也不遵循昼夜节律或平衡过程。最重要的是，睡眠是一个内源性的过程，与（完善的）麻醉不同，睡眠很容易被逆转，且不会产生对疼痛刺激的失去敏感。麻醉和睡眠之间还存在一个有趣的共性，两者都是"被诱导"的，前者是由训练有素的麻醉医生诱导，后者是由我们大脑中主动产生的平衡和昼夜节律诱导。也就是说，睡眠不仅仅是不苏醒，而是一种生理现象，具有生物性，尽管此现象还没

有全部得到解释，如睡眠为何有保持记忆和发展经验的功能。随着脑电图的广泛运用，我们对睡眠与麻醉的理解也更加深入，使人们能够认识到快速眼动（Rapid Eye Movement，REM）及非快速眼动的睡眠阶段与解剖学和行为学上反应的关系。进一步的生化研究结果也确定了 γ- 氨基丁酸（Gamma-Amino-Butyric Acid，GABA）在快速眼动 / 非快速眼动转换和控制睡眠 / 清醒周期的受体调节中的潜在作用。类似的脑电图和生物分子模式也在麻醉期间被观察到。麻醉与非快速眼动睡眠有许多共同点，但也有一些重要的区别。首先，睡眠是内源性的，由激素调节，不会失去对感觉 - 运动或有害刺激的反应；其次，全身麻醉的神经生理学并不显示皮质失活 / 激活的周期性模式，而是在麻醉药物达到稳定状态后，出现一个稳定的平台期。GABA 系统在麻醉过程中也起着重要作用，越来越多的研究表明，麻醉药物作用的位点是一个具有多种神经递质相互作用的神经元网络，而不是单一的位点或分子。有趣的是，研究表明，麻醉不能替代睡眠，在对大鼠的研究中发现，在麻醉期间没有积累睡眠债务，并有证据表明，不同的麻醉剂会导致不同的睡眠模式。值得注意的是，睡眠和对麻醉药物的敏感性在动物界普遍存在，这表明两者可能在某种程度上通过目前未知的机制相互关联。

10.3　麻醉剂和上气道

麻醉与睡眠之间另一个重要的共同点是它们对上呼吸道通畅的影响。众所周知，在镇静和麻醉期间上呼吸道经常发生塌陷或阻塞。从清醒向无意识状态转变通常伴随上呼吸道肌肉活动的迅速减少，气道塌陷的可能性增加。睡眠过程中也可观察到类似的气道梗阻：在 30 ~ 60 岁的人群中，有 5% 的女性和 15% 的男性每小时发生梗阻的频率 ≥ 10 次。尤其在 REM 期更加频繁，可能与该阶段保护性觉醒反应，以及肌张力和活动水平降低有关。其他原因还有神经活动，包括舌下神经和膈神经，睡姿（不仅仅是舌的重力效应）和头的位置。值得注意的是，所有这些都被认为是改善 OSA 患者治疗研究的潜在目标。一项优秀的小样本研究显示，全身麻醉期间上气道塌陷的倾向与睡眠相关，尤其是在 REM 期间，说明观察某个患者麻醉期间的气道塌陷倾向时应探讨 SDB 的存在。当关注由镇静或麻醉诱导的"人工"睡眠期间发生的气道塌陷时，应该考虑到，在中度或轻度镇静状态（仍有意识）和深度镇静状态（和麻醉）之间有一个精确的界线。在第一种情况下，气道保护反射（我们更关注）是存在的，肌张力和唤醒能力保持了一定的气道通畅性。在后一种情况下，肌张力和反应的缺失往往会导致一定程度的上气道通畅受限。上述情况在进行安全镇静时极为重要，这意味着监测和评估镇静的重要性，特别是在容易发生气道阻塞的患者中，如 SDB 患者。因为在可逆性上，镇静和麻醉是一种"单行道"。睡眠和麻醉的一个根本区别是，通过（同样）适度的刺激是否能够恢复意识（以及气道通畅性和反射的恢复）。清醒状态下神经元强直和相位性激活的增强提供了保证气道张力和通畅性的生理机制。而丧失这种神经元激活会导致气道塌陷，最终会在有易感性的、无保护的个体中导致严重梗阻。

气道梗阻的程度取决于以下因素：
- 体位：仰卧位、张嘴、颈部屈曲是不利因素。
- 深度肌肉松弛：镇静、麻醉或 REM 睡眠。
- 气道口径：气道越小，横截面按比例减小。根据拉普拉斯定律，较小的截面会导致较高的跨壁压力，并增加阻力和顺应性。
- 跨壁压力梯度：肥胖、水肿和骨骼结构（小下颌或下颌后缩）对吸气气流产生影响，增加跨壁压。

- 气道顺应性：顺应性越高（指气道的柔软、松弛程度），当肌肉张力丧失时，气道阻塞程度就越高。这也强调了气道周围的骨骼和结缔组织在保持纵向张力方面的作用。

- 肌肉的活动：咽部扩张肌，即颏舌肌是最重要的，由舌下神经和机械反射弧支配，在镇静或麻醉时活动被抑制或减弱。

UA 的复杂结构由骨和带有软组织的软骨构成的框架，起始于面部的鼻和唇，止于喉部。上气道任何"未被加强"或特别松弛的部分，一旦肌张力减弱或消失，就容易产生塌陷，典型的阻塞/塌陷可能发生在 UA 的多个部位。腭咽部是睡眠和麻醉时最常发生塌陷的部位之一，这与麻醉深度无关，但选择的药物及其剂量的不同会导致塌陷程度的不同。加用肌松剂可能在咽部以下平面导致进一步狭窄，由舌后塌陷引起。研究显示，亚麻醉剂量的氟烷、戊巴比妥、硫喷妥、地西泮、异氟醚和丙泊酚会产生不同程度的气道梗阻，且与剂量有关。氯胺酮则存在个体差异，因为阿片类药物的外周作用较小，但会影响呼吸中枢。自 1991 年 Croft 和 Pringle 首次在 DISE 使用咪达唑仑作为镇静剂起，人们在获得药物与中枢神经系统和呼吸系统间相互关系、给药模式、联合或单独给药，以及临床引入新分子的相关知识方面已走过很长的路。咪达唑仑明显减少 UA 肌肉活动，并产生镇静作用。右美托咪定是一种理想的药物，具有镇静作用，对肌肉活动及引起的气道塌陷影响轻微，但其安全性与有效性尚需进一步研究，Hillman 及其团队对药效和患者风险因素进行了详尽回顾。咪达唑仑通常以静脉注射的方式给药，而丙泊酚持续输注［或最好是靶控输注（Target-Controlled Infusion，TCI）］则被欧洲小组认定为最佳选择。丙泊酚单次给药或递减给药的方法应用较少，也不推荐使用。丙泊酚在给药方式和药物的适当剂量方面仍存在异质性和差异性。瑞芬太尼或氯胺酮会增加不良事件的风险，如氧饱和度降低，且通常与丙泊酚和（或）咪达唑仑的联合使用有关。在肥胖患者中，由于这些药物的药代动力学和药效学特性不同，此类药物的使用方式变得更为关键。OSA 的增加随体质指数（Body Mass Index，BMI）的增长在 Android 分布中呈递增趋势：肥胖患者如何使用药物成为临床的新挑战，在早期识别和治疗不良事件时需要准确的实时监测。丙泊酚 TCI 在效果上不可预测，在浓度上也不准确，特别是对于 BMI 极高的患者。应用递减法尚需进一步研究，因为这可能仍是肥胖患者最佳的丙泊酚给药模式，这也代表了进行 DISE 中的相对风险类别。

10.4　如何监测镇静

标准化的流程和安全措施是实现 DISE 有效性的金标准。如果患者的基本麻醉监测是外周血氧饱和度（SpO_2）、无创血压（NIBP）和心电图（ECG），那么为达到适度镇静，最关键的是严格控制剂量，并通过监测镇静深度获得充分反馈。当涉及气道易塌陷或 SDB 患者时，上述问题尤其显重要。脑电双频指数（Bispectral Index，BIS）使用置于额头的电极，通过算法进行脑电图追踪，该追踪根据给药情况而改变（可用于丙泊酚和咪达唑仑但不能用于氯胺酮）。手术过程中的 BIS 应为 80 ~ 60（▶ 图 10.1）。特别是 SDB 患者，即使不同程度的中度镇静下也可能会表现出不可预知的严重气道梗阻（咽、口咽、下咽和喉部分别有 77.8%、63.3%、30% 和 33.3% 的病例出现阻塞）。同一研究表明，BIS 水平与梗阻严重程度间存在线性关系。同时提供了一个预测模型，以及一个从气道塌陷风险方面评估镇静深度风险的工具。尽管 BIS 有一定局限性，但提供镇静深度的客观评估似乎很重要；熵值监测和（或）TCI 被提议作为替代方案，目的是提供一种能精细化控制镇静的方法。镇静深度评估结果可以通过临床量表或评分获得，诸如 ASA 连续镇静、修正的观察者的觉醒/镇静量表（MOASS）和 Ramsay 镇静量表（RSS）。脑电图处理包括 BIS 和熵值；替代监测如麻醉反应性监测也已推出，但检测方法的选择尚无金标准。二氧化碳监测是另一个关键点：它不是对镇静深度的直接监测，而是提供替代性信息。呼出的二氧化碳校正值将提供有关呼气驱动和（或）气道塌陷、气体交换是否充分等重要信息。二氧化碳图可能无法鉴别通气不足的原因，但能快速提供患者呼吸活动的重要信息，比传统外周血氧饱和度监测要敏感得多。

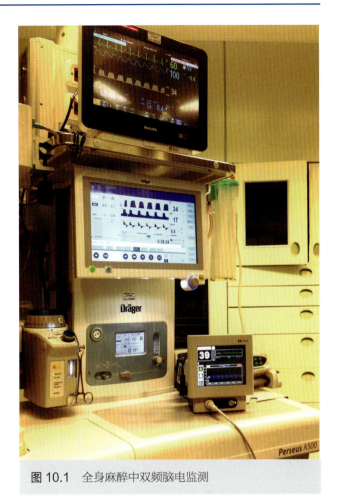

图 10.1 全身麻醉中双频脑电监测

10.5 丙泊酚和靶控输注技术

TCI 是一种控制性给药方式，以使药物在目标组织中达到设定的浓度。这一概念由 Krüger-Thiemer 1968 年首次提出。该技术使用药代动力学模型来预测药物在单次注射或连续输入后的血药浓度。利用此模型，计算机持续计算患者预期药物浓度，调整泵的输注速度。由于人们已经认识到大多数麻醉剂的药代动力学最符合三室模型，因此开发出用于确定药物在血液和作用部位浓度的算法，并据此开发出若干自动系统。TCI 泵有 3 次叠加输注：一次以恒定的速度输注，以取代药物的消除；另外两次以指数级递减的方式输注，以匹配药物从中央池移到其他外周分布区。Schnider 模型是最普遍的丙泊酚药代动力学模型，它需要输入年龄、身高和总体重等数据来进行编程。输注泵会计算出该患者的体重，并相应计算出剂量和输液速度。在许多情况下，Schnider 模型只能用于效应部位定位模式，事实上，单次药量过小会导致临床效果不足。较早的模型，如 Marsh 模型，使用的是总体重，如果对肥胖患者使用实际体重，可能会使药物严重过量。最近的一个模型有望提高丙泊酚的效用，该模型可用于 3 个月至 88 岁、体重 5 ~ 160 kg 的患者，解决了体重矫正这个长期让人困扰的问题。

10.6 阻塞性睡眠呼吸暂停患者的困难气道：预测和管理策略

困难气道（Difficult Airway，DA）管理，包括困难面罩通气和困难气管插管，DA 在 OSA 患者中十分常见。考虑到病态肥胖通常与严重的 OSA 有关，气道管理策略也需要量身定制。安全管理 OSA 患者气道的关键在于预测困难气道的能力，以及在需要时采取多种快速处理的策略。事实上，当预测

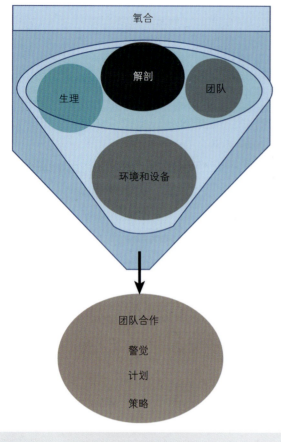

图 10.2 气道管理氧漏斗概念（氧合、生理、解剖、环境和设备、团队合作、警觉、计划、策略）

存在严重 DA 情况时，例如由于上下门齿间隙过窄，无法插入声门上通气装置（Supraglottic Airway Device，SAD），或在完全性气道阻塞并伴氧饱和度下降，气道不能恢复通气时，DISE 适应证将不再适用。关于严重 DA 的概念仍不明确，此概念在麻醉医生中没有共识，在与麻醉医生团队合作的人员比如其他护理人员（外科医生或护士）中更是如此。此外，由于科学策略在预测 DA 方面的局限性，我们强烈支持使用个体化策略。这一策略提倡任何气道风险都必须引起重视，应该通过多种评估手段提示所有程度的 DA（困难通气、需要喉镜检查、SAD 放置和环甲膜切开），同时也应对气道解剖以外的方面进行评估，包括资源和设备状态，以及团队组成等。上述策略可能会导致对气道困难的高估，但是多层次的预测过滤作用将显著降低 DA 意外的概率，从而减少危急事故的发生。我们的目标不只是预测困难病例，任何预测策略的目标都是计划具体的气道危机管理并制定安全路径。要将目标聚焦到唯一的关注点——从关注气道控制（以平均值为准）转移到关注患者的氧饱和度（▶ 图 10.2）。

10.6.1　面罩通气和声门上通气装置

困难面罩通气显然是难以预测的，最近在丹麦数据库的一项大型队列回顾性研究中验证了这一点。然而，文献中的数据表明，OSA 患者更常发生面罩通气困难，而且可能与喉镜困难插管有关。这个假设要求在 DISE 期间，如果出现严重的饱和度下降，需要尽早使用 SADs 来挽救气道。20 世纪 90 年代初，Brain 博士首次在临床上使用喉罩，从那时起，SADs 很快出现了各种演变。ASA 封闭式索赔项目的数据显示，在困难 / 失败的插管和通气过程中，SADs 实际上起到了拯救生命的作用，它是向自主通气或其他通气技术过渡的桥梁。NAP4 明确显示了第二代 SADs 的优势，它具有胃部通道和更好的密封性，所以现在任何 DA 车都不应该缺少 SAD，且很可能是第二代的 SAD（▶ 图 10.3）。

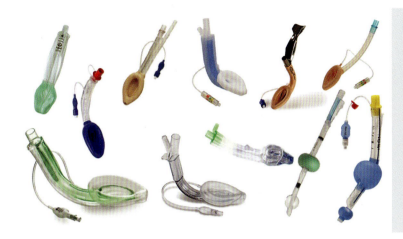

图 10.3　二代声门上气道装置

10.6.2　直接喉镜插管与可视喉镜插管的比较

经直接喉镜插管用于确保气道通气，在声门视野不理想时，可以通过使用胶质弹力探条或插管用的可塑管芯来辅助。近年来，可视喉镜（VL）无疑在临床实践中显示出优点（▶ 图 10.4）。可视喉镜避免了对准口腔和咽部轴线的需要，使困难的观察变得简易。需注意的是，尽管 VLs 提高了声门的可视性，但通常又延长了气管插管的时间，这不一定使插管更容易。关于可视喉镜对困难插管预测因素的研究刚刚开始，尚无一种 VL 在 OSA 患者中的应用显示出特别的优越性。总之，OSA 患者存在潜在困难气道的可能，麻醉医生必须时刻准备好应对最坏的情况。

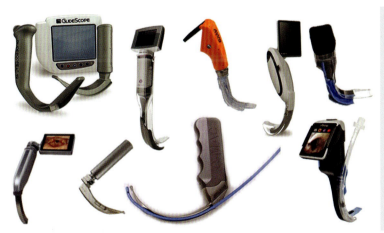
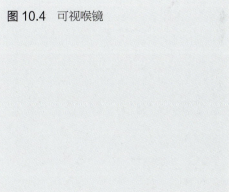

图 10.4　可视喉镜

10.7　围术期护理

手术医生和麻醉团队之间的良好配合是成功的关键。最好建立一个专门的 DISE 的麻醉团队。打鼾（OSA 的标志）是 DISE 的观察目标，麻醉医生不应害怕它。氧饱和度下降是可以预期的，并且应该可控。睡眠研究中记录的最低氧饱和度或氧减指数（Oxygen Desaturation Index，ODI）可作为饱和度下降的阈值指标。不应忘记，睡眠检查通常在没有给氧、使用镇静剂或缺乏熟练掌握气道救援人员的情况下进行。OSA 患者将不断经历气道梗阻的发作和氧饱和下降。

在安全的 DISE 方案中，发生低于睡眠中最低饱和度以下的严重缺氧的可能性很小，很少需要进行气道救援或中止程序。与侵入性操作相比，DISE 是一个简短、几乎无创的过程，患者可以快速恢复，不需要住院观察。在作者所在医院的门诊内镜检查中，患者是以贯序方式接受 DISE 检查的，也就是说一名患者进来接受 DISE 检查时，上一名患者会回到恢复室（RR）。在这个区域，患者接受全面的监测和护理；在 RR 中观察的反复出现的呼吸道事件是确定患者是否需要持续术后监测和住院的指标之一。此外，不可低估患者卧姿的重要性，在 RR 或病房中保持 30° 头高位可以增加 UA 的稳定性。

10.8　儿科的特殊考虑

SDB 是儿童期的一种常见病，发病率为 1.2% ~ 5.7%，其发病率和死亡率比普通人群要高得多。虽然腺样体肥大被认为是小儿 OSA 的最常见原因，但儿童气道阻塞的机制往往是多方面的。对于无扁桃体肥大 OSA 或扁桃体 / 腺样体切除（Tonsillectomy and Adenoidectomy，TA）术后持续性 OSA，或认为有 TA 后残留 OSA 的高风险患儿（严重的 OSA、肥胖、唐氏综合征、颅面综合征或神经肌肉疾病），应用 DISE 可以诊断出 UA 中除扁桃体或腺样体以外的阻塞区域，从而指导治疗。只要儿童能够接受麻醉，DISE 就没有特定的禁忌证。因此，医疗机构必须具备小儿麻醉的能力。患儿接受 DISE 时取仰卧位，头下不垫枕，保持中间位。对于需要面罩诱导进行静脉置管的儿童，使用七氟醚吸入，静脉置管后立即停用。然后用 TCI 泵注射丙泊酚以达到适当的镇静水平。操作结束，患儿在 RR 区监测并在小儿外科病房监测一晚。然而，对小儿 DISE 麻醉剂的选择仍有争议。丙泊酚一直被否定，因其可能导致过度肌肉松弛和气道塌陷，这是麻醉医生最担心的事件。丙泊酚的剂量依赖效应在婴儿可能表现为整个咽气道的均匀狭窄，较大的儿童中则表现为会厌水平狭窄，从而使 DISE 结果判定变得困难。许多麻醉医生更倾向于使用右美托咪定和氯胺酮的组合，这样对呼吸抑制和 UA 梗阻的风险较低；但其起效时间稍长（5 ~ 10 min），且病儿需要更长的恢复时间。因此，对小儿 DISE 的镇静标准方案还需要进一步研究。除了上述药物外，多数儿童需要吸入麻醉以静脉置管。由于吸入性麻醉剂可减少气道肌肉活动并干扰 DISE 的观察结果，建议静脉通路建立后立即停止吸入，并将 DISE 延迟到药物排出后进行。

10.9　结论

OSA 患者在接受 DISE 时发生围手术期不良事件的风险较高，对此只有通过实施明确、优化的临床路径才能避免。麻醉医生和手术医生的良好沟通非常重要，因为 OSA 患者在使用镇静剂时发生气道阻塞和氧饱和度降低的风险高于一般患者，而过度镇静可能导致气道受损和（或）中枢性呼吸暂停。

参考文献

[1] Jordan AS, McSharry DG, Malhotra A. Adult obstructive sleep apnoea. Lancet. 2014; 383(9918):736‐747.

[2] Randerath W, Bassetti CL, Bonsignore MR, et al. Challenges and perspectives in obstructive sleep apnoea: report by an ad hoc working group of the Sleep Disordered Breathing Group of the European Respiratory Society and the European Sleep Research Society. Eur Respir J. 2018; 52(3):1702616.

[3] Corso R, Russotto V, Gregoretti C, Cattano D. Perioperative management of obstructive sleep apnea: a systematic review. Minerva Anestesiol. 2018; 84(1):81－93.

[4] MacKay SG, Chan L. Surgical approaches to obstructive sleep apnea. Sleep Med Clin. 2016; 11(3):331－341.

[5] De Vito A, Carrasco Llatas M, Vanni A, et al. European position paper on drug-induced sedation endoscopy (DISE). Sleep Breath. 2014; 18 (3):453－465.

[6] Brown EN, Lydic R, Schiff ND. General anesthesia, sleep, and coma. N Engl J Med. 2010; 363(27):2638－2650.

[7] Sejnowski TJ, Destexhe A. Why do we sleep? Brain Res. 2000; 886 (1－2):208－223.

[8] Oishi Y, Lazarus M. The control of sleep and wakefulness by mesolimbic dopamine systems. Neurosci Res. 2017; 118:66－73.

[9] Aserinsky E, Kleitman N. Regularly occurring periods of eye motility, and concomitant phenomena, during sleep. Science. 1953; 118 (3062):273－274.

[10] Hassani OK, Henny P, Lee MG, Jones BE. GABAergic neurons intermingled with orexin and MCH neurons in the lateral hypothalamus discharge maximally during sleep. Eur J Neurosci. 2010; 32(3): 448－457.

[11] Vanini G, Watson CJ, Lydic R, Baghdoyan HA. Gamma-aminobutyric acid-mediated neurotransmission in the pontine reticular formation modulates hypnosis, immobility, and breathing during isoflurane anesthesia. Anesthesiology. 2008; 109(6):978－988.

[12] Tung A, Lynch JP, Mendelson WB. Prolonged sedation with propofol in the rat does not result in sleep deprivation. Anesth Analg. 2001; 92 (5):1232－1236.

[13] Hillman DR, Platt PR, Eastwood PR. The upper airway during anaesthesia. Br J Anaesth. 2003; 91(1):31－39.

[14] Young T, Palta M, Dempsey J, Skatrud J, Weber S, Badr S. The occurrence of sleep-disordered breathing among middle-aged adults. N Engl J Med. 1993; 328(17):1230－1235.

[15] Eastwood PR, Szollosi I, Platt PR, Hillman DR. Comparison of upper airway collapse during general anaesthesia and sleep. Lancet. 2002; 359(9313):1207－1209.

[16] Heiser C, Hofauer B. [Stimulation for sleep apnea: targeting the hypoglossal nerve in the treatment of patients with OSA]. HNO. 2018; 66 (9):705－716.

[17] Hillman DR, Walsh JH, Maddison KJ, Platt PR, Schwartz AR, Eastwood PR. The effect of diaphragm contraction on upper airway collapsibility. J Appl Physiol (1985). 2013; 115(3):337－345.

[18] Marques M, Genta PR, Sands SA, et al. Effect of sleeping position on upper airway patency in obstructive sleep apnea is determined by the pharyngeal structure causing collapse. Sleep (Basel). 2017; 40(3).

[19] Walsh JH, Maddison KJ, Platt PR, Hillman DR, Eastwood PR. Influence of head extension, flexion, and rotation on collapsibility of the passive upper airway. Sleep. 2008; 31(10):1440－1447.

[20] Hillman DR, Platt PR, Eastwood PR. Anesthesia, sleep, and upper airway collapsibility. Anesthesiol Clin. 2010; 28(3):443－455.

[21] Hillman DR, Loadsman JA, Platt PR, Eastwood PR. Obstructive sleep apnoea and anaesthesia. Sleep Med Rev. 2004; 8(6):459－471.

[22] Mathru M, Esch O, Lang J, et al. Magnetic resonance imaging of the upper airway. Effects of propofol anesthesia and nasal continuous positive airway pressure in humans. Anesthesiology. 1996; 84(2):273－279.

[23] Eastwood PR, Szollosi I, Platt PR, Hillman DR. Collapsibility of theupper airway during anesthesia with isoflurane. Anesthesiology. 2002; 97(4):786－793.

[24] Eastwood PR, Platt PR, Shepherd K, Maddison K, Hillman DR. Collapsibility of the upper airway at different concentrations of propofol anesthesia. Anesthesiology. 2005; 103(3):470－477.

[25] Hillman DR, Walsh JH, Maddison KJ, et al. Evolution of changes in upper airway collapsibility during slow induction of anesthesia with propofol. Anesthesiology. 2009; 111(1):63－71.

[26] Drummond GB. Comparison of sedation with midazolam and ketamine: effects on airway muscle activity. Br J Anaesth. 1996; 76 (5):663－667.

[27] Ehsan Z, Mahmoud M, Shott SR, Amin RS, Ishman SL. The effects of anesthesia and opioids on the upper airway: a systematic review. Laryngoscope. 2016; 126(1):270－284.

[28] Croft CB, Pringle M. Sleep nasendoscopy: a technique of assessment in snoring and obstructive sleep apnoea. Clin Otolaryngol Allied Sci. 1991; 16(5):504－509.

[29] Blumen M, Bequignon E, Chabolle F. Drug-induced sleep endoscopy: a new gold standard for evaluating OSAS? Part I: Technique. Eur Ann Otorhinolaryngol Head Neck Dis. 2017; 134(2):101－107.

[30] Shteamer JW, Dedhia RC. Sedative choice in drug-induced sleep endoscopy: A neuropharmacology-based review. Laryngoscope. 2017; 127(1):273－279.

[31] Chang ET, Certal V, Song SA, et al. Dexmedetomidine versus propofol during drug-induced sleep endoscopy and sedation: a systematic review. Sleep Breath. 2017; 21(3):727－735.

[32] De Vito A, Carrasco Llatas M, Ravesloot MJ, et al. European position paper on drug-induced sleep endoscopy: 2017 Update. Clin Otolaryngol. 2018; 43(6):1541－1552.

[33] Atkins JH, Mandel JE. Drug-induced sleep endoscopy: from obscure technique to diagnostic tool for assessment of obstructive

sleep apnea for surgical interventions. Curr Opin Anaesthesiol. 2018; 31 (1):120 – 126.

[34] Lechner M, Wilkins D, Kotecha B. A review on drug–induced sedation endoscopy: technique, grading systems and controversies. Sleep Med Rev. 2018; 41:141 – 148.

[35] Petrini F, Di Giacinto I, Cataldo R, et al. Obesity Task Force for the SIAARTI Airway Management Study Group. Perioperative and periprocedural airway management and respiratory safety for the obese patient: 2016 SIAARTI Consensus. Minerva Anestesiol. 2016; 82(12): 1314 – 1335.

[36] Atkins JH, Mandel JE, Rosanova G. Safety and efficacy of drug–induced sleep endoscopy using a probability ramp propofol infusion system in patients with severe obstructive sleep apnea. Anesth Analg. 2014; 119(4):805 – 810.

[37] Dijemeni E, D'Amone G. Is sedation administration strategy and analysis during drug–induced sedation endoscopy objective and systematic? Sleep Breath. 2018; 22(1):181 – 182.

[38] Memtsoudis SG, Cozowicz C, Nagappa M, et al. Society of Anesthesia and Sleep Medicine guideline on intraoperative management of adult patients with obstructive sleep apnea. Anesth Analg. 2018; 127(4): 967 – 987.

[39] Lo YL, Ni YL, Wang TY, et al. Bispectral index in evaluating effects of sedation depth on drug–induced sleep endoscopy. J Clin Sleep Med. 2015; 11(9):1011 – 1020.

[40] Stierer TL, Ishman SL. Bispectral index in evaluating effects of sedation depth on drug–induced sleep endoscopy: DISE or no dice. J Clin Sleep Med. 2015; 11(9):965 – 966.

[41] Heiser C, Fthenakis P, Hapfelmeier A, et al. Drug–induced sleep endoscopy with target–controlled infusion using propofol and monitored depth of sedation to determine treatment strategies in obstructive sleep apnea. Sleep Breath. 2017; 21(3):737 – 744.

[42] Sheahan CG, Mathews DM. Monitoring and delivery of sedation. Br J Anaesth. 2014; 113 Suppl 2:ii37 – ii47.

[43] Conway A, Douglas C, Sutherland J. Capnography monitoring during procedural sedation and analgesia: a systematic review protocol. Syst Rev. 2015; 4:92.

[44] Krüger–Thiemer E. Continuous intravenous infusion and multicompartment accumulation. Eur J Pharmacol. 1968; 4(3):317 – 324.

[45] Sahinovic MM, Struys MMRF, Absalom AR. Clinical pharmacokinetics and pharmacodynamics of propofol. Clin Pharmacokinet. 2018; 57 (12):1539 – 1558.

[46] Eleveld DJ, Proost JH, Cortínez LI, Absalom AR, Struys MM. A general purpose pharmacokinetic model for propofol. Anesth Analg. 2014; 118(6):1221 – 1237.

[47] Corso RM, Petrini F, Buccioli M, et al. Clinical utility of preoperative screening with STOP–Bang questionnaire in elective surgery. Minerva Anestesiol. 2014; 80(8):877 – 884.

[48] Cattano D, Killoran PV, Cai C, Katsiampoura AD, Corso RM, Hagberg CA. Difficult mask ventilation in general surgical population: observation of risk factors and predictors. F1000 Res. 2014; 3:204.

[49] Corso RM, Sorbello M, Buccioli M, et al. Survey of knowledge and attitudes about obstructive sleep apnoea among Italian anaesthetists. Turk J Anaesthesiol Reanim. 2017; 45(3):146 – 152.

[50] Nørskov AK, Rosenstock CV, Wetterslev J, Astrup G, Afshari A, Lundstrøm LH. Diagnostic accuracy of anaesthesiologists' prediction of difficult airway management in daily clinical practice: a cohort study of 188 064 patients registered in the Danish Anaesthesia Database. Anaesthesia. 2015; 70(3):272 – 281.

[51] Corso RM, Cattano D, Buccioli M, Carretta E, Maitan S. [Post analysis simulated correlation of the El–Ganzouri airway difficulty score with difficult airway]. Rev Bras Anestesiol. 2016; 66(3):298 – 303.

[52] Leong SM, Tiwari A, Chung F, Wong DT. Obstructive sleep apnea as a risk factor associated with difficult airway management: a narrative review. J Clin Anesth. 2018; 45:63 – 68.

[53] Sorbello M. Evolution of supraglottic airway devices: the Darwinian perspective. Minerva Anestesiol. 2018; 84(3):297 – 300.

[54] Metzner J, Posner KL, Lam MS, Domino KB. Closed claims' analysis. Best Pract Res Clin Anaesthesiol. 2011; 25(2):263 – 276.

[55] Cook TM, Woodall N, Frerk C, Fourth National Audit Project. Major complications of airway management in the UK: results of the Fourth National Audit Project of the Royal College of Anaesthetists and the Difficult Airway Society. Part 1: anaesthesia. Br J Anaesth. 2011; 106 (5):617 – 631.

[56] Cook TM, Kelly FE. Time to abandon the 'vintage' laryngeal mask airway and adopt second–generation supraglottic airway devices as first choice. Br J Anaesth. 2015; 115(4):497 – 499.

[57] Wilson WM, Smith AF. The emerging role of awake videolaryngoscopy in airway management. Anaesthesia. 2018; 73(9):1058 – 1061.

[58] Alhomary M, Ramadan E, Curran E, Walsh SR. Videolaryngoscopy vs. fibreoptic bronchoscopy for awake tracheal intubation: a systematic review and meta–analysis. Anaesthesia. 2018; 73(9): 1151 – 1161.

[59] Cook TM, Boniface NJ, Seller C, et al. Universal videolaryngoscopy: a structured approach to conversion to videolaryngoscopy for all intubations in an anaesthetic and intensive care department. Br J Anaesth. 2018; 120(1):173 – 180.

[60] Hoshijima H, Denawa Y, Tominaga A, Nakamura C, Shiga T, Nagasaka H. Videolaryngoscope versus Macintosh laryngoscope for tracheal intubation in adults with obesity: A systematic review and metaanalysis. J Clin Anesth. 2018; 44:69 – 75.

[61] Gali B, Whalen FX, Schroeder DR, Gay PC, Plevak DJ. Identification of patients at risk for postoperative respiratory complications using a preoperative obstructive sleep apnea screening tool and postanesthesia care assessment. Anesthesiology. 2009; 110(4): 869‒877.

[62] Neill AM, Angus SM, Sajkov D, McEvoy RD. Effects of sleep posture on upper airway stability in patients with obstructive sleep apnea. Am J Respir Crit Care Med. 1997; 155(1):199‒204.

[63] Marcus CL, Brooks LJ, Draper KA, et al. American Academy of Pediatrics. Diagnosis and management of childhood obstructive sleep apnea syndrome. Pediatrics. 2012; 130(3):e714‒e755.

[64] Charakorn N, Kezirian EJ. Drug‒induced sleep endoscopy. Otolaryngol Clin North Am. 2016; 49(6):1359‒1372.

[65] Disma N, Calderini E, SIAARTI‒SARNePI Committee on Paediatric Anaesthesia. SIAARTI‒SARNePI clinical‒organizational standards for pediatric anesthesia. Minerva Anestesiol. 2018; 84(2):143‒146.

[66] Kandil A, Subramanyam R, Hossain MM, et al. Comparison of the combination of dexmedetomidine and ketamine to propofol or propofol/sevoflurane for drug‒induced sleep endoscopy in children. Paediatr Anaesth. 2016; 26(7):742‒751.

[67] Friedman NR, Parikh SR, Ishman SL, et al. The current state of pediatric drug‒induced sleep endoscopy. Laryngoscope. 2017; 127 (1):266‒272.

[68] Galluzzi F, Pignataro L, Gaini RM, Garavello W. Drug induced sleep endoscopy in the decision‒making process of children with obstructive sleep apnea. Sleep Med. 2015; 16(3):331‒335.

译者：陈　敏　周全军

11 正在开展的工作：药物诱导睡眠内镜检查预测模型——下颌前移装置及体位治疗的选择工具

Patty E. Vonk, Annemieke M.E.H. Beelen, Nico de Vries

摘要

为了评估药物诱导睡眠内镜检查（DISE）期间不同操作对结果的影响，我们对 200 例阻塞性睡眠呼吸暂停（OSA）患者进行了回顾性单中心队列研究。所有患者均按照 VOTE 分型系统（软腭、口咽、舌根和会厌）进行分类，实施伴或不伴手动下颌前伸和头部左右旋转的 DISE。与口腔矫治器治疗（Oral appliance theory，OAT）、体位治疗（Positional Therapy，PT）和联合治疗相比，手动下颌前伸的效果更好，而单纯进行头部左右旋转的效果不及预期。

关键词：阻塞性睡眠呼吸暂停，药物诱导睡眠内镜检查，口腔设备，体位治疗

11.1 引言

如前所述，DISE 是一种尚存争议的诊断方法。该检查主要由耳鼻喉科医生实施，特别是睡眠外科医生。但并非所有的睡眠外科医生都将 DISE 作为术前的必要检查。与 OSA 诊疗相关的耳鼻咽喉科、呼吸科、神经科及颌面外科的医生对 DISE 在非手术治疗和联合治疗中的指导意义仍存争议。

DISE 可为上气道（UA）手术提供有用信息，如 UA 阻塞的程度、平面和解剖结构。然而对选择其他 OSA 的治疗模式，DISE 的应用尚不充分：对 OAT、PT、联合治疗（OAT + PT 等），以及 UA 手术后的 PT 的指导价值仍存争议。

目前，许多研究并未将 DISE 作为 OAT 治疗前的必要评估，而是直接进行该治疗，且 OAT 治疗有效率为 30% ~ 81%。有研究证实，下颌前移装置（Mandibular Advancement Device，MAD）治疗花费大，且多导睡眠监测（PSG）显示主客观疗效不佳。另有研究在实施 DISE 时模拟 OAT 的效果（例如，下颌被动前伸），若气道可打开再实施 OAT，可提高 OAT 治疗成功率。对经过筛选的 OSA 患者实施 DISE 的风险可以忽略，但耗时并增加患者经济负担是不可否认的。下颌前伸阳性受到许多学者的质疑，他们虽然承认下颌前伸确实可以开放气道，但同时指出此动作无法量化 60% ~ 75% 的最大前伸范围，因而无法确切预估 OAT 的效果。相反，下颌前伸的阴性值更有意义。这就是为什么耳鼻喉科医生在 DISE 时仍做下颌骨最大前伸的手法干预的原因：即使存在软腭、口咽、舌根、会厌或多平面阻塞，仍有必要尝试 MAD 治疗。

然而，即使是下颌前伸动作阴性，对 OSA 的指导意义也缺乏临床证据。

比利时学者 Antwerp 研究小组评估了实施 DISE 过程中模拟咬合的有效性。Vroegop 等研究了模拟咬

合的作用，发现模拟咬合的有效性与 OAT 的治疗有效性之间有明确的联系。然而，使用模拟咬合比下颌前伸更耗时、更昂贵。因此不作为 OSA 常规治疗而仅用于研究。

同样，如果考虑体位治疗，研究侧卧位和仰卧位下的 DISE 结果可能有用。Antwerp 和 Amsterdam 的研究表明，在轻中度体位性 OSA（Positional Obstructive Sleep Apnea，POSA）患者中 OAT 和 PT 的治疗效果相似，均可见呼吸暂停低通气指数（AHI）下降约 50%，差异有统计学意义。联合应用 OAT 和 PT 可使 AHI 进一步降低 50%。

Vroegop 等研究发现，AHI 与 DISE 观测结果具有相关性，高 AHI 值与 DISE 观察到的上气道完全塌陷有关，特别是软腭水平的完全向心性塌陷（Complete Concentric Collapse，CCC）和下咽水平的完全侧壁左右向塌陷。而低 AHI 值可能与部分向心性塌陷有关。

Ravesloot 等发现了类似的结果，并表明多平面塌陷、完全性塌陷和舌根塌陷与较高的 AHI 有关。

荷兰阿姆斯特丹 OIVG 西医院耳鼻咽喉科是寻求持续气道正压通气（CPAP）替代治疗患者的转诊中心。每年大约有 800 例 DISE 检查在此实施。自 2017 年起，荷兰轻度至中度 POSA 患者选择新一代设备进行的 PT 是可由保险支付的。然而，联合治疗（PT + MAD）或严重 POSA 患者选择 PT 治疗，则需自费。我们希望患者可以比较所有的治疗方式。本研究中对患者实施了 4 种体位的 DISE：仰卧、仰卧合并下颌前伸（模拟 OAT 的效果）、头部左右向水平旋转（模拟 PT 的效果）和头部左右向水平旋转合并下颌前伸（模拟 OAT 和 PT 的联合治疗）。

本研究构建了一个基于 VOTE 分类的模型，基于该模型对手法干预的影响进行了回顾性分析。单独使用下颌前伸动作和头部旋转的效果相当（降低阻塞程度 50%），联合两项动作可以使阻塞程度进一步减少 50%。

我们预测上述手法干预的效果与 PT、OAT，以及联合治疗的研究结果一致，这些手法干预可作为工具参与制定个体化综合治疗方案。以期证明实施 DISE 时应用这些手法干预，在预测 OAT、PT 或联合治疗的效果方面显示出指导价值。

11.2 方法

11.2.1 患者

研究者对 2016 年 8 月至 2017 年 2 月 200 例 PSG 确诊的 OSA 患者的 DISE 检查结果进行回顾性单中心队列研究。排除标准：年龄小于 18 岁、UA 先天性发育异常。CPAP 或 OAT 干预同时实施 DISE，以及分泌物过多。应用 Cartwright 标准的改良版本，将 OSA 患者分为非体位性（Non-Positional Obstructive Sleep Apnea Patients，NPP）和体位性（Positional-Dependent Obstructive Sleep Apnea Patients，PP）。PP 的诊断标准是仰卧位和非仰卧位之间 AHI 差异 ≥ 50%、病态体位睡眠时间占总睡眠时间比例为 10% ~ 90%。在 POSA 中，进一步区分了单纯仰卧位型（非仰卧 AHI < 5 次 /h）和仰卧位为主型（非仰卧 AHI > 5 次 /h）。根据《赫尔辛基宣言》，本研究得到了医学伦理委员会批准。

11.2.2 药物诱导睡眠内镜检查实施方案

DISE 是在拟采取 CPAP 替代治疗的患者中进行的。我们不仅研究了 UA 手术的适应证，而且还评估了其他保守治疗的效果，如 OAT、PT 和 OAT+PT 联合治疗。对以前治疗失败的患者（如 OAT 或 CPAP）

也可实施 DISE。

DISE 在耳鼻咽喉科门诊内镜检查室内进行，配有柔和的灯光和麻醉设备。该操作由两名受过培训的耳鼻咽喉科住院医师执行，一名麻醉医生实施麻醉，通过靶控输注（TCI）泵控制丙泊酚给药速度。为防止注射疼痛，在给予丙泊酚前先静注 2mL 利多卡因。在操作前使用格隆溴铵，避免分泌物干扰 DISE 图像的质量。随着丙泊酚的血药浓度逐渐增加，患者开始打鼾并对语言和触觉刺激反应降低，此时可视为达到合适镇静状态。使用纤维鼻内镜依次观察上气道，先观察仰卧位及仰卧位加下颌前伸对气道的影响，再观察头部向右旋转及头部向右旋转加下颌前伸对气道的影响。

11.2.3　分类系统

VOTE 分型用于对上气道的 4 个平面，即软腭（V）、口咽（O）、舌根（T）和会厌（E）进行评估。阻塞程度分为：无阻塞（塌陷度小于 50%）、部分阻塞（塌陷度 50%～75%）或完全阻塞（塌陷度 >75%），如果无法观测则计为 x。阻塞方向：前后向、左右向或向心性。▶ 表 11.1 显示了不同阻塞平面、阻塞程度和每个阻塞平面涉及的解剖结构。

在目前的模型中，我们认为 4 个阻塞平面同样重要，但软腭水平的向心性塌陷比左右向或前后向（AP）塌陷更严重。文献表明，无论是 OAT 治疗还是 UA 手术，均对软腭水平的向心性塌陷（CCC）治疗成功率不高。因此，我们引入了评分系统：无阻塞 =0 分；左右向或前后向部分阻塞 =1 分；软腭水平部分向心性阻塞 =2 分；左右向或前后向完全阻塞 =2 分；软腭水平完全向心性阻塞 =4 分。

表 11.1　VOTE 分类

阻塞平面	阻塞程度 [a]	阻塞构型 [c]		
		前后向	左右向	向心性
软腭				
口咽 [b]				
舌根				
会厌				

VOTE，软腭、口咽、舌根和会厌
[a] 阻塞程度：0，无阻塞；1，部分阻塞；2，完全阻塞
[b] 口咽部阻塞可区分为：仅与扁桃体相关，或与扁桃体及咽侧壁相关
[c] 构型：指阻塞程度 >0 的结构

11.2.4　统计分析

使用 SPSS 软件（version 21，SPSS Inc. Chicago，IL）进行统计学分析。当数据为非正态分布时，定量数据使用平均数 ±SD 或中位数（Q1、Q3）描述。

为了分析施加不同手法干预对 UA 内径的影响，使用评分（0、1、2）描述 4 个独立的平面（V、O、T、E）的阻塞程度。为了比较这些动作的整体效果，通过计算代表每个部位阻塞程度不同分数之和计算 VOTE 评分。VOTE 评分用中位数表示（Q1、Q3），作为分类评分的总和，以有序分类变量的形式进行分析。

配对数据采用 Wilcoxon 秩和检验，非配对数据采用卡方检验，比较各亚组间不同体位、有无手法干预时的 VOTE 评分。以 $P < 0.05$ 差异有统计学意义。

11.3　结果

本研究共纳入 200 例患者，其中男性占 80.5 %。平均年龄（50.1 ± 11.7）岁，体质指数（Body Mass Index，BMI）（27.0 ± 3.1）kg/m^2，中位 AHI 19.2 次 /h。44% 患者为 NPP；在其余的 56% 患者中，34% 为单纯仰卧位型 PP，66% 为仰卧位为主型 PP。如预期一致，加入手法干预后，与仰卧位为主型 PP 相比，单纯仰卧位型 PP 的总 AHI 明显降低，仰卧位和非仰卧位的总 AHI 降低，仰卧位的时间延长。基线特征见 ▶表 11.2 和 ▶表 11.3。

表 11.2　基线特征：总体人口和 NPP 与 PP

	总数	NPP	PP	NPP 和 PP 比较（P）
人数（%）	200	88（44）	112（56）	88 vs 112
年龄（岁）	50.1 ± 11.7	52.4 ± 10.8	48.2 ± 12.1	0.010 [b]
男 / 女	161/39	68/20	93/19	0.307
BMI（kg/m^2）	27.0 ± 3.1	27.0 ± 3.1	27.1 ± 3.2	0.832
总 AHI	19.2（11.7，31.0）[a]	21.0（14.0，38.4）[a]	18.3（10.7，27.3）[a]	0.073
非仰卧位 AHI	34.5（18.4，59.0）[a]	25.7（15.9，61.4）[a]	37.8（22.6，57.9）[a]	0.095
仰卧位 AHI	10.8（5.4，22.8）[a]	19.4（9.9，34.8）[a]	7.3（3.4，14.7）[a]	0.00 [b]
仰卧位睡眠时间(%)	31.5（16.6，50.2）[a]	21.4（3.7，44.4）[a]	35.4（22.0，50.5）[a]	0.001 [b]

NPP，非体位性 OSA 患者；PP，体位性 OSA 患者；BMI，体质指数；AHI，呼吸暂停低通气指数；
[a] 中位数（QI、Q3）；[b] P 值 < 0.05

表 11.3　基线特征：单纯仰卧位型 PP 和仰卧位为主型 PP

N= 112	单纯仰卧位型	仰卧位为主型	单纯仰卧位型和仰卧位为主型比较 P 值
人数（%）	38（34）	74（66）	38 vs. 74
年龄（岁）	46.1 ± 11.0	49.2 ± 12.5	0.196
男 / 女	29/9	64/10	0.175
BMI（kg/m^2）	26.3 ± 3.2	27.4 ± 3.2	0.087
总 AHI	8.8（6.2，16.3）[a]	23.0（15.9，33.3）[a]	0.00 [b]
非仰卧位 AHI	19.1（11.4，34.0）[a]	47.7（33.6，63.8）[a]	0.00 [b]
仰卧位 AHI	2.5（1.6，3.5）[a]	10.8（7.4，19.4）[a]	0.00 [b]
仰卧位睡眠时间（%）	45.0（33.6，64.9）[a]	30.0（21.0，45.5）[a]	0.002 [b]

PP，体位性 OSA 患者；BMI，体质指数；AHI，呼吸暂停低通气指数；
[a] 中位数（Q1、Q3）；[b] P 值 < 0.05

在所有亚组中，仰卧位 VOTE 评分中位数为 6.0，辅以下颌前伸动作后 VOTE 评分降为 2.0，降低了 66.7%（$P = 0.00$）。在 NPP 和仰卧位为主型的 PP 中，仰卧位 VOTE 评分为 6.0，头部左右向水平旋转时，VOTE 评分降低了 2 分（33.3%）（$P = 0.00$）；而在单纯仰卧位型 PP 中，头部左右向水平旋转使 VOTE 评分下降了 50%（6.0 & 3.0）（$P = 0.00$）。在比较头部左右向水平旋转对单纯仰卧位型和仰卧位为主型的 PR 的影响时发现，侧头水平旋转对单纯仰卧位型 PP 的影响有显著性差异（$P = 0.03$）。在侧头水平旋转和下颌前伸两种动作联合使用时，除单纯仰卧位型 PP 组 VOTE 评分中位数由仰卧位时的 6.0 分下降至 0.5 分（$P = 0.00$）外，其余亚组 VOTE 评分均从仰卧位时的 6.0 分下降至 1.0 分（$P = 0.00$）；比较单纯仰卧位型和仰卧位为主型 PP，未见显著性差异（$P = 0.682$），▶ 表 11.4 概述了有或无被动手法干预两种情况下不同体位的 VOTE 评分。

表 11.4　有和无手法干预的不同体位 VOTE 评分

	总分	NPP	PP	单纯仰卧位 PP	仰卧位为主 PP
仰卧位	6.0(4.0, 6.0)	6.0(4.0, 6.0)	6.0(4.0, 6.0)	6.0(4.0, 6.0)	6.0(5.0, 7.0)
仰卧位 + 下颌前伸	2.0(1.0, 3.0)	2.0(0.0, 2.0)	2.0(1.0, 3.0)	2.0(1.0, 2.0)	2.0(1.0, 3.0)
侧头旋转	4.0(3.0, 6.0)	4.0(3.0. 6.0)	4.0(3.0, 6.0)	3.0(2.0, 5.5)	4.0(3.0, 6.0)
侧头旋转 + 下颌前伸	1.0(0.0, 2.0)	1.0(0.0, 3.0)	1.0(0.0, 2.0)	0.5(0.0, 2.0)	1.0(0.0, 2.0)

NPP，非体位性 OSA 患者；PP，体位性 OSA 患者；
注：中位数（QI、Q3）

11.4　讨论

DISE 作为 OSA 患者的上气道评估的一种诊断方法，在许多情况下，改变了耳鼻咽喉科医生制定的治疗方案。越来越多的证据表明，DISE 为预测 OSA 疗效和手术成功率提供了有价值的信息。在实施 DISE 期间可以使用不同的手法操作，以预测不同治疗模式的效果。在本研究中，我们还评估了 DISE 在 PT、OAT 和 PT+OAT 组合中的预测价值。

Ravesloot 等的一项荟萃分析评估了体位治疗改善体位性 OSA 患者睡眠呼吸参数的有效性。对 6 项结果进行分析后显示 PT 使总 AHI 由平均（21.8 ± 7.2）次 /h 降至（9.9 ± 10.6）次 /h，降幅为 53.6%，差异显著。

多项研究表明，OAT 在降低 AHI 和减轻 OSA 症状方面均有效。Dieltjens 等的前瞻性研究评估了可滴定 OAT 的治疗效果：治疗成功率为 55.7%，总 AHI 下降超过 50%，总 AHI 绝对值小于 10 次 /h。该项研究还评估了 OAT+PT 联合治疗（夜间平衡睡姿训练师指导下）的有效性：OAT 和 PT 都可以单独降低约 50% 的总 AHI；而 PT+OAT 联合治疗可以降低约 75% 的总 AHI，与单独 SPT 或 OAT 相比，总 AHI 多降低 50%。

在本模型中，我们认为 4 个阻塞平面（软腭、口咽、舌根、会厌）同等重要，但向心性塌陷比左右向或前后向塌陷危害更大。采用 OAT、UA 手术和上气道刺激（Upper Airway Stimulation, UAS）治疗时，软腭的向心性塌陷比左右向或前后向塌陷的疗效更差。Vanderveken 等发现，软腭平面无向心性塌陷患者，舌下神经刺激的总成功率为 81%；而有向心性塌陷时，则疗效不佳。Kout-sourelakis 等一项针对 UAS 手术的研究发现，UA 手术无效患者中，软腭水平向心性塌陷的发生率更高。

当解释评估结果时，必须考虑到总 VOTE 评分的减少是通过 4 个阻塞平面上的中位数得分之和来计算的。因此，"减少"实际上是数据分布的左移。

在理想状态下，通过下颌前伸或头部左右向旋转都将使 VOTE 评分减少 50%。但下颌前伸时 VOTE 评分减少超过 50%。侧头旋转时，单纯仰卧位型 PP 的 VOTE 评分与预期一样减少了 50%，但仰卧位为主型 PP 的 VOTE 评分减少不及 50%，与假设相反。单纯仰卧位型 PP 与仰卧位为主型 PP 的结果差异可能是由于前者与非仰卧位 AHI 差异较大所致。以往的研究也表明，头部位置对 AHI 有重要影响，与躯干位置和睡眠阶段无关，但对于单纯仰卧位型或仰卧位为主型 PP 的影响有待进一步证明。

下颌前伸和头部左右向旋转两种动作组合减少了 75% 的 VOTE 评分，和预期一致；但下颌前伸动作结果优于预期，而头部转动的影响不及预期，结果的误差可能是由于高估了手法操作的影响。

我们进行手法下颌前伸，目标是使下颌骨突出 50%～75%，突出度小于 100%。不得不承认，这是一种无法精确量化的手法。不同研究团队的手法下颌前伸对 OAT 治疗疗效的预测不同。Johal 等发现操作手法与治疗成功率之间呈现正相关。Eichler 等也认为，DISE 可以预测下颌前伸的影响。相比之下，Vanderveken 和 Vroegop 等一直质疑 DISE 时下颌抬举动作的效果与 OAT 治疗成功的相关性，并建议在 DISE 时使用模拟咬合，往往能更好地预测 OAT 的效果。

本研究证实了手法下颌前伸会导致预测 OAT 效应的高估，因为我们发现下颌前伸会导致 VOTE 评分减少 66.7% 而不是预期的 50%。

我们之前报道了两项 DISE 研究，分别是头部单独旋转和头部与躯干同时旋转的效果。这些研究表明，头部单独旋转和头部与躯干同时旋转的效果在阻塞平面和阻塞方向方面效果几乎相当。虽然不太确定两者量化效果是否相等，但由于实际操作的原因，头部旋转比头部联合躯干旋转更容易，因此临床上采用了头部左右向旋转。我们仍然对此操作持批判性意见，因为并非所有患者都能完成 90% 的头部旋转。

在进行 DISE 之前，本研究没有常规测试研究对象的头部旋转范围。当研究对象的侧头旋转受限时，我们并未将其排除，仅进行了注释。这种身体局限可能会导致低估侧头旋转的效应。目前发现，单纯头部旋转的疗效可能低于预期。本研究尚未检测头部和躯干同时旋转的情况。

总的来说，与 PP 相比，NPP 的 OSA 更严重，POSA 发生率随 OSA 严重程度的降低而增加。先前的一项研究还表明，多平面塌陷与较高 AHI 相关，而舌根部或会厌塌陷与 POSA 相关。基于这些发现，人们预计 NPP 的 VOTE 评分会高于 PP。

比较不同体位 VOTE 评分时，NPP 和 PP 也发现了类似的结果。我们认为可能有以下几种原因。

首先，接受 DISE 的通常为轻中度 OSA 患者，因为 CPAP 仍然是重度 OSA 首选治疗方法。DISE 通常不在重度 OSA 患者中进行，除非他们 CPAP 治疗失败 / 不耐受或考虑行 UA 手术。这种在轻中度 OSA 患者中实施 DISE 的方式可能会影响研究结果，因为如前所述，POSA 的发生率是随着 OSA 严重程度的增加而降低的。

其次，在研究对象中，总 AHI 和仰卧位 AHI 未见显著差异，尽管非仰卧位 AHI 在 NPP 和 PP 间存在显著差异，但 NPP 在非仰卧位时的 AHI 确实较低。先前的一项研究表明，无论患者是否诊断为 POSA，头部旋转只能影响仰卧位 UA 的塌陷程度，改善仰卧位 AHI。另一方面，也有可能是侧头旋转的影响太小，无法区分其在 NPP 和 PP 之间的差异。

11.5 结论和展望

我们认为，目前的模型仍有待改善。下颌前伸使 VOTE 评分改善了 50% 以上，侧头旋转时 VOTE 评分的改善不足 50%。目前我们正在进行前瞻性研究，旨在重新评估头部旋转及头部和躯干联合旋转对气道的影响。

后续的一项研究将使用一种临时的 OAT，较手动下颌前伸能更好地模拟 OAT 的效果，而头部和躯干同时旋转可能比单独的头部旋转更能反映侧卧位睡眠的状态。我们希望通过这项研究，最终得到一个良好的预测模型，并在随后的前瞻性研究中进行验证。

参考文献

[1] Ferguson KA, Cartwright R, Rogers R, Schmidt-Nowara W. Oral appliances for snoring and obstructive sleep apnea: a review. Sleep. 2006; 29(2):244－262.

[2] Johal A, Battagel JM, Kotecha BT. Sleep nasendoscopy: a diagnostic tool for predicting treatment success with mandibular advancement splints in obstructive sleep apnoea. Eur J Orthod. 2005; 27(6): 607－614.

[3] Johal A, Hector MP, Battagel JM, Kotecha BT. Impact of sleep nasendoscopy on the outcome of mandibular advancement splint therapy in subjects with sleep-related breathing disorders. J Laryngol Otol. 2007; 121(7):668－675.

[4] Vanderveken OM, Vroegop AV, Van de Heyning PH, Braem MJ. Drug-induced sleep endoscopy completed with a simulation bite approach for the prediction of the outcome of treatment of obstructive sleep apnea with mandibular repositioning appliances. Oper Tech Otolaryngol－Head Neck Surg. 2011; 22(2):175－182.

[5] Vroegop AV, Vanderveken OM, Dieltjens M, et al. Sleep endoscopy with simulation bite for prediction of oral appliance treatment outcome. J Sleep Res. 2013; 22(3):348－355.

[6] Benoist L, de Ruiter M, de Lange J, de Vries N. A randomized, controlled trial of positional therapy versus oral appliance therapy for position-dependent sleep apnea. Sleep Med. 2017; 34:109－117.

[7] de Ruiter MHT, Benoist LBL, de Vries N, de Lange J. Durability of treatment effffects of the Sleep Position Trainer versus oral appliance therapy in positional OSA: 12-month follow-up of a randomized controlled trial. Sleep Breath. 2017; 22(2):441－450.

[8] Dieltjens M, Vroegop AV, Verbruggen AE, et al. A promising concept of combination therapy for positional obstructive sleep apnea. Sleep Breath. 2015; 19(2):637－644.

[9] Vroegop AV, Vanderveken OM, Boudewyns AN, et al. Drug-induced sleep endoscopy in sleep-disordered breathing: report on 1,249 cases. Laryngoscope. 2014; 124(3):797－802.

[10] Ravesloot MJ, de Vries N. One hundred consecutive patients undergoing drug-induced sleep endoscopy: results and evaluation. Laryngoscope. 2011; 121(12):2710－2716.

[11] Vonk PE, Beelen AMEH, de Vries N. Towards a prediction model for drug-induced sleep endoscopy as selection tool for oral appliance treatment and positional therapy in obstructive sleep apnea. Sleep Breath. 2018; 22(4):901－907.

[12] Cartwright RD. Efffffect of sleep position on sleep apnea severity. Sleep. 1984; 7(2):110－114.

[13] Kim KT, Cho YW, Kim DE, Hwang SH, Song ML, Motamedi GK. Two subtypes of positional obstructive sleep apnea: Supine-predominant and supine-isolated. Clin Neurophysiol. 2016; 127(1):565－570.

[14] Kezirian EJ, Hohenhorst W, de Vries N. Drug-induced sleep endoscopy: the VOTE classification. Eur Arch Otorhinolaryngol. 2011; 268 (8):1233－1236.

[15] Koutsourelakis I, Safiruddin F, Ravesloot M, Zakynthinos S, de Vries N. Surgery for obstructive sleep apnea: sleep endoscopy determinants of outcome. Laryngoscope. 2012; 122(11):2587－2591.

[16] Vanderveken OM, Maurer JT, Hohenhorst W, et al. Evaluation of drug-induced sleep endoscopy as a patient selection tool for implanted upper airway stimulation for obstructive sleep apnea. J Clin Sleep Med. 2013; 9(5):433－438.

[17] Huntley C, Chou D, Doghramji K, Boon M. Preoperative Drug induced sleep endoscopy improves the surgical approach to treatment of obstructive sleep apnea. Ann Otol Rhinol Laryngol. 2017; 126(6): 478－482.

[18] Certal VF, Pratas R, Guimarães L, et al. Awake examination versus DISE for surgical decision making in patients with OSA: a systematic review. Laryngoscope. 2015.

[19] Ravesloot MJL, White D, Heinzer R, Oksenberg A, Pépin JL. Efffffifificacy of the new generation of devices for positional therapy

for patients with positional obstructive sleep apnea: a systematic review of the literature and meta-analysis. J Clin Sleep Med. 2017; 13(6):813 – 824.

[20] Hoekema A, Stegenga B, De Bont LG. Effiffifficacy and co-morbidity of oral appliances in the treatment of obstructive sleep apnea-hypopnea: a systematic review. Crit Rev Oral Biol Med. 2004; 15(3):137 – 155.

[21] van Kesteren ER, van Maanen JP, Hilgevoord AA, Laman DM, de Vries N. Quantitative effffects of trunk and head position on the apnea hypopnea index in obstructive sleep apnea. Sleep (Basel).2011; 34(8):1075 – 1081.

[22] Zhu K, Bradley TD, Patel M, Alshaer H. Influence of head position on obstructive sleep apnea severity. Sleep Breath. 2017; 21(4):821 – 828.

[23] Eichler C, Sommer JU, Stuck BA, Hörmann K, Maurer JT. Does drug-induced sleep endoscopy change the treatment concept of patients with snoring and obstructive sleep apnea? Sleep Breath. 2013; 17(1):63 – 68.

[24] Safiruddin F, Koutsourelakis I, de Vries N. Analysis of the influence of head rotation during drug-induced sleep endoscopy in obstructive sleep apnea. Laryngoscope. 2014; 124(9):2195 – 2199.

[25] Safiruddin F, Koutsourelakis I, de Vries N. Upper airway collapse during drug induced sleep endoscopy: head rotation in supine position compared with lateral head and trunk position. Eur Arch.

[26] Otorhinolaryngol. 2015; 272(2):485 – 488.

[27] Mador MJ, Kufel TJ, Magalang UJ, Rajesh SK, Watwe V, Grant BJ. Prevalence of positional sleep apnea in patients undergoing Oksenberg A. Positional and non-positional obstructive sleep apnea patients. Sleep Med. 2005; 6(4):377 – 378.

[28] Richard W, Kox D, den Herder C, Laman M, van Tinteren H, de Vries N. The role of sleep position in obstructive sleep apnea syndrome. Eur Arch Otorhinolaryngol. 2006; 263(10):946 – 950.

译者：肖　英

12　药物诱导睡眠内镜检查的并发症

Ivor Kwame, Bhik Kotecha

摘要

药物诱导睡眠内镜检查（DISE）是一种安全且患者接受度高的检查。然而，在患者、麻醉药品和设备等环节仍有可能发生不良事件。本章总结了气道分泌物过多、呼吸暂停，以及通气不足等几种常见的 DISE 并发症，并提出降低 DISE 风险的若干策略。

关键词：阻塞性睡眠呼吸暂停，药物诱导睡眠内镜检查，并发症

12.1　引言

DISE 的实施首先由麻醉药物诱导睡眠呼吸障碍（SDB）患者进入模拟自然睡眠状态，再通过纤维鼻内镜（Fiberoptic Nasal Endoscopic，FNE）对上气道阻塞情况进行实时动态评估。这将更好地针对患者自然睡眠状态下上气道阻塞的具体部位进行个体化治疗。

DISE 实施过程中，需要在尚未建立人工气道的情况下对患者进行镇静。这使得那些超重、仰卧体位且未建立人工气道的患者在使用麻醉药物时存在较大风险。本章将探讨引发不良事件发生的患者因素、麻药因素和设备因素，同时提出相关建议。

12.2　背景

FNE 检查是耳鼻咽喉科的常规临床操作之一，可提供患者鼻腔、咽喉解剖部位特点的实时信息。患者即使在清醒状态下也能耐受，除了可能会引发局部不适和偶发鼻出血以外，FNE 检查几乎无不良并发症，因此该检查通常在没有麻醉的清醒患者中进行。

在实时监测的环境中，由专业麻醉医生完成药物镇静或全身麻醉通常是安全的。每年世界各地进行的数百万次的麻醉操作，极少有事故发生。

需要强调的是，DISE 是在深度镇静条件下而不是全身麻醉下进行的。镇静药物品种繁多，最常用的是丙泊酚，这是一种短效静脉输注药物。

实施 DISE 的过程中，镇静的目的是为了减少患者觉醒次数，以及模拟自然睡眠状态，通过降低患者的意识水平，使其睡眠状态不受 FNE 操作对上气道刺激的影响。深度镇静和全身麻醉常常被误认为是同一概念，需要强调的是，DISE 实施过程中，要避免患者进入完全麻醉状态。全身麻醉往往需要机器辅助呼吸，镇静则不需要，药物镇静条件下患者的气道自我保护机制基本完好。

尽管 DISE 十分安全，但仍需要使用镇静剂诱导睡眠，有可能引发严重并发症，我们将对潜在的风

险因素逐一进行分析。

12.3 并发症

12.3.1 设备因素

FNE 检查是耳鼻咽喉科的常规操作，患者可在清醒状态，在有或无鼻腔减充血剂，以及局部麻醉的情况下实施。绝大多数患者对 FNE 耐受良好，检查过程中患者的反馈可帮助医生及时调整操作。然而，在 DISE 实施过程中缺乏患者的主动反馈，可能有损伤鼻腔的风险，如鼻出血、局部黏膜损伤或溃疡等，尽管发生率低但仍有可能发生。

FNE 进入鼻腔后引发的喷嚏反射，以及气道分泌物增加，属于鼻腔受刺激后的正常生理反应。喷嚏反射分为两个阶段：第一个阶段为鼻腔阶段，刺激物与鼻黏膜接触后，感知刺激的黏膜下三叉神经末梢将刺激信号传递到延髓喷嚏反射中枢。当刺激信号累加到一定强度，第二个阶段启动，此时神经中枢发出信号，由三叉神经传到横膈、喉、口腔和面部等特定部位，从而引发相应症状和体征。喷嚏阈值可能与家族遗传因素和刺激物种类有关，包括麻醉药品、温度、湿度或光线的变化，其机制目前尚不清楚。

喷嚏反射使上气道分泌物和唾液在咽喉部大量积聚。患者在清醒时可通过自主吞咽清理分泌物，但镇静后，吞咽反射减弱，尤其是仰卧位时，分泌物可能积聚在喉部，并可经喉部进入下气道，由此引发喉痉挛（诱发肺水肿）或误吸。值得注意的是，麻醉药本身也有诱发喷嚏的可能性。

12.3.2 麻醉因素

麻醉并发症可能与镇静药物的联合使用有关。本章不对麻醉方案做详细介绍，由于丙泊酚是实施 DISE 过程中最为常用的镇静药物，在此重点介绍一下。

丙泊酚的优势在于起效快，作用时间短，停药后患者苏醒快。丙泊酚是一种非阿片类短效镇静药，具有良好的镇静作用，但镇痛作用差，经常需与其他药物（阿片类或苯二氮䓬类）协同使用。

丙泊酚的作用机制与增强 γ–氨基丁酸–A（GABA-A）受体活动、延缓钠离子通道关闭有关。丙泊酚会减弱低氧驱动及呼吸努力，引发呼吸暂停，从而引发自主呼吸节律障碍甚至造成呼吸抑制。丙泊酚最常见的副作用是输注部位疼痛，尤其是小静脉走行区。而打喷嚏（如前所述）、唾液分泌亢进、胃食管反流和低血压等副作用并非丙泊酚所独有。

除上述直接由丙泊酚引发的并发症外，全身麻醉还有几种严重但罕见的并发症，包括癫痫发作、肌张力异常、肾功能或肝功能损害等。在实施 DISE 过程中还可使用：咪达唑仑和右美托咪定进行睡眠诱导，但要谨记这些药物的副作用。

12.3.3 患者因素

DISE 通常被用于 SDB 患者治疗前的评估。下面我们将探讨 DISE 实施过程中需要考虑的一般因素，以及 SDB 患者的特点。DISE 过程中打喷嚏并不少见，但每个患者喷嚏阈值不同。唾液分泌亢进、胃食管反流和（或）打喷嚏产生的分泌物都会增加气道风险。大部分 SDB 患者是超重的，此类患者由于口咽腔相对狭窄，进一步增加了紧急气管插管的难度及麻醉风险。虽然在实施 DISE 过程中无须进行气管插管，但仍需做好随时紧急气管插管的准备。此外，患者过多的腹部脂肪可能会减少仰卧体位时横膈膜的运动，从而导致肺潮气量降低和低氧血症。以上风险通常会随着颈围和体重的增加而增加。胃食管反流（常见于超重患者）这种慢性喉周刺激可能会降低喉痉挛的阈值。

OSA 患者频繁发生的呼吸暂停与呼吸中枢对低氧驱动的敏感性降低有关。另外，体重增加会影响横膈膜运动，从而加重低氧血症，并可能导致心脏缺血和心律失常。

SDB 患者常常伴有系统性高血压、糖尿病、肾损害和肺动脉高压，这些都会使 DISE 镇静过程的风险增加。

12.3.4 建议

本章概述了 DISE 操作过程中的一系列并发症，这些并发症可能与患者本身、器械设备和麻醉相关，可能是单一因素，也可能是多因素混杂所致，总体发生率很低。并发症的主要成因归纳为两大类，一是气道分泌物过度聚集，二是呼吸暂停引发的低氧血症。虽然这些危险因素也可发生于患者的自然睡眠过程，但在实施 DISE 过程中，这些危险因素会造成机体对缺氧敏感性进一步降低。因此，我们提出以下切实可行的建议：

- 气道分泌物过多：应避免患者完全平躺（可使用枕头），准备吸痰装置和（或）抗毒蕈碱类药物（如格隆溴铵）。为了在实施 DISE 的过程中同时监测气道和呼吸的情况，建议把内镜显示屏摆放在麻醉监测仪旁（▶ 图 12.1）。

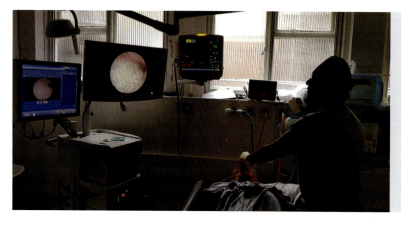

图 12.1 DISE 实施过程中仪器的摆放。DISE，药物诱导睡眠内镜检查

- 呼吸暂停 – 低氧血症：呼吸暂停发生时，医生可立即通过手法改变患者气道状态（如抬高并前移下颌）（▶ 图 12.2），如果患者氧饱和度低于 80%，应立即吸氧。实施 DISE 期间的脑电（EEG）双频指数监测（BIS）可指导给药速率，有助于我们控制镇静深度，进一步降低低氧血症的风险。

麻醉医生的保驾护航与实时监测的有机结合是 DISE 安全实施最有效的保证。同时，医生与患者的沟通以及医生之间的团队合作也不可或缺。

12.4 讨论

DISE 是一种安全且患者接受度高的检查。然而，由于患者的自身、麻醉药品和设备等因素，仍有可能发生罕见的并发症。本章概述了 DISE 的常见并发症，分析了并发症与气道分泌物过多和（或）呼吸暂停低通气的关系。此外，我们还提出了几项切实可行的建议，以期减少 DISE 操作的风险。

上述 DISE 的实施建议并非详尽无疑，需要与围术期的麻醉护理相配合，同时应避免过度干预，尽可能在 DISE 实施过程中模拟患者的自然睡眠状态。

参考文献

[1] Babar-Craig H, Rajani NK, Bailey P, Kotecha BT. Validation of sleep nasendoscopy for assessment of snoring with bispectral index monitoring. Eur Arch Otorhinolaryngol. 2012; 269(4):1277 – 1279.

[2] Borowiecki B, Pollak CP,Weitzman ED, Rakoff S, Imperato J. Fibro-optic study of pharyngeal airway during sleep in patients with hypersomnia obstructive sleep-apnea syndrome. Laryngoscope. 1978; 88(8 Pt 1):1310 – 1313.

[3] Croft CB, Thomson HG, Samuels MP, Southall DP. Endoscopic evaluation and treatment of sleep-associated upper airway obstruction in infants and young children. Clin Otolaryngol Allied Sci. 1990; 15(3): 209 – 216.

[4] De Vito A, Carrasco Llatas M, Vanni A, et al. European position paper on drug-induced sedation endoscopy (DISE). Sleep Breath. 2014; 18 (3):453 – 465.

[5] Dijemeni E, Kotecha B. Drug-induced sedation endoscopy (DISE) DATA FUSION system: clinical feasibility study. Eur Arch Otorhinolaryngol. 2018; 275(1):247 – 260.

[6] Hewitt RJ, Dasgupta A, Singh A, Dutta C, Kotecha BT. Is sleep nasendoscopy a valuable adjunct to clinical examination in the evaluation of upper airway obstruction? Eur Arch Otorhinolaryngol. 2009; 266(5): 691 – 697.

[7] Kotecha B, De Vito A. Drug induced sleep endoscopy: its role in evaluation of the upper airway obstruction and patient selection for surgical and non-surgical treatment. J Thorac Dis. 2018; 10 Suppl 1: S40 – S47.

[8] Kotecha B, Kumar G, Sands R, Walden A, Gowers B. Evaluation of upper airway obstruction in snoring patients using digital video stroboscopy.Eur Arch Otorhinolaryngol. 2013; 270(7):2141 – 2147.

[9] Kotecha BT, Hannan SA, Khalil HM, Georgalas C, Bailey P. Sleep nasendoscopy: a 10-year retrospective audit study. Eur Arch Otorhinolaryngol. 2007; 264(11):1361 – 1367.

[10] Lechner M, Wilkins D, Kotecha B. A review on drug-induced sedation endoscopy: technique, grading systems and controversies. Sleep Med Rev. 2018; 41:141 – 148.

[11] Pringle MB, Croft CB. A comparison of sleep nasendoscopy and the Müller manoeuvre. Clin Otolaryngol Allied Sci. 1991; 16(6):559 – 562.

[12] Pringle MB, Croft CB. A grading system for patients with obstructive sleep apnoea – based on sleep nasendoscopy. Clin Otolaryngol Allied Sci. 1993; 18(6):480 – 484.

[13] Sadek SA, De R, Scott A, White AP, Wilson PS, Carlin WV. The efficacy of topical anaesthesia in flexible nasendoscopy: a double-blind randomised controlled trial. Clin Otolaryngol Allied Sci. 2001; 26(1):25 – 28.

[14] Lennox P, Hern J, Birchall M, Lund V. Local anaesthesia in flexible nasendoscopy. A comparison between cocaine and co-phenylcaine. J Laryngol Otol. 1996; 110(6):540 – 542.

[15] Frosh AC, Jayaraj S, Porter G, Almeyda J. Is local anaesthesia actually beneficial in flexible fibreoptic nasendoscopy? Clin Otolaryngol Allied Sci. 1998; 23(3):259 – 262.

[16] Vargo J, ed. Sedation and Monitoring in Gastrointestinal Endoscopy, An Issue of Gastrointestinal Endoscopy Clinics of North America. Philadelphia, Pennsylvania: Elsevier Health Sciences; 2016.

[17] Vargo JJ, Niklewski PJ, Williams JL, Martin JF, Faigel DO. Patient safety during sedation by anesthesia professionals during

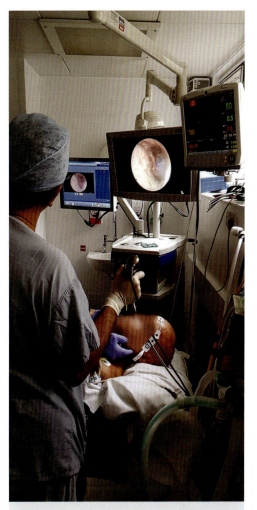

图 12.2　DISE 实施过程中推动下颌手法，以及 BIS 的使用。BIS，双谱指数监测；DISE，药物诱导睡眠内镜检查

routine upper endoscopy and colonoscopy: an analysis of 1.38 million procedures. Gastrointest Endosc. 2017; 85(1):101 – 108.

[18] Bryson HM, Fulton BR, Faulds D. Propofol. An update of its use inanaesthesia and conscious sedation. Drugs. 1995; 50(3):513 – 559.

[19] Symington L, Thakore S. A review of the use of propofol for procedural sedation in the emergency department. Emerg Med J. 2006; 23(2): 89 – 93.

[20] Hillman DR, Platt PR, Eastwood PR. The upper airway during anaesthesia. Br J Anaesth. 2003; 91(1):31 – 39.

[21] Ahn ES, Mills DM, Meyer DR, Stasior GO. Sneezing reflex associated with intravenous sedation and periocular anesthetic injection. Am J Ophthalmol. 2008; 146(1):31 – 35.

[22] Virk JS, Kotecha B. Sneezing during drug–induced sedation endoscopy. Sleep Breath. 2014; 18(3):451 – 452.

[23] Abramson DC. Sudden unexpected sneezing during the insertion of peribulbar block under propofol sedation. Can J Anaesth. 1995; 42 (8):740 – 743.

[24] Semes LP, Amos JF, Waterbor JW. The photic sneeze response: a descriptive report of a clinic population. J Am Optom Assoc. 1995; 66 (6):372 – 377.

[25] Dixon JB, Schachter LM, O'Brien PE, et al. Surgical vs conventional therapy for weight loss treatment of obstructive sleep apnea: a randomized controlled trial. JAMA. 2012; 308(11):1142 – 1149.

[26] Foster GD, Borradaile KE, Sanders MH, et al. Sleep AHEAD Research Group of Look AHEAD Research Group. A randomized study on the effect of weight loss on obstructive sleep apnea among obese patients with type 2 diabetes: the Sleep AHEAD study. Arch Intern Med. 2009; 169(17):1619 – 1626.

[27] Rubinstein I, Colapinto N, Rotstein LE, Brown IG, Hoffstein V. Improvement in upper airway function after weight loss in patients with obstructive sleep apnea. Am Rev Respir Dis. 1988; 138(5): 1192 – 1195.

[28] Candiotti K, Sharma S, Shankar R. Obesity, obstructive sleep apnoea, and diabetes mellitus: anaesthetic implications. Br J Anaesth. 2009; 103 Suppl 1:i23 – i30.

[29] Siyam M, Benhamou D, eds. Anaesthetic management of adult patients with obstructive sleep apnea syndrome. Ann Fr Anesth Reanim. 2007;26(1):39 – 52.

[30] Toohill RJ, Kuhn JC. Role of refluxed acid in pathogenesis of laryngeal disorders. Am J Med. 1997; 103 5A:100S – 106S.

[31] Maceri DR, Zim S. Laryngospasm: an atypical manifestation of severe gastroesophageal reflux disease (GERD). Laryngoscope. 2001; 111(11 Pt 1):1976 – 1979.

[32] Loughlin CJ, Koufman JA. Paroxysmal laryngospasm secondary to gastroesophageal reflux. Laryngoscope. 1996; 106(12 Pt 1): 1502 – 1505.

译者：杨　阳　肖红俊

13 药物诱导睡眠内镜检查和疗效评价

Anneclaire V.M.T. Vroegop, Olivier M. Vanderveken, Ioannis Koutsourelakis, Madeline J.L. Ravesloot, Nico de Vries

摘要

药物诱导睡眠内镜检查（DISE）对拟行上气道（UA）手术和上气道刺激疗法（UAS）的患者术前评估具有重要作用。本章将讨论 DISE 在咽部手术、舌下神经刺激、经口机器人手术（Transoral Robotic Surgery，TORS）、体位治疗中的作用，以及手术失败原因分析。此外，DISE 对下颌前移装置的患者选择也具有一定的指导作用。

关键词：阻塞性睡眠呼吸暂停，药物诱导睡眠内镜，治疗效果

13.1 引言

虽然 DISE 对于上气道手术和 MAD 患者术前评估方面具有重要作用，但是 DISE 的评估结果与手术效果的相关性仍有待深入研究。为此，前面介绍了几种围术期操作，如第 11 章所述。已有相关研究证实：与清醒状态下内镜检查相比，DISE 对阻塞部位的评估具有优势。在选择 MAD 治疗或舌根干预，以及在判断梗阻部位在下咽还是喉部时，DISE 的优势尤为明显。然而，仍需要具有统计学意义适当样本量和临床交叉验证的高质量证据研究，进一步验证 DISE 在治疗手段选择评估中的作用。

13.2 预测价值

相关研究证实上气道评估对提高患者疗效具有重要意义。对于 50% 的 OSA 患者，DISE 可进一步完善手术方案，提高手术疗效，但现有的相关研究缺乏 DISE 评估与手术效果之间的直接关联依据。

具体来说，软腭环形塌陷可能与上气道刺激疗法（UAS）的效果不佳有密切关系。尽管有研究显示，与其他类型的塌陷相比，患有单纯性软腭后塌陷的患者术后同样可以改善呼吸暂停低通气指数。

一项评估 DISE 结果对接受 UA 手术患者的预测价值的研究发现：经 DISE 后接受 UA 手术（腭部手术和 / 或舌根射频消融和 / 或舌骨悬吊）的 49 例患者中，与有效者相比，治疗无效者（53%）更多表现为软腭水平的完全或部分环形塌陷以及舌根或会厌部位的完全性前后向塌陷。因此，软腭完全性环形塌陷和舌根完全前后向塌陷可能是 UA 手术失败的唯一独立预测因素。

Soares 等在一项接受 DISE 和 UA 手术的 34 例患者（BMI 为 34.4 kg/m^2）的研究中发现：总体手术成功率为 56%，与成功组相比，无效组患者中，严重的咽侧壁塌陷（73.3% 对 36.8%）和严重声门上塌陷（93.3% 对 63.2%）发生率更高。在讨论咽侧壁的作用时，必须考虑到咽侧壁增厚和咽旁脂肪堆积而引起的阻塞。

最近的一项多中心研究表明，手术疗效与扁桃体大小呈正相关，与 BMI 呈负相关。口咽侧壁阻塞患者的手术效果往往较差。对于中重度 OSA 患者，舌体完全性阻塞者手术效果差，患者的手术效果与软腭和会厌相关阻塞的程度没有明确相关性。必须指出，由于 DISE 缺乏标准化研究，使得比较来自世界各地不同睡眠中心的研究结果具有不确定性。

13.3　治疗效果

在本章中，重点讨论 DISE 在特定（部位）手术术式患者选择中所起的作用。

13.3.1　咽部手术

根据 DISE 对患者软腭及阻塞的评估，可进一步提高 UPPP 或软腭激光手术的成功率。

在 Hessel 等的一项研究中，对孤立性软腭阻塞进行口咽手术，主观改善率为 69%，AHI 降低到 15 次 /h 以下。

Iwanaga 等根据 DISE 观察梗阻部位发现，软腭型梗阻 UPPP 术后改善率为 74.4%，扁桃体型为 76.2%，腭周型为 53.3%，混合型为 34.0%。结论：治疗对软腭和扁桃体型梗阻取得了极好或良好的效果，而许多腭周型和混合型梗阻患者仅稍有改善或没有改变。

一项关于扩张括约肌咽成形术（Expansion Sphincter Pharyngoplasty，ESP）的研究表明，在 OSA 患者中，腭周变窄和咽侧组织肥大是 ESP 的手术指征，术后平均 AHI 从 35.5 次 /h 降至 17.3 次 /h。在一项队列研究中，Plaza 等发现，在 AHI 为 5～70 次 /h 的口咽侧塌陷患者中，扩张括约肌咽成形术有较高的成功率。

倒刺复位咽成形术（BRP）作为独立或多平面手术的一部分，无论有无舌根阻塞，主要阻塞部位在腭后水平的患者，有望获得良好的效果和较低术后复发率。

13.3.2　舌下神经治疗

Vanderveken 等发现，对于没有完全向心塌陷（CCC）的患者，上气道刺激疗法的效果明显更好，AHI 从 37.6 次 /h 降低到 11.1 次 /h；在基线检查时，有和没有完全向心塌陷（CCC）的患者之间，AHI 或 BMI 均没有统计学差异。

Mahmoud 等最近的一项研究表明，对孤立性腭后塌陷患者，UAS 治疗后 AHI 为 5.7 次 /h，而其他患者为 3.9 次 /h（$P = 0.888$）。孤立性腭后塌陷患者术后最低血氧饱和度（Nadir Oxyhemoglobin Saturation，NOS）为 92%，其他患者为 91%（$P = 0.402$）。结论：孤立性腭后塌陷患者在 AHI 和 NOS 方面表现出与其他类型塌陷相似的改善。

13.3.3　经口机器人手术

经口机器人手术（TORS）对于患者来说似乎是一种有效且安全的手术，为寻求传统治疗的替代方案，适当的患者选择对于手术成功实施仍然很重要。Meraj 等发现，在 100 例接受 TORS 患者中，87 例的 AHI 得到改善，但根据 DISE，无法准确预测治疗效果，仅能发现有口咽侧壁塌陷型患者的预后较差。

13.3.4 上下颌前移

DISE 在拟行 MMA 患者的术前评估中具有重要作用，根据 VOTE 评分，MMA 后 AHI 和氧减指数（ODI）的改善与咽侧壁稳定性的增加最具相关性。

13.3.5 体位疗法

对于 POSA 患者，仰卧位 DISE 时头部旋转可改善 UA 塌陷，这种 UA 通畅性的改善在 POSA 患者中更为显著。Victories 等的一项研究表明，几乎所有 POSA 患者（91%）在侧卧位时至少有部分塌陷改善，其中大部分塌陷涉及舌根和会厌，而睡眠姿势并未显著改变非体位性 OSA 患者的 UA 形态。因此，多睡姿的 DISE 应被视为 OSA 外科治疗微创方法的一部分。

13.4 药物诱导睡眠内镜检查在分析无效手术中的应用

DISE 可加深对导致术后遗留上气道阻塞机制的理解，并可进一步探究手术失败的原因。在一项横向研究中，DISE 发现，在 33 例既往咽部术后症状无改善（AHI 为 43.4±26.6 次 /h）的患者中，大多数患者术后仍存在软腭阻塞和下咽部阻塞。此外，1/3 的受试者出现中度至重度张口呼吸，并且与上气道狭窄相关。因此得出结论：术后症状无改善 OSA 患者中遗留的上气道阻塞可能是由多因素造成的。

参考文献

[1] Johal A, Hector MP, Battagel JM, Kotecha BT. Impact of sleep nasendoscopy on the outcome of mandibular advancement splint therapy in subjects with sleep-related breathing disorders. J Laryngol Otol. 2007; 121(7):668 - 675.

[2] Hessel NS, de Vries N. Results of uvulopalatopharyngoplasty after diagnostic workup with polysomnography and sleep endoscopy: a report of 136 snoring patients. Eur Arch Otorhinolaryngol. 2003; 260 (2):91 - 95.

[3] Vanderveken OM. Drug-induced sleep endoscopy (DISE) for nonCPAP treatment selection in patients with sleep-disordered breathing. Sleep Breath. 2013; 17(1):13 - 14.

[4] Battagel JM, Johal A, Kotecha BT. Sleep nasendoscopy as a predictor of treatment success in snorers using mandibular advancement splints. J Laryngol Otol. 2005; 119(2):106 - 112.

[5] Johal A, Battagel JM, Kotecha BT. Sleep nasendoscopy: a diagnostic tool for predicting treatment success with mandibular advancement splints in obstructive sleep apnoea. Eur J Orthod. 2005; 27(6):607 - 614.

[6] Koutsourelakis I, Safiruddin F, Ravesloot M, Zakynthinos S, de Vries N. Surgery for obstructive sleep apnea: sleep endoscopy determinants of outcome. Laryngoscope. 2012; 122(11):2587 - 2591.

[7] Eichler C, Sommer JU, Stuck BA, Hörmann K, Maurer JT. Does druginduced sleep endoscopy change the treatment concept of patients with snoring and obstructive sleep apnea? Sleep Breath. 2013; 17(1):63 - 68.

[8] Campanini A, Canzi P, De Vito A, Dallan I, Montevecchi F, Vicini C. Awake versus sleep endoscopy: personal experience in 250 OSAHS patients. Acta Otorhinolaryngol Ital. 2010; 30(2):73 - 77.

[9] Gillespie MB, Reddy RP, White DR, Discolo CM, Overdyk FJ, Nguyen SA. A trial of drug-induced sleep endoscopy in the surgical management of sleep-disordered breathing. Laryngoscope. 2013; 123(1):277 - 282.

[10] Hewitt RJ, Dasgupta A, Singh A, Dutta C, Kotecha BT. Is sleep nasendoscopy a valuable adjunct to clinical examination in the evaluation of upper airway obstruction? Eur Arch Otorhinolaryngol. 2009; 266(5):691 - 697.

[11] Certal VF, Pratas R, Guimarães L, et al. Awake examination versus DISE for surgical decision making in patients with OSA: A systematic review. Laryngoscope. 2016; 126(3):768 - 774.

[12] Plaza G, Baptista P, O'Connor-Reina C, Bosco G, Pérez-Martín N, Pang KP. Prospective multi-center study on expansion sphincter pharyngoplasty. Acta Otolaryngol. 2019; 139(2):219 - 222.

[13] Hong SN, Kim HG, Han SY, et al. Indications for and outcomes of expansion sphincter pharyngoplasty to treat lateral pharyngeal

collapse in patients with obstructive sleep apnea. JAMA Otolaryngol Head Neck Surg. 2019; 145(5):405 - 412.

[14] Mahmoud AF, Thaler ER. Outcomes of hypoglossal nerve upper airway stimulation among patients with isolated retropalatal collapse. Otolaryngol Head Neck Surg. 2019; 160(6):1124 - 1129.

[15] Wang Y, Sun C, Cui X, Guo Y, Wang Q, Liang H. The role of druginduced sleep endoscopy: predicting and guiding upper airway surgery for adult OSA patients. Sleep Breath. 2018; 22(4):925 - 931.

[16] Hsu YS, Jacobowitz O. Does sleep endoscopy staging pattern correlate with outcome of advanced palatopharyngoplasty for moderate to severe obstructive sleep apnea? J Clin Sleep Med. 2017; 13(10):1137 - 1144.

[17] Soares D, Sinawe H, Folbe AJ, et al. Lateral oropharyngeal wall and supraglottic airway collapse associated with failure in sleep apnea surgery. Laryngoscope. 2012; 122(2):473 - 479.

[18] Blumen M, Bequignon E, Chabolle F. Drug-induced sleep endoscopy: a new gold standard for evaluating OSAS? Part II: Results. Eur Ann Otorhinolaryngol Head Neck Dis. 2017; 134(2):109 - 115.

[19] Vanderveken OM, Maurer JT, Hohenhorst W, et al. Evaluation of drug-induced sleep endoscopy as a patient selection tool for implanted upper airway stimulation for obstructive sleep apnea. J Clin Sleep Med. 2013; 9(5):433 - 438.

[20] Schwab RJ, Gupta KB, Gefter WB, Metzger LJ, Hoffman EA, Pack AI. Upper airway and soft tissue anatomy in normal subjects and patients with sleep-disordered breathing. Significance of the lateral pharyngeal walls. Am J Respir Crit Care Med. 1995; 152(5 Pt 1):1673 - 1689.

[21] Green KK, Kent DT, D'Agostino MA, et al. Drug-induced sleep endoscopy and surgical outcomes: a multicenter cohort study. Laryngoscope. 2019; 129(3):761 - 770.

[22] [22] Chong KB, De Vito A, Vicini C. Drug-induced sleep endoscopy in treatment options selection. Sleep Med Clin. 2019; 14(1):33 - 40.

[23] Camilleri AE, Ramamurthy L, Jones PH. Sleep nasendoscopy: what benefit to the management of snorers? J Laryngol Otol. 1995; 109 (12):1163 - 1165.

[24] El Badawey MR, McKee G, Heggie N, Marshall H, Wilson JA. Predictive value of sleep nasendoscopy in the management of habitual snorers. Ann Otol Rhinol Laryngol. 2003; 112(1):40 - 44.

[25] Iwanaga K, Hasegawa K, Shibata N, et al. Endoscopic examination of obstructive sleep apnea syndrome patients during drug-induced sleep. Acta Otolaryngol Suppl. 2003(550):36 - 40.

[26] Montevecchi F, Meccariello G, Firinu E, et al. Prospective multicentre study on barbed reposition pharyngoplasty standing alone or as a part of multilevel surgery for sleep apnoea. Clin Otolaryngol. 2018; 43(2):483 - 488.

[27] Vicini C, Montevecchi F, Gobbi R, De Vito A, Meccariello G. Transoral robotic surgery for obstructive sleep apnea syndrome: Principles and technique. World J Otorhinolaryngol Head Neck Surg. 2017; 3(2): 97 - 100.

[28] Meraj TS, Muenz DG, Glazer TA, Harvey RS, Spector ME, Hoff PT. Does drug-induced sleep endoscopy predict surgical success in transoral robotic multilevel surgery in obstructive sleep apnea? Laryngoscope. 2017; 127(4):971 - 976.

[29] Liu SY, Huon LK, Iwasaki T, et al. Efficacy of maxillomandibular advancement examined with drug-induced sleep endoscopy and computational fluid dynamics airflow modeling. Otolaryngol Head Neck Surg. 2016; 154(1):189 - 195.

[30] Kezirian EJ, Hohenhorst W, de Vries N. Drug-induced sleep endoscopy: the VOTE classification. Eur Arch Otorhinolaryngol. 2011; 268 (8):1233 - 1236.

[31] Safiruddin F, Koutsourelakis I, de Vries N. Analysis of the influence of head rotation during drug-induced sleep endoscopy in obstructive sleep apnea. Laryngoscope. 2014; 124(9):2195 - 2199.

[32] Victores AJ, Hamblin J, Gilbert J, Switzer C, Takashima M. Usefulness of sleep endoscopy in predicting positional obstructive sleep apnea. Otolaryngol Head Neck Surg. 2014; 150(3):487 - 493.

[33] Blumen MB, Latournerie V, Bequignon E, Guillere L, Chabolle F. Are the obstruction sites visualized on drug-induced sleep endoscopy reliable? Sleep Breath. 2015; 19(3):1021 - 1026.

[34] Kezirian EJ. Nonresponders to pharyngeal surgery for obstructive sleep apnea: insights from drug-induced sleep endoscopy. Laryngoscope. 2011; 121(6):1320 - 1326.

译者：李永勤　杨　阳

14 药物诱导睡眠内镜检查与体位性阻塞性睡眠呼吸暂停

Madeline J.L. Ravesloot, Patty E. Vonk, Nico de Vries

摘要

在大多数阻塞性睡眠呼吸暂停（OSA）患者中，呼吸暂停的频率和持续的时间受睡眠体位影响，最常见的是仰卧位。体位性 OSA 重要特点是疾病的严重程度完全取决于仰卧位睡姿持续的时间。因此，通过体位疗法避免仰卧位睡眠是一种有价值的治疗选择。

过去，药物诱导睡眠内镜检查（DISE）主要以仰卧位进行。但许多研究通过对比仰卧位与非仰卧位检查结果发现，OSA 患者两种体位检查结果差异显著。对于体位性 OSA 患者推荐 DISE 检查分别以侧卧位和仰卧位两种体位进行。

关键词：睡眠呼吸暂停，阻塞性 / 治疗，仰卧位，体位疗法，依从性，体位性，阻塞性睡眠呼吸暂停，体位

14.1 体位性睡眠呼吸暂停

56% ~ 75% OSA 患者，呼吸暂停的频率和时间受体位影响。文献资料中，有关体位相关阻塞性睡眠呼吸暂停（Position-Dependent Obstructive Sleep Apnea, POSA）有多种定义。最常用的分类系统将其分为两类：体位性（Positional, PP）和非体位性 OSA（Nonpositional, NPP）。体位性 OSA 患者的低血氧饱和度、心率周期性变化、响亮鼾声、呼吸暂停 / 低通气几乎都发生在仰卧位睡眠时（▶ 图 14.1）。Cartwright 首先描述了仰卧和非仰卧位患者呼吸暂停指数差异 ≥ 50% 的检测指标。随后，相关文献中引入了其修改版本，增加了总体呼吸暂停低通气指数（AHI）、仰卧位和非仰卧位 AHI，以及不同睡姿的时长等检测指标。

POSA 患病率随着睡眠呼吸暂停严重程度的增加而降低，大多数 POSA 患者（70% ~ 80%）为轻中度 OSA。另外，与 NPP 患者相比 POSA 患者体质指数（Body Mass Index，BMI）较低且年龄较小。研究认为，POSA 在亚洲人群中患病率更高。

14.2　体位性阻塞性睡眠呼吸暂停患者管理

体位性睡眠呼吸暂停一个重要特点是疾病的严重程度取决于睡眠时仰卧位睡姿持续的时间。因此，避免仰卧位睡眠是治疗的关键。

体位疗法（Positional Therapy，PT）的目的是防止患者以最糟糕睡眠姿势（Worst Sleeping Position，WSP）入睡。在多数情况下，仰卧位睡姿就是最差的睡眠姿势。尽管可用于体位治疗的技术方法很多，但目前大多数关于 PT 的研究所使用的是一种所谓的网球技术（Tennis Ball Technique，TBT）：即在患者背部捆绑一类似网球的球形物。虽然网球技术价格便宜、操作简单，并能有效降低 AHI，但总体效果并不令人满意。背部疼痛、不适，症状无明显改善，睡眠质量恶化、白天注意力下降等不良反应造成患者依从性较差，该技术的长期随访结果并不理想。文献报道网球技术在患者中的短期依从率为 40% ~ 70%，而长期依从率仅有 10%。

随着科学技术的发展，新一代小型化、轻量化、电池驱动的 PT 设备被引入该领域，此类新型设备多使用振动反馈技术。这些小型装置可通过固定带安装在患者颈部（Night Shift; Advanced BrainMonitoring, Inc., Carlsbad, CA, USA）或者胸部（Night Balance Lunoa and Sleep Position Trainer, Koninklijke Philips N.V., The Netherlands）。当仰卧位睡姿被识别时，该类设备会发出振动反馈，促使患者转为非仰卧位睡姿。这些设备对患者和医生来说操作简便，且无创可逆。

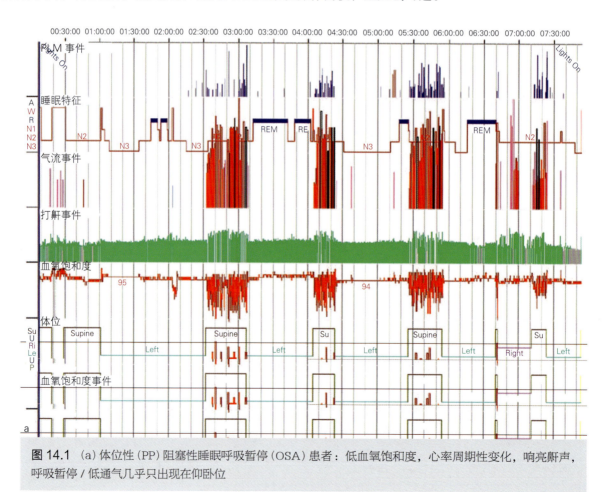

图 14.1 （a）体位性（PP）阻塞性睡眠呼吸暂停（OSA）患者：低血氧饱和度，心率周期性变化，响亮鼾声，呼吸暂停／低通气几乎只出现在仰卧位

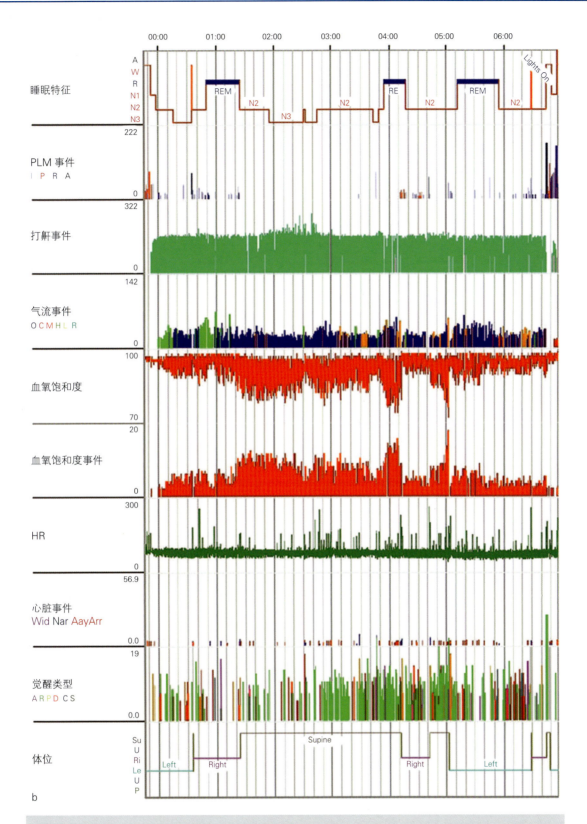

图 14.1 （续）（b）非体位性（NPP）阻塞性睡眠呼吸暂停（OSA）患者：持续且严重的低血氧饱和度，显著的心率周期性变化，持续响亮的鼾声，以及大量呼吸暂停／低通气事件与体位无关

一些短期随访研究发现，此类用于 PT 的小型设备可有效降低 AHI。最近一项 Meta 分析发现，与文献报道中 PT 效果的研究数据相结合，AHI 和仰卧位总睡眠时间（Total Sleeping Time, TST）百分比的平均差异（Mean Difference, MD）分别为 11.3/h（减少 54%）和 33.6%（减少 84%）。两个参数的统计分析表明 PT 治疗效应显著（两者都 > 0.8）。另外，通过使用各种调查问卷（如 Epworth 嗜睡量表, ESS；功能性睡眠问卷, FOSQ），多项研究发现，使用此类 PT 设备可显著改善患者白天嗜睡症状及生活质量。

在解释保守治疗结果时，需要特别注意的是降低呼吸指数的治疗效果不仅仅取决于上气道（UA）阻塞的程度，而且还取决于患者依从性。

在短期随访研究（1 个月）中发现，新一代 PT 装置的随访中位数依从性较高，以每晚 4 h、每周 7 晚为标准，依从性为 76% ~ 96%。长期随访数据有限，但与其他 OSA 保守治疗方法相似，长期随访依从性数据呈双峰分布（50% 的停用率）。患者表现为要么对设备耐受良好，要么完全不耐受。现有数据表明短期依从性差也预示着其长期依从性不佳。

一些长期随访研究报道表明（6 ~ 12 个月），那些耐受良好继续使用此类设备的患者依从性较高，以每晚 4 h、每周 7 晚为标准，患者依从性为 75% ~ 82%。每晚使用中位数时间为 5.2 ~ 5.5 h。

PT 的合适对象是那些能从体位治疗中显著获益、临床症状得以明显改善的 OSA 患者。但需要谨记，患者也可以从联合疗法中获益。

什么样的患者能从 PT 疗法中获益？已有相关研究对这一问题进行了探讨。最近一项研究提出了阿姆斯特丹体位性 OSA 分类标准（Amsterdam Positional OSA Classification, APOC），定义了以下 3 种情形：

(1) 真正的 PP 患者，非仰卧位 AHI < 5 次 /h。通过避免仰卧位睡姿，此类患者理论上可被治愈。

(2) NPP 患者，此类患者呼吸异常不受睡姿影响，因此不能从 PT 疗法中获益。

(3) 多因素 OSA 患者，可受益于 PT 疗法但不能被治愈。此类患者的 OSA 严重程度部分受睡眠姿势的影响。

- 非仰卧位 AHI 患者的 OSA 严重程度低于整体 AHI。如果接受 PT 治疗，患者理论上可以降低整体 AHI 和 OSA 严重程度，进而可以使患者进一步接受其他 OSA 相关治疗（如低侵袭性手术治疗）。

- 对于不耐受持续正压通气治疗（CPAP）或口腔矫治器的患者，PT 可视为挽救性治疗。例如，随着 AHI 下降，所需的 CPAP 压力也随之下降，依从性也会相应得以改善。

目前文献中描述呼吸障碍在非仰卧位恢复正常患者的命名繁杂，如真 PP 患者、非仰卧位患者（ePOSA）、仰卧位孤立性 OSA（siOSA）和 APOC 1。

研究报道 OSA 患病率为 26% ~ 38%，POSA 患病率为 36% ~ 54%，POSA 患病率随 OSA 严重程度增高而降低。据此，临床中约 1/3 的 OSA 患者可能是 PT 疗法的理想对象。

当 PT 作为主要治疗方式时，还应考虑以下因素：

- 研究表明，佩戴多导睡眠监测仪（PSG）后，患者仰卧位睡眠时间可能比正常睡眠时间增加（约 33%）。因此，在临床和研究中必须考虑到 PSG 设备会导致仰卧位总睡眠时间的百分比增加，进而影响监测结果，误判 OSA 严重程度，在 PP 患者尤为明显（REF Heisenberg Vonk et al., HNO）。

- 患者自我纠正。研究表明，仰卧位 AHI 与仰卧位总睡眠时间百分比（TST%）呈负相关。仰卧时病情较严重的患者睡眠时更倾向于避免这种睡姿。

- 显然，因肩部问题或其他疾病导致无法侧卧位入睡的患者不适合进行 PT 治疗。
- 对于在各种体位都会打鼾的 POSA 患者，PT 疗效有限。
- 除 POSA 患者外，PT 也适用于无睡眠呼吸暂停仅有仰卧位睡眠打鼾的患者。尽管与本书的范畴不太相关，其他的患者群体（包括体位依赖性混合型或中枢性呼吸暂停患者或患有 POSA 的孕妇）也可尝试 PT 治疗。

14.3　体位性阻塞性睡眠呼吸暂停患者特点

在清醒患者中的多项诊断测量研究表明，与 NPP 患者相比，PP 患者下颌位置更为向后、面部高度较低、后气道空间（Posterior Airway Space，PAS）更长、咽侧壁组织体积较小。因此，后者 UA 横径较大，上气道总体形状呈椭圆形。此外，PP 患者颈围往往较小。目前认为，虽然 PP 患者和 NPP 患者在仰卧位时因重力作用，上气道前后径都有所减小，但 PP 患者由于横径更大，可以避免后气道空间的过度缩小及上气道的完全塌陷。另外，有研究认为，从侧卧位转到仰卧位时肺功能残气量下降可能是 POSA 触发的重要因素。

研究表明，头部位置独立于躯干位置，是 POSA 患者测量的一个重要参数。Van Kesteren 等认为，约 1/4 OSA 患者的头部位置是除躯干位置之外的另一个重要影响因素。在这些患者中，当头部仰卧时计算的 AHI 高于躯干处于仰卧位所判定的 AHI。另外，躯干传感器监测发现 6.5% 的患者 OSA 并没有躯干体位依赖性，仅与头部仰卧有关。这一发现可能对未来 OSA 的诊断和治疗产生重要影响。

14.4　药物诱导睡眠内镜检查和体位性阻塞性睡眠呼吸暂停

对于 PT 治疗，DISE 检查并非不可或缺。但在对 PP 患者进行 DISE 检查时，以下问题需要慎重考虑。

过去，DISE 检查是以仰卧位进行的（▶ 图 14.2a）。虽然在技术上仰卧位更容易进行检查，但各种研究发现，仰卧位和非仰卧位 DISE 检查结果有显著不同。Lee 等发现，当体位由仰卧位变为侧卧位时，参与气道堵塞的相关解剖结构有显著改善，如软腭、舌根和喉咽。咽侧阻塞不受体位改变的影响。但是，非仰卧位咽侧水平持续阻塞的发生率在 NPP 患者中要比 PP 患者更加频繁。Victores 等在小规模人群中研究发现，在绝大多数 POSA 患者中（91%），与仰卧位相比，侧卧位时气道塌陷至少可以得到部分改善，改善部位多位于舌根和会厌。在 NPP 患者中，研究者发现睡眠姿势并没有显著改变 UA 的结构形态。

Vonk 等描述了一种现象即原发性会厌塌陷，非继发于舌根塌陷（如盘状会厌），仅在仰卧位时出现，在实施 DISE 检查时将头部旋转会厌塌陷消失或减轻。当患者侧卧时，则无会厌软化塌陷情况存在。

尽管在技术上仰卧位进行 DISE 检查可能更容易（▶ 图 14.2a），但必须谨记的是，大多数 OSA 患者是体位相关性的，行 DISE 检查时患者呼吸事件会增加，尤其在仰卧位时；因此，毫无疑问，我们应该在侧卧位和仰卧位两种体位下检查患者 UA 阻塞类型。

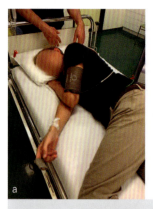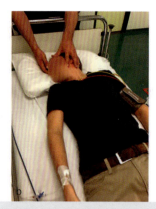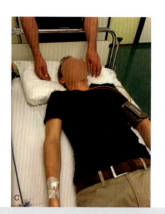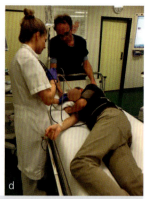

图 14.2　药物诱导睡眠内镜检查时患者体位。(a)头和躯干侧卧位。(b)头部侧卧位，躯干仰卧位。(c)头和躯干仰卧位。(d)头和躯干侧卧位时 DISE 检查

　　有研究提出疑问：单独头部旋转到侧卧位（▶ 图 14.2b）是否可以代替头部和躯干同时侧卧位（▶ 图 14.2c 译者案：原书图片错误，实际应为侧卧位）。研究发现在 NPP 患者中，行 DISE 检查时，单独头部侧位与头和躯干同时侧位相比，两者 UA 开放程度是相似的。然而，在 PP 患者中，情况并非如此。

　　在 PP 患者中，行 DISE 检查时建议在仰卧位（▶ 图 14.2c）和侧卧位（▶ 图 14.2a）两种体位下进行。根据以往经验，我们建议先以头和躯干右侧卧位开始进行 DISE 检查，在此体位进行充分评估后，再使患者头和躯干呈仰卧位，进行仰卧位检查。

14.5　手术治疗和体位性阻塞性睡眠呼吸暂停

　　DISE 检查可用于制定外科手术计划。

　　研究发现，行上气道手术后，有 42%～75% 的 NPP 患者改善成为轻症 PP 患者；手术效果侧卧位要好于仰卧位，仰卧位时仍残留 OSA。对于患者，术后 50%～90% 的 PP 患者 OSA 依然保持呈体位依赖性。有研究报道，对于术后持续 POSA 患者予以辅助 PT 疗法可使患者获益。

　　目前仍不清楚体位依赖性是否能预测手术效果。多项小规模人群研究评估了不同手术方式治疗效果。在 NPP 和 PP 患者中，行各种手术治疗如悬雍垂腭咽成形术（UPPP）、单纯舌根手术（Isolated Tongue Base）、多层面手术（Multilevel Surgery），以及 UA 刺激术等，两者手术成功率并无显著差异。另外，也有研究表明体位依赖性是手术成功的预后因素，Li 等研究发现 PP 患者行移位咽成形术（Relocation Pharyngoplasty）有更大的手术成功概率。然而一些研究认为，该手术在 NPP 患者中成功率更高：Lee 等报道 OSA 患者中行 UPPP 手术失败者主要为位置性 OSA 患者；Van Maanen 等发现 NPP 患者接受 UPPP 手术或者 ZPP 手术（Zetapalato–Pharyngoplasty），以及舌根射频消融术较 PP 患者有更高的手术成功率；Kastoer 等也发现，与 NPP 患者相比，PP 患者 UA 手术疗效不佳。

　　由于临床情况复杂多样，使相关研究结果的解释也变得复杂，如不同方式的 UA 手术，以及对手术成功和 POSA 的定义不尽相同。同时，相关研究都是一些小规模和回顾性分析研究，证据等级不足。另外，需要考虑的是，BMI 和 AHI 呈负相关，不仅与 PP 有关，而且也与手术成功率有关。考虑到这些混杂因素对阐释相关结果是至关重要的。最后，一个不容忽视的考量是 POSA 的严重程度高度依赖于仰卧位睡姿所持续的时间。

参考文献

[1] Ravesloot MJ, van Maanen JP, Dun L, de Vries N. The undervalued potential of positional therapy in position−dependent snoring and obstructive sleep apnea−a review of the literature. Sleep Breath. 2013; 17(1):39 - 49.

[2] Ravesloot MJ, Frank MH, van Maanen JP, Verhagen EA, de Lange J, de Vries N. Positional OSA part 2: retrospective cohort analysis with a newclassification system (APOC). Sleep Breath. 2016; 20(2):881 - 888.

[3] Cartwright RD. Effect of sleep position on sleep apnea severity. Sleep. 1984; 7(2):110 - 114.

[4] Oksenberg A, Silverberg DS, Arons E, Radwan H. Positional vs nonpositional obstructive sleep apnea patients: anthropomorphic, nocturnal polysomnographic, and multiple sleep latency test data. Chest. 1997; 112(3):629 - 639.

[5] Richard W, Kox D, den Herder C, et al. The role of sleep position in obstructive sleep apnea syndrome. European archives of otorhino−laryngology: official journal of the European Federation of Oto−Rhino−Laryngological Societies (EUFOS): affiliated with the German Society for Oto−Rhino−Laryngology. Head Neck Surg. 2006; 263:946 - 950.

[6] Heinzer R, Petitpierre NJ, Marti−Soler H, Haba−Rubio, J. Prevalence and characteristics of positional sleep apnea in the HypnoLaus population−based cohort. Sleep Med. 2018; 48 - 157 - 162.

[7] Eijsvogel MM, Ubbink R, Dekker J, et al. Sleep position trainer versus tennis ball technique in positional obstructive sleep apnea syndrome. J Clin Sleep Med. 2015; 11(2):139 - 147.

[8] Marklund M, Persson M, Franklin KA. Treatment success with a mandibular advancement device is related to supine−dependent sleep apnea. Chest. 1998; 114(6):1630 - 1635.

[9] Oksenberg A, Gadoth N. Are we missing a simple treatment for most adult sleep apnea patients? The avoidance of the supine sleep position. J Sleep Res. 2014; 23(2):204 - 210.

[10] Bignold JJ, Mercer JD, Antic NA, McEvoy RD, Catcheside PG. Accurate position monitoring and improved supine−dependent obstructive sleep apnea with a new position recording and supine avoidance device. J Clin Sleep Med. 2011; 7(4):376 - 383.

[11] Permut I, Diaz−Abad M, Chatila W, et al. Comparison of positional therapy to CPAP in patients with positional obstructive sleep apnea. J Clin Sleep Med. 2010; 6(3):238 - 243.

[12] Mador MJ, Kufel TJ, Magalang UJ, Rajesh SK, Watwe V, Grant BJ. Prevalence of positional sleep apnea in patients undergoing polysomnography. Chest. 2005; 128(4):2130 - 2137.

[13] Itasaka Y, Miyazaki S, Ishikawa K, Togawa K. The influence of sleep position and obesity on sleep apnea. Psychiatry Clin Neurosci. 2000; 54(3):340 - 341.

[14] Mo JH, Lee CH, Rhee CS, Yoon IY, Kim JW. Positional dependency in Asian patients with obstructive sleep apnea and its implication for hypertension. Arch Otolaryngol Head Neck Surg. 2011; 137(8): 786 - 790.

[15] Teerapraipruk B, Chirakalwasan N, Simon R, et al. Clinical and polysomnographic data of positional sleep apnea and its predictors. Sleep Breath. 2012; 16(4):1167 - 1172.

[16] Tanaka F, Nakano H, Sudo, N, Kubo, C. Relationship between the body position−specific apnea − hypopnea index and subjective sleepiness. Respiration. 2009; 78(2):185:90.

[17] Cartwright RD, Diaz F, Lloyd S. The effects of sleep posture and sleep stage on apnea frequency. Sleep. 1991; 14(4):351 - 353.

[18] Ravesloot MJ, Benoist L, van Maanen P, et al. Novel positional devices for the treatment of positional obstructive sleep apnea, and how this relates to sleep surgery. Adv Otorhinolaryngol. 2017;80:28 - 36.

[19] Bignold JJ, Deans−Costi G, Goldsworthy MR, et al. Poor long−term patient compliance with the tennis ball technique for treating positional obstructive sleep apnea. J Clin Sleep Med. 2009; 5(5):428 - 430.

[20] Oksenberg A, Silverberg D, Offenbach D, Arons E. Positional therapy for obstructive sleep apnea patients: A 6−month follow−up study. Laryngoscope. 2006; 116(11):1995 - 2000.

[21] Heinzer RC, Pellaton C, Rey V, et al. Positional therapy for obstructive sleep apnea: an objective measurement of patients' usage and efficacy at home. Sleep Med. 2012; 13(4):425 - 428.

[22] van Maanen JP, Richard W, Van Kesteren ER, et al. Evaluation of a new simple treatment for positional sleep apnoea patients. J Sleep Res. 2012; 21(3):322 - 329.

[23] Levendowski DJ, Seagraves S, Popovic D, Westbrook PR. Assessment of a neck−based treatment and monitoring device for positional obstructive sleep apnea. J Clin Sleep Med. 2014; 10(8):863 - 871.

[24] Vonk P, Ravesloot M. Positional obstructive sleep apnea. Somnologie (Berl). 2018; 22:79 - 84.

[25] Ravesloot MJL, White D, Heinzer R, Oksenberg A, Pépin JL. Efficacy of the new generation of devices for positional therapy for patients with positional obstructive sleep apnea: a systematic review of the literature and meta−analysis. J Clin Sleep Med. 2017; 13(6):813 - 824.

[26] Ravesloot MJ, de Vries N. Reliable calculation of the efficacy of nonsurgical and surgical treatment of obstructive sleep apnea

revisited. Sleep (Basel). 2011; 34(1):105 - 110.

[27] Ravesloot MJ, de Vries N, Stuck BA. Treatment adherence should be taken into account when reporting treatment outcomes in obstructive sleep apnea. Laryngoscope. 2014; 124(1):344 - 345.

[28] van Maanen JP, Meester KA, Dun LN, et al. The sleep position trainer: a new treatment for positional obstructive sleep apnoea. Sleep Breath. 2013; 17(2):771 - 779.

[29] van Maanen JP, de Vries N. Long-term effectiveness and compliance of positional therapy with the sleep position trainer in the treatment of positional obstructive sleep apnea syndrome. Sleep (Basel). 2014; 37(7):1209 - 1215.

[30] Laub RR, Tønnesen P, Jennum PJ. A sleep position trainer for positional sleep apnea: a randomized, controlled trial. J Sleep Res. 2017; 26 (5):641 - 650.

[31] de Ruiter MHT, Benoist LBL, de Vries N, de Lange J. Durability of treatment effects of the Sleep Position Trainer versus oral appliance therapy in positional OSA: 12-month follow-up of a randomized controlled trial. Sleep Breath. 2018; 22(2):441 - 450.

[32] Levendowski D, Cunnington D, Swieca J, Westbrook P. User compliance and behavioral adaptation associated with supine avoidance therapy. Behav Sleep Med. 2018; 16(1):27 - 37.

[33] Gadoth NOA. Positional therapy in obstructive sleep apnea: for whom and for whom not. In: de Vries N, Ravesloot MJL, van Maanen JP, eds. Positional Therapy in Obstructive Sleep Apnea. New York: Springer; 2015:383 - 394.

[34] Oksenberg A, Silverberg DS. The effect of body posture on sleeprelated breathing disorders: facts and therapeutic implications. Sleep Med Rev. 1998; 2(3):139 - 162.

[35] Frank MH, Ravesloot MJ, van Maanen JP, Verhagen E, de Lange J, de Vries N. Positional OSA part 1: Towards a clinical classification system for position-dependent obstructive sleep apnoea. Sleep Breath. 2015; 19(2):473 - 480.

[36] Kim KT, Cho YW, Kim DE, Hwang SH, Song ML, Motamedi GK. Two subtypes of positional obstructive sleep apnea: Supine-predominant and supine-isolated. Clin Neurophysiol. 2016; 127(1):565 - 570.

[37] Joosten SA, Edwards BA, Wellman A, et al. The Effect of body position on physiological factors that contribute to obstructive sleep apnea. Sleep (Basel). 2015; 38(9):1469 - 1478.

[38] Heinzer R, Vat S, Marques-Vidal P, et al. Prevalence of sleepdisordered breathing in the general population: the HypnoLaus study. Lancet Respir Med. 2015; 3(4):310 - 318.

[39] Metersky ML, Castriotta RJ. The effect of polysomnography on sleep position: possible implications on the diagnosis of positional obstructive sleep apnea. Respiration. 1996; 63(5):283 - 287.

[40] Wimaleswaran H, Yo S, Buzacott H, et al. Sleeping position during laboratory polysomnography compared to habitual sleeping position at home. Journal of Sleep Research. 2018; 27(S2):e40_12766.

[41] Logan MB, Branham GH, Eisenbeis JF, et al. 11:48 am: unattended home monitoring in the evaluation of sleep apnea: is it equal to formal polysomnograph? Otolaryngol Head Neck Surg. 1996; 115:156 - P56.

[42] Vonk PE, de Vries N, Ravesloot MJL. Polysomnography and sleep position: a Heisenberg phenomenon? HNO 2019 Sep;67(9):679 - 684.

[43] Kaur A, Verma R, Gandhi A, et al. 0631 Effect of disease severity on determining body position during sleep in patients with positional obstructive sleep apnea. Journal of Sleep and Sleep Disorders Research. 2017; 40:A233 - A33.

[44] Benoist LBL, Beelen AMEH, Torensma B, de Vries N. Subjective effects of the sleep position trainer on snoring outcomes in positiondependent non-apneic snorers. Eur Arch Otorhinolaryngol. 2018; 275(8):2169 - 2176.

[45] Morong S, Hermsen B, de Vries N. Sleep-disordered breathing in pregnancy: a review of the physiology and potential role for positional therapy. Sleep Breath. 2014; 18(1):31 - 37.

[46] Saigusa H, Suzuki M, Higurashi N, Kodera K. Three-dimensional morphological analyses of positional dependence in patients with obstructive sleep apnea syndrome. Anesthesiology. 2009; 110(4): 885 - 890.

[47] Chang ET, Shiao GM. Craniofacial abnormalities in Chinese patients with obstructive and positional sleep apnea. Sleep Med. 2008; 9(4): 403 - 410.

[48] Walsh JH, Leigh MS, Paduch A, et al. Effect of body posture on pharyngeal shape and size in adults with and without obstructive sleep apnea. Sleep. 2008; 31(11):1543 - 1549.

[49] Soga T, Nakata S, Yasuma F, et al. Upper airway morphology in patients with obstructive sleep apnea syndrome: effects of lateral positioning. Auris Nasus Larynx. 2009; 36(3):305 - 309.

[50] Pevernagie DA, Stanson AW, Sheedy PF, II, Daniels BK, Shepard JW, Jr. Effects of body position on the upper airway of patients with obstructive sleep apnea. Am J Respir Crit Care Med. 1995; 152(1): 179 - 185.

[51] Joosten SA, Sands SA, Edwards BA, et al. Evaluation of the role of lung volume and airway size and shape in supine-predominant obstructive sleep apnoea patients. Respirology. 2015; 20(5):819 - 827.

[52] van Kesteren ER, van Maanen JP, Hilgevoord AA, Laman DM, de Vries N. Quantitative effects of trunk and head position on the apnea hypopnea index in obstructive sleep apnea. Sleep (Basel). 2011; 34(8): 1075 - 1081.

[53] Zhu K, Bradley TD, Patel M, Alshaer H. Influence of head position on obstructive sleep apnea severity. Sleep Breath. 2017; 21(4):821 - 828.

[54] Lee CH, Kim DK, Kim SY, Rhee CS,Won TB. Changes in site of obstruction in obstructive sleep apnea patients according to sleep position: a DISE study. Laryngoscope. 2015; 125(1):248－254.

[55] Victores AJ, Hamblin J, Gilbert J, Switzer C, Takashima M. Usefulness of sleep endoscopy in predicting positional obstructive sleep apnea. Otolaryngol Head Neck Surg. 2014; 150(3):487－493.

[56] Vonk PE, Ravesloot MJL, Kasius KM, van Maanen JP, de Vries N. Floppy epiglottis during drug-induced sleep endoscopy: an almost complete resolution by adopting the lateral posture. Sleep Breath. 2020; 24(1): 103－109.

[57] Vonk PE, van de Beek MJ, Ravesloot MJL, de Vries N. Drug-induced sleep endoscopy: new insights in lateral head rotation compared to lateral head and trunk rotation in (non)positional obstructive sleep apnea patients. Laryngoscope. 2019; 129(10):2430－2435.

[58] Katsantonis GP, Miyazaki S, Walsh JK. Effects of uvulopalatopharyngoplasty on sleep architecture and patterns of obstructed breathing. Laryngoscope. 1990; 100(10 Pt 1):1068－1072.

[59] Lee CH, Kim S-W, Han K, et al. Effect of uvulopalatopharyngoplasty on positional dependency in obstructive sleep apnea. Arch Otolaryngol Head Neck Surg. 2011; 137(7):675－679.

[60] van Maanen JP, Ravesloot MJ, Witte BI, Grijseels M, de Vries N. Exploration of the relationship between sleep position and isolated tongue base or multilevel surgery in obstructive sleep apnea. Eur Arch Otorhinolaryngol. 2012; 269(9):2129－2136.

[61] Lee YC, Eun YG, Shin SY, Kim SW. Change in position dependency in non-responders after multilevel surgery for obstructive sleep apnea: analysis of polysomnographic parameters. Eur Arch Otorhinolaryngol. 2014; 271(5):1081－1085.

[62] Li H-Y, Cheng W-N, Chuang L-P, et al. Positional dependency and surgical success of relocation pharyngoplasty among patients with severe obstructive sleep apnea. Otolaryngol Head Neck Surg. 2013; 149(3):506－512.

[63] van Maanen JP, Witte BI, de Vries N. Theoretical approach towards increasing effectiveness of palatal surgery in obstructive sleep apnea: role for concomitant positional therapy? Sleep Breath. 2014; 18(2):341－349.

[64] Kastoer C, Benoist LBL, Dieltjens M, et al. Comparison of upper airway collapse patterns and its clinical significance: drug-induced sleep endoscopy in patients without obstructive sleep apnea, positional and non-positional obstructive sleep apnea. Sleep Breath. 2018; 22(4): 939－948.

[65] Benoist LB, de Ruiter MH, de Lange J, et al. Residual POSA after maxillomandibular advancement in patients with severe OSA. In: de Vries, N, Ravesloot MJL, van Maanen PM. Positional Therapy in Obstructive Sleep Apnea: New York: Springer; 2015:321－329.

[66] Benoist LBL, Verhagen M, Torensma B, van Maanen JP, de Vries N. Positional therapy in patients with residual positional obstructive sleep apnea after upper airway surgery. Sleep Breath. 2017; 21(2):279－288.

[67] Steffen A, Hartmann JT, König IR, Ravesloot MJL, Hofauer B, Heiser C. Evaluation of body position in upper airway stimulation for obstructive sleep apnea–is continuous voltage sufficient enough? Sleep Breath. 2018; 22(4):1207－1212.

[68] Lee CH, Shin H-W, Han DH, et al. The implication of sleep position in the evaluation of surgical outcomes in obstructive sleep apnea. Otolaryngol Head Neck Surg. 2009; 140(4):531－535.

译者：于进涛 朱 云

15　腭部完全向心性塌陷

Eli Van de Perck, Olivier M. Vanderveken

摘要

　　腭部完全向心性塌陷是腭咽壁前后向（Anteroposterior, AP）和左右向同步变窄的结果。药物诱导睡眠内镜检查（DISE）发现腭部完全向心性塌陷的发生率为 10% ~ 31.5%。研究显示，高体质指数（BMI）与阻塞性睡眠呼吸暂停（OSA）密切相关。研究表明，与 OSA 的严重程度也呈正相关。目前，DISE 仍然是确定腭部完全向心性塌陷并选择治疗方法的重要依据。

关键词：阻塞性睡眠呼吸暂停，药物诱导睡眠内镜检查，完全向心性塌陷

15.1　引言

　　腭部完全向心性塌陷（Complete Concentric Collapse of the Palate，CCCp）是腭咽壁前后向（AP）和左右向同步变窄的结果。CCCp 的内镜特征为漏斗状，似括约肌样外观，与 AP 易于区分（► 图 15.1）。DISE 发现 CCCp 的概率为 10% ~ 31.5%。多项研究表明，CCCp 与体重指数（BMI）间存在明显的相关性，而且从呼吸暂停低通气指数（AHI）来看，CCCp 与阻塞性睡眠呼吸暂停（OSA）的严重程度呈正相关。然而，DISE 仍然是明确 CCCp 诊断的主要方法，因为清醒状态下的体格检查和睡眠呼吸监测不足以准确预测这种解剖病理生理学差异，这也被称为 OSA 患者的一种特定 DISE 表型。CCCp 的存在对于选择治疗方法具有重要意义。

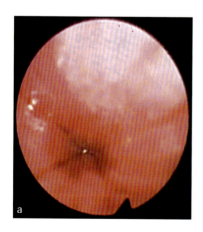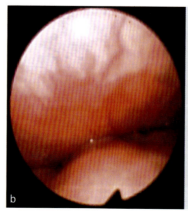

图 15.1　DISE 发现腭部水平呈完全向心（a）与完全 AP（b）塌陷对比。AP，前后向；DISE，药物诱导睡眠内镜检查

15.2 上气道阻塞的病理生理学

1996 年，Leiter 首次认识到上气道（UA）形状在 OSA 发病机制中的重要性。他比较了 UA 的两种形状：前后向的椭圆形与左右向的椭圆形，并假设前者更易发生 OSA。他认为，在呼吸暂停期间咽侧壁肌肉是静止的，扩张的肌肉主要是在前后向稳定或扩大 UA。因此，肌肉扩张时的机械效率取决于 UA 塌陷的形态；与左右向塌陷的 UA 相比，前后向塌陷的 UA 在肌肉扩张时，气道截面积增幅更小。这一假设与先前的临床证据一致，即与健康受试者清醒时的磁共振成像（Magnetic Resonance Imaging, MRI）对比，呼吸暂停患者 UA 的左右径变窄。Ciscar 等在随后的自然睡眠研究中利用快速 MRI 显示 OSA 患者腭咽一般表现出较小的同心圆形状，而健康对照组通常为左右向形状。

最近一项关于 DISE 塌陷模式影响持续气道正压通气（CPAP）的研究显示，CCCp（包括部分向心性塌陷）与 CPAP 压力值（平均压力 9.19 cmH$_2$O 对比 7.21 cmH$_2$O）呈正相关。CPAP 治疗压的高低被认为是 UA 塌陷程度的预测指标，CPAP 压力值的高水平反映更大的咽部临界关闭压力，反之亦然。综上所述，DISE 所见的 CCCp 可能是 OSA 患者 UA 塌陷加重的标志。

CCCp 与 BMI 之间的关系可能与咽部脂肪堆积有关。Koenig 和 Thach 利用动物模型研究了肥胖对 UA 形状和塌陷程度的影响。他们在麻醉状态下在兔子颈前区模拟脂肪组织堆积。在内镜检查可见腭部 – 口咽向心性狭窄，UA 稳定性降低，导致闭合压力升高（即负压减少）。

综上所述，CCCp 可能反映了 UA 稳定性降低，一方面是颈部脂肪堆积相关的腔外组织压力增加，另一方面是咽部肌肉组织的失代偿所致。然而，目前关于这个问题的证据有限，尚需要进一步研究。

15.3 疗效的预测价值

15.3.1 咽部手术

以往人们认为，CCCp 的存在与咽部手术失败的风险增加有关。这类手术通常包括传统的悬雍垂腭咽成形术（UPPP）。Leiter 的假设认为（第 17 章），这种类型的手术可能使向心性 UA 形状加重，抵消了咽部扩张肌的力学作用，使咽侧壁互相接近。（▶图 15.2）。因此，一些扩大 UA 左右径的外科技术相继问世。研究表明，这些技术可以使 DISE 下 CCCp 表型患者的呼吸暂停低通气指数（AHI）明显降低。此外，根据 Hasselbacher 和同事的研究，咽侧壁扩张手术可有效地消除 CCCp。他们评估了 15 例诊断为 CCCp 的 CPAP 不耐受患者，改良的 UPPP 术对其 UA 塌陷模式的影响。术后 3 个月进行 DISE，仅 1 例患者仍有持续的 CCCp，1 例患者未出现腭部塌陷，13 例患者出现腭部 AP 塌陷（其中 9 例为部分塌陷，4 例为完整性塌陷）。结果表明，对于最初因 CCCp 不

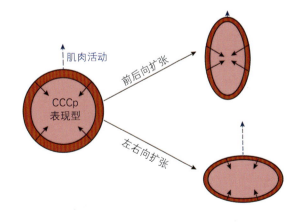

图 15.2 UA 的纵向与横向扩张对 CCCp 的影响。CCCp，腭部完全向心性塌陷；UA，上气道

能做上气道刺激（UAS）治疗的患者，咽部手术为其提供了选择。

前后径扩张降低了咽部肌肉组织的机械效能，并将侧壁向内牵拉，导致 UA 不稳定性不变甚至增加。而左右径（侧向）扩张手术则可以改善咽肌肉组织的效力，维持 UA 通畅。

15.3.2　上气道刺激

2012 年的一项前瞻性舌下神经电刺激可行性研究，首次将 CCCp 定为 UAS 的负面预测因素。7 例受试者均在植入前通过 DISE 进行了评估，治疗后发现 4 例 CCCp 的患者治疗无效。连续验证的结果显示，排除了 CCCp（结合 BMI ≥ 32 kg/m^2、AHI > 50 次 /h）后的 UAS 治疗，可显著降低患者的 AHI。Vanderveken 和他的同事们随后在一个 21 例 OSA 患者的队列研究中，证实了 CCCp 对 UAS 疗效的预测价值。其中有 5 例 CCCp 患者在 UAS 植入 6 个月后 AHI 均未见显著降低（平均基线 AHI 为 41.5 次 /h，而 UAS 患者 AHI 为 48.1 次 /h）。然而，腭部 AP 塌陷患者 AHI 显著改善（平均基线 AHI 为 37.6 次 /h，而 UAS 患者 AHI 为 11.6 次 /h）。基于这些发现，在一项评估 OSA 患者 UAS 疗效的大型队列研究中（即 STAR 试验），CCCp 被认定为正式的排除标准。该试验结果使美国食品药品监督管理局（Food and Drug Administration, FDA）批准 UAS 可用于治疗选定的 OSA 患者。由于 DISE 检查除外 CCCp 通常被认为是最严格的适应证，因此没有其他关于 CCCp 患者 UAS 的数据。

另一方面，UAS 可以有效地治疗单纯腭部 AP 塌陷，这与治疗其他形式的 UA 塌陷没有区别。合理的解释是舌下神经刺激使腭部后区开放，形成了所谓的腭舌联动。这种腭舌之间的机械联动在伸舌时产生腭部前下部的移位，可能发挥了舌下神经刺激的多层效应。

15.3.3　下颌前移装置疗法

最近，一项对 100 例 OSA 患者的前瞻性研究证实了 CCCp 对下颌前移装置（MAD）治疗的预测价值。CCCp 合并口咽侧壁完全塌陷可显著增加治疗后病情恶化的风险，表现为 MAD 治疗患者的 AHI 与基数相比明显增加。结果表明，MAD 扩展 UA 的方式类似于 UAS 纵向模式。因此，UAS 和 MAD 是 AP 塌陷型患者的最佳治疗方案，而对于向心性塌陷的患者次之。

15.3.4　上下颌前移术

Kastoer 等最近分析了 19 例 OSA 患者的 UA 塌陷模式和上下颌前移（Maxillomandibular Advancement, MMA）手术效果之间的关系。发现有 CCCp 和无 CCCp 的患者中 AHI 的降幅是相同的。此外，6 例术前发现为 CCCp 的患者，术后 DISE 显示转变为 AP 塌陷（4/6）或塌陷完全消除（2/6）。作者认为，CCCp 不影响 MMA 的手术效果，该技术可有效地消除 CCCp。

15.4　总结

CCCp 是 OSA 患者 DISE 检查所见的一种显著特征。这种特异的 DISE 表型可能是腭咽前后径及左右径共同变窄导致的 UA 塌陷的结果。文献证据表明，为了减少无效和失败率，存在 CCCp 的 OSA 患者应避免 UAS 和（或）MAD 治疗。MMA 的效果与 CCCp 的存在与否无关，且 MMA 有可能够消除 CCCp。当 MMA 或特定咽部手术后 DISE 评估证实 CCCp 消除时，患者可以选择进行 UAS 和（或）MAD 治疗。

参考文献

[1] Koutsourelakis I, Safiruddin F, Ravesloot M, Zakynthinos S, de Vries N. Surgery for obstructive sleep apnea: sleep endoscopy determinants of outcome. Laryngoscope. 2012; 122(11):2587 – 2591.

[2] Ravesloot MJ, de Vries N. One hundred consecutive patients undergoing drug–induced sleep endoscopy: results and evaluation. Laryngoscope. 2011; 121(12):2710 – 2716.

[3] Vroegop AV, Vanderveken OM, Boudewyns AN, et al. Drug–induced sleep endoscopy in sleep–disordered breathing: report on 1,249 cases. Laryngoscope. 2014; 124(3):797 – 802.

[4] Steffen A, Frenzel H, Wollenberg B, K nig IR. Patient selection for upper airway stimulation: is concentric collapse in sleep endoscopy predictable? Sleep Breath. 2015; 19(4):1373 – 1376.

[5] Ong AA, Murphey AW, Nguyen SA, et al. Efficacy of upper airway stimulation on collapse patterns observed during drug–induced sedation endoscopy. Otolaryngol Head Neck Surg. 2016; 154(5):970 – 977.

[6] Lan MC, Liu SY, Lan MY, Modi R, Capasso R. Lateral pharyngeal wall collapse associated with hypoxemia in obstructive sleep apnea. Laryngoscope. 2015; 125(10):2408 – 2412.

[7] Vanderveken OM, Maurer JT, Hohenhorst W, et al. Evaluation of drug–induced sleep endoscopy as a patient selection tool for implanted upper airway stimulation for obstructive sleep apnea. J Clin Sleep Med. 2013; 9(5):433 – 438.

[8] Op de Beeck S, Dieltjens M, Verbruggen AE, et al. Phenotypic labeling using drug–induced sleep endoscopy improves patient selection for mandibular advancement device outcome. J Clin Sleep Med. 2019; 15 (8 Epub ahead of print).

[9] Leiter JC. Upper airway shape: is it important in the pathogenesis of obstructive sleep apnea? Am J Respir Crit Care Med. 1996; 153(3): 894 – 898.

[10] Rodenstein DO, Dooms G, Thomas Y, et al. Pharyngeal shape and dimensions in healthy subjects, snorers, and patients with obstructive sleep apnoea. Thorax. 1990; 45(10):722 – 727.

[11] Schwab RJ, Gupta KB, Gefter WB, Metzger LJ, Hoffman EA, Pack AI. Upper airway and soft tissue anatomy in normal subjects and patients with sleep–disordered breathing. Significance of the lateral pharyngeal walls. Am J Respir Crit Care Med. 1995; 152(5 Pt 1): 1673 – 1689.

[12] Ciscar MA, Juan G, Mart nez V, et al. Magnetic resonance imaging of the pharynx in OSA patients and healthy subjects. Eur Respir J. 2001; 17(1):79 – 86.

[13] Lan MC, Hsu YB, Lan MY, et al. The predictive value of drug–induced sleep endoscopy for CPAP titration in OSA patients. Sleep Breath. 2018; 22(4):949 – 954.

[14] Landry SA, Joosten SA, Eckert DJ, et al. Therapeutic CPAP level predicts upper airway collapsibility in patients with obstructive sleep apnea. Sleep (Basel). 2017; 40(6).

[15] Koenig JS, Thach BT. Effects of mass loading on the upper airway. J Appl Physiol (1985). 1988; 64(6):2294 – 2299.

[16] Kairaitis K, Howitt L, Wheatley JR, Amis TC. Mass loading of the upper airway extraluminal tissue space in rabbits: effects on tissue pressure and pharyngeal airway lumen geometry. J Appl Physiol (1985). 2009; 106(3):887 – 892.

[17] Iwanaga K, Hasegawa K, Shibata N, et al. Endoscopic examination of obstructive sleep apnea syndrome patients during drug–induced sleep. Acta Otolaryngol Suppl. 2003(550):36 – 40.

[18] Cahali MB, Formigoni GG, Gebrim EM, Miziara ID. Lateral pharyngoplasty versus uvulopalatopharyngoplasty: a clinical, polysomnographic and computed tomography measurement comparison. Sleep. 2004; 27(5):942 – 950.

[19] Pang KP, Woodson BT. Expansion sphincter pharyngoplasty: a new technique for the treatment of obstructive sleep apnea. Otolaryngol Head Neck Surg. 2007; 137(1):110 – 114.

[20] Vicini C, Hendawy E, Campanini A, et al. Barbed reposition pharyngoplasty (BRP) for OSAHS: a feasibility, safety, efficacy and teachability pilot study. "We are on the giant's shoulders". Eur Arch Otorhinolaryngol. 2015; 272(10):3065 – 3070.

[21] Hsu YS, Jacobowitz O. Does sleep endoscopy staging pattern correlate with outcome of advanced palatopharyngoplasty for moderate to severe obstructive sleep apnea? J Clin Sleep Med. 2017; 13(10):1137 – 1144.

[22] Hong SN, Kim HG, Han SY, et al. Indications for and outcomes of expansion sphincter pharyngoplasty to treat lateral pharyngeal collapse in patients with obstructive sleep apnea. JAMA Otolaryngol Head Neck Surg. 2019; 145(5):405 – 412.

[23] Mantovani M, Carioli D, Torretta S, Rinaldi V, Ibba T, Pignataro L. Barbed snore surgery for concentric collapse at the velum: The Alianza technique. J Craniomaxillofac Surg. 2017; 45(11):1794 – 1800.

[24] Hasselbacher K, Seitz A, Abrams N, Wollenberg B, Steffen A. Complete concentric collapse at the soft palate in sleep endoscopy: what change is possible after UPPP in patients with CPAP failure? Sleep Breath. 2018; 22(4):933 – 938.

[25] Van de Heyning PH, Badr MS, Baskin JZ, et al. Implanted upper airway stimulation device for obstructive sleep apnea. Laryngoscope. 2012; 122(7):1626 – 1633.

[26] Strollo PJ, Jr, Soose RJ, Maurer JT, et al. STAR Trial Group. Upperairway stimulation for obstructive sleep apnea. N Engl J Med. 2014; 370(2):139 – 149.

[27] Mahmoud AF, Thaler ER. Outcomes of hypoglossal nerve upper airway stimulation among patients with isolated retropalatal collapse. Otolaryngol Head Neck Surg. 2019; 160(6):1124 – 1129.

[28] Heiser C, Edenharter G, Bas M, Wirth M, Hofauer B. Palatoglossus coupling in selective upper airway stimulation. Laryngoscope. 2017; 127(10):E378 – E383.

[29] Safiruddin F, Vanderveken OM, de Vries N, et al. Effect of upper–airway stimulation for obstructive sleep apnoea on airway dimensions. Eur Respir J. 2015; 45(1):129 – 138.

[30] Kastoer C, Op de Beeck S, Dom M, et al. Drug–induced sleep endoscopy upper airway collapse patterns and maxillomandibular advancement. Laryngoscope. 2019.

译者：蔡　花　朱　云

16　会厌塌陷

Patty E.Vonk, Madeline J. L. Ravesloot, Nicode Vries

摘要

许多睡眠外科医生对药物诱导睡眠内镜检查（DISE）中检出会厌塌陷（Epiglottic Collapse，EC）感到棘手。针对这种情况的处理目前尚无统一标准。本章讨论的资料表明，EC 几乎只出现在仰卧位，在侧卧位时较少出现。

关键词：阻塞性睡眠呼吸暂停，药物诱导睡眠内镜检查，体位性阻塞性睡眠呼吸暂停

16.1　引言

VOTE 分型包括软腭（Velum）、口咽（Oropharynx）、舌根（Tonguebase）和会厌（Epiglottis）4 个平面，多数睡眠外科医生并不熟悉 EC 的处理。而对于其他 3 个层面的上气道（UA）塌陷，许多公认的手术方法已广泛开展，软腭：软腭成形术；口咽：扁桃体切除术和扁桃体部分切除术；舌根：上气道刺激治疗（UAS）、射频消融术、舌骨悬吊术、颏舌肌前移术、舌中线部分切除术等，而对于 EC 的治疗，尚存诸多争议。

诸多文献对 EC 有不同定义，导致关于 EC 患病率的报道存在很大差异，为 9.7% ~ 73.5%。第一类为继发于舌根平面的会厌前后向（AP）塌陷，舌根将会厌向后推（▶ 图 16.1a、b）。第二类为会厌左右向塌陷，例如会厌本身的发育不全。第三类 EC 可以从 AP 中分离出来，也被称为盘状会厌（Floppy Epiglottis，FE）（▶ 图 16.2）。大多数会厌塌陷为前后向塌陷，而左右向塌陷、儿童型梗阻较少发生。本章将重点讨论第三类 EC，因为治疗方法有所不同，特别是 UA 手术。

无论是保守治疗或手术治疗，单纯性 EC（即 FE）均具有挑战性。首先，FE 与持续气道正压通气（CPAP）失败有关，即某些情况下，应用 CPAP 可能进一步将会厌后推（如怀疑 CPAP 治疗失败与 FE 有关，可在 CPAP 时同步进行 DISE）。此外，之前研究表明，使用下颌前移装置（MAD）治疗此类型塌陷很困难，通常会失败。实行 DISE 时，下颌前伸是否可缓解 FE 是预测 MAD 治疗是否有效的依据。如果有效，可以认为（虽未经证实）MAD 治疗有意义。必须强调的是，上述结论是基于专家意见，但仍缺乏相关的文献证据。

除了传统的阻塞性睡眠呼吸暂停（OSA）治疗外，文献还介绍了几种治疗 EC 的手术方案。关于会厌手术的适应证、禁忌证、操作技术、成功率和并发症的系列报道很少，许多睡眠外科医生不愿进行会厌手术，因为会厌部分切除术后存在严重的、不可逆性吞咽问题。这种情况在单纯性 EC 中尤为明显。必须声明，对于重度 OSA 和 CPAP 失败的经口机器人手术（Transoral Robotic Surgery，TORS）的情况与 EC 手术有本质的不同，其中 EC 通常为继发于舌根平面的会厌前后向塌陷。然而，在 TORS 中，除了

舌根部分切除外，还需要进行会厌部分切除。对这种严重的病例，必须充分权衡后遗症的风险。而轻、中度 OSA 患者有其他治疗方案可供选择。众所周知，水平部分喉切除（头颈部肿瘤）术后，吞咽并发症往往是暂时的，但重要的是鉴别该并发症是癌症手术后遗症还由其他疾病引起。对于轻中度 OSA，尚有其他治疗方案可供选择，而对于重度 OSA，侵入性手术常被作为挽救性治疗方法。

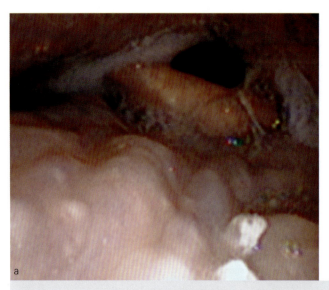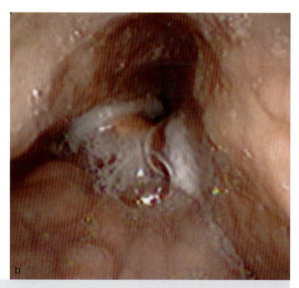

图 16.1 （a）会厌的部分前后向塌陷，继发于舌根塌陷。(b)会厌的完全前后向塌陷，继发于舌根塌陷。

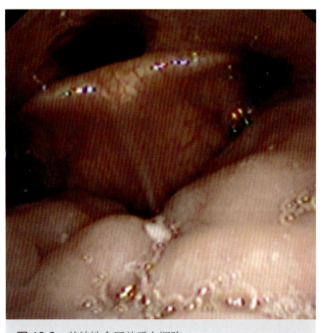

图 16.2 单纯性会厌前后向塌陷。

EC 并不罕见，但其诊断需要进行有创性检查。一般来说，它不能通过间接体格检查、纤维喉镜、Müller 操作或影像学来确定。长期以来，由于 EC 是一种仅能在 DISE 中检测到的现象，因此 EC 的诊断被认为是支持 DISE 可操作性的重要论据之一。正如第 11 章中所述，在不同体位施行 DISE，已经充分阐明了 ECs 的存在，特别是单纯性 EC。在我们医学中心，DISE 可以在不同的体位下完成，即仰卧位和头（和躯干）侧旋位，以及下颌前伸位和原位。基于在 DISE 期间的观察，我们假设单纯性 EC 主要发生在仰卧位，而侧卧位时程度减轻。让人感兴趣的是，能否通过回顾性分析来证实我们的假设：在 DISE 检查中，单纯性 EC 是否在体位性 OSA 患者（Position-Dependent OSA Patients，PP）中比非体位性 OSA 患者（Nonpositional OSA Patients，NPP）中更常见。此外，我们亦评估了在 DISE 期间的操作和体位对 EC 的影响，包括下颌前伸、仰卧位和头（和躯干）侧旋位。目前人们认为，单纯性 EC 几乎只发生在仰卧位。本章将重点评估这一现象及其临床意义。

16.2 材料与方法

16.2.1 患者

我们的一项回顾性研究选取 2017 年 8 月至 2018 年 8 月在 OLVG（阿姆斯特丹，荷兰）耳鼻咽喉头颈外科接受 DISE 的患者。在睡眠呼吸障碍（SDB）患者中，包括非呼吸暂停打鼾患者和 OSA 患者。如有关仰卧位和非仰卧位呼吸暂停低通气指数（AHI）的多导睡眠监测（PSG）及睡眠体位数据丢失，或仰卧位睡眠时间占总睡眠时间（TST）< 10% 或 > 90%（因其随后的仰卧位或非仰卧位 AHI 无法可靠测定），此类患者将被剔除。如患者 DISE 结果不确定（如因黏液分泌过多），相关数据也被剔除。

16.2.2 定义

使用 Cartwright 标准诊断 PP：仰卧位 AHI 至少是非仰卧位的 2 倍。如前所述，我们只关注单纯性 EC（也称为盘状会厌）的患者，而非继发于舌根的会厌塌陷患者。

16.2.3 DISE 操作

DISE 在安静的内镜检查室中使用丙泊酚进行。实施 DISE 的主要目的是为了选择并评估手术治疗方案。其他适应证包括患者是否适合接受 MAD 治疗或联合治疗［如 MAD+ 体位治疗（Positional Therapy，PT）］。DISE 由一名经验丰富的耳鼻喉科医生和一名有经验的麻醉医生（管理镇静并监测血压、心电图和血氧）完成。镇静深度由靶控输注（TCI）泵控制，使用 Schnider 等描述的方法计算有效剂量。静脉输注丙泊酚前，先静脉输注利多卡因 2mL，以预防输注丙泊酚时引起的疼痛。部分患者需静脉输注格隆溴铵（Robinul）以防止黏液分泌过多，避免干扰内镜评估。

16.2.4 患者体位

DISE 评估开始时患者呈仰卧位，随后将患者头旋转至侧卧位，以模仿非仰卧睡姿的效果。两种体位均进行下颌前伸操作，以评估此操作对开放 UA 的影响。

如第 11 章所述，与之前的设想相反，侧头旋转对 PP 患者 UA 开放的影响与头部和躯干同时侧旋并不相同。因此，我们决定修改方案，在 NPP 中，DISE 流程不变，但在 PP 的 DISE 中，我们调整将头部和躯干同时侧旋作为起始位。充分评估后，将患者移至头部和躯干仰卧位。两种体位均进行下颌前伸操作。随后，在仰卧位和头旋转到侧位时观察 NPP 的结果。而在 PP 中，使用侧头旋转或头部和躯干侧旋位来记录结果。

16.3 结果

本研究共纳入 324 例患者，其中 291 例诊断为 OSA，PP 占 72.5%（$N = 211$），平均年龄（48.4 ± 24.4）

岁，平均体重指数（BMI）（27.1 ± 3.3）kg/m²，AHI 中位数为 17.7 次 /h（8.3，31.1），仰卧位 AHI 中位数为 33.5 次 /h（15.3，56.6），非仰卧位 AHI 中位数为 7.1 次 /h（2.8，19.9）。仰卧位 TST 的中位百分比为 38.3%（25.9，52.2），氧减指数（Oxygen Desaturation Index，ODI）的中位数为 19.8 次 /h（10.3，34.2）。在 PP 中，19.4% 的患者诊断为 FE，而在 NPP 中为 16.8%，但 FE 的存在与体位依赖性之间没有显著相关性（P = 0.183）。▶ 表 16.1 给出了患者特征的概述。

DISE 结果

324 例患者中有 60 例（18.5%）在仰卧位时发现 FE。虽然重点关注 FE，并非继发于舌根的会厌前后向塌陷，但在纳入的多数患者中，这是多平面问题的一部分（例如，合并软腭平面的塌陷）。以下颌骨突出 60% ~ 75% 为目标，施加下颌前伸后，仍有 10 例患者存在 FE。当在 NPP 中进行侧头旋转时，所有患者均不再出现 FE。在 PP 中，仅采用侧头旋转时仍有 4 例患者存在 FE。采用头和躯干同时侧旋时，仅一例患者出现 FE。▶ 表 16.2 中提供了 DISE 结果。

表 16.1　患者基线特征

患者特征	总人数 N=324	非 OSA N=33	NPP N=80	PP N=211	P 值
年龄（岁）	48.4 ± 24.4	40.2 ± 10.0	48.3 ± 12.3	49.6 ± 28.8	0.688
性别（男 / 女）	269/55	22/11	61/19	186/25	0.002*
BMI（kg/m²）	27.1 ± 3.3	25.8 ± 3.6	27.2 ± 3.5	27.2 ± 3.5	0.991
总 AHI（次 /h）	17.7（8.3，31.1）°	5.0（2.0，8.3）°	30.3（15.9，59.9）°	37.5（22.6，58.5）°	0.124
非仰卧位 AHI（事件 /h）	7.1（2.8，19.8）°	1.1（0.6，2.2）°	25.4（10.4，41.0）°	6.1（2.8，14.0）°	0.000*
仰卧位 TST（%）	40.2 ± 18.8	42.3 ± 18.0	42.6 ± 18.2	38.9 ± 19.1	0.134
ODI（次 /h）	19.8（10.3，34.2）°	3.9（2.7，7.0）°	30.2（15.1，51.6）°	20.2（12.3，32.0）°	0.000*

OSA：阻塞性睡眠呼吸暂停；NPP：非体位性阻塞性睡眠呼吸暂停患者；PP：体位性阻塞性睡眠呼吸暂停患者；BMI：体重指数；AHI：呼吸暂停低通气指数；TST：总睡眠时间；ODI：氧减指数。注：数据表示为平均数 ± 标准差。中位数（Q1，Q3）。比较 NPP 和 PP，*P < 0.05

表 16.2　概述无 OSA、NPP 和 PP 患者在有或没有操作的不同体位的 FE 存在情况

患者特征	FE	非 FE	FE vs 非 FE P 值
人数（%）	60（18.5）	264（81.5）	48 对 228
年龄（岁）	47.5 ± 11.9	48.6 ± 26.4	0.756
性别（男 / 女）	53/7	216/48	0.914
BMI（kg/m²）	27.0 ± 3.6	27.1 ± 3.3	0.787
总 AHI（次 /h）	14.4（8.2，25.0）°	18.3（8.3，32.4）°	0.317
仰卧位 AHI（次 /h）	28.9（14.3，56.6）°	35.0（15.5，57.0）°	0.260
非仰卧位 AHI（次 /h）	5.9（2.7，16.0）°	8.1（2.8，20.1）°	0.173

续表

患者特征	FE	非 FE	FEvs 非 FE P 值
仰卧位 TST (%)	41.1 (28.2, 63.1)°	37.6 (25.8, 51.5)°	0.475
ODI (次 /h)	20.0 (10.2, 31.3)°	19.8 (10.3, 34.8)°	0.949

BMI: 体重指数；AHI: 呼吸暂停低通气指数；TST: 总睡眠时间；ODI: 氧减指数；FE: 盘状会厌；NPP: 非体位性 OSA；OSA: 阻塞性睡眠呼吸暂停；PP: 体位性 OSA。注：数据表示为平均数 ± 标准差。中位数（Q1，Q3）。*$P < 0.05$

16.4　讨论

本研究结果表明，FE 几乎只出现在仰卧位，在侧卧（头和躯干）位时出现的情况较少。尽管如此，在 NPP 和 PP 中，FE 的患病率是相似的。FE 的存在和体位依赖性无明显关联。

这可以解释为，本研究没有排除在 DISE 中观察到的多平面塌陷中出现 FE 的患者。

总共只有 2 例患者确诊为单纯性 EC，这意味着在软腭、口咽和舌根平面均未发现塌陷。

有趣的是两例患者的表型不同：他们更年轻，BMI 较低，仰卧位 AHI 是非仰卧位 AHI 的 2 倍。这些特征与 PP 相似。

这项研究的结果得到了之前发表的几篇文献的支持。首先，Marques 等观察了 23 例在自然睡眠期间接受 UA 内镜检查的 OSA 患者，评估了睡眠姿势的影响，以及与 UA 塌陷中涉及的咽部结构的相关性。同时记录气流和咽部压力。在 6 例患者中发现 EC，当患者转向侧卧位时，UA 通畅性明显改善。客观测量结果还显示，仰卧位与侧卧位相比，EC 的呼吸百分比从 66.5% 下降到 12.3%，通气量增加 45%。

另一项研究显示，改变体位对 EC 中 UA 的开放有积极影响。这些结果被另一研究证实，与仰卧位相比，侧头位与 EC 减少相关。

如本章前面所述，EC 的诊断需要借助侵入性检查，如 DISE。文献中已经提出了一些侵入性更低的诊断工具来识别气流模式及其与 UA 塌陷所涉及的解剖结构的关系。Azarbarzin 等先前已描述了其中一种替代方案。他们分析气流特征与 FE 的发生有关，认为这种类型的 UA 塌陷与不连续性和锯齿状的气流特征相关。遗憾的是，这些算法尚未经过研究验证，也不是常规操作。

16.5　结论

本研究的结果表明，FE 呈体位依赖性，几乎只出现在仰卧位，但 NPP 和 PP 的潜在病生理机制的关联至今尚不清楚。

16.6　临床意义

对于存在 FE 的 OSA 患者的治疗仍面临挑战：保守治疗成功率低，以及外科干预可能的并发症，两者阻碍了本病的研究进展。

可以得出的结论是，对于这种类型的 UA 塌陷需要寻求其他的治疗方案。根据本研究的结果，避免仰卧睡姿是一个合理的建议。最近的进展表明，新一代设备的 PT 可有效减少 PP 中的仰卧睡眠百分比。此外，对 FE 患者进行 PT 治疗可能是一个很有前途的选择，无论是作为一种单独治疗或联合其他治疗，例如：联合其他平面 UA 梗阻的微创手术，可降低手术风险和术后并发症。

参考文献

[1] Kezirian EJ, Hohenhorst W, de Vries N. Drug-induced sleep endoscopy: the VOTE classification. Eur Arch Otorhinolaryngol. 2011; 268 (8):1233 - 1236.

[2] Torre C, Camacho M, Liu SY, Huon LK, Capasso R. Epiglottis collapse in adult obstructive sleep apnea: a systematic review. Laryngoscope. 2016; 126(2):515 - 523.

[3] Verse T, Pirsig W. Age-related changes in the epiglottis causing failure of nasal continuous positive airway pressure therapy. J Laryngol Otol. 1999; 113(11):1022 - 1025.

[4] Dedhia RC, Rosen CA, Soose RJ. What is the role of the larynx in adult obstructive sleep apnea? Laryngoscope. 2014; 124(4):1029 - 1034.

[5] Shimohata T, Tomita M, Nakayama H, Aizawa N, Ozawa T, Nishizawa M. Floppy epiglottis as a contraindication of CPAP in patients with multiple system atrophy. Neurology. 2011; 76(21):1841 - 1842.

[6] Kent DT, Rogers R, Soose RJ. Drug-induced sedation endoscopy in the evaluation of OSA patients with incomplete oral appliance therapy response. Otolaryngol Head Neck Surg. 2015; 153(2):302 - 307.

[7] Catalfumo FJ, Golz A, Westerman ST, Gilbert LM, Joachims HZ, Goldenberg D. The epiglottis and obstructive sleep apnoea syndrome. J Laryngol Otol. 1998; 112(10):940 - 943.

[8] Golz A, Goldenberg D, Westerman ST, et al. Laser partial epiglottidectomy as a treatment for obstructive sleep apnea and laryngomalacia. Ann Otol Rhinol Laryngol. 2000; 109(12 Pt 1):1140 - 1145.

[9] Bourolias C, Hajiioannou J, Sobol E, Velegrakis G, Helidonis E. Epiglottis reshaping using CO2 laser: a minimally invasive technique and its potent applications. Head Face Med. 2008; 4:15.

[10] Cartwright RD. Effect of sleep position on sleep apnea severity. Sleep. 1984; 7(2):110 - 114.

[11] Schnider T, Minto C. Pharmacokinetic models of propofol for TCI. Anaesthesia. 2008; 63(2):206 - 206, author reply 206 - 207.

[12] Schnider TW, Minto CF, Gambus PL, et al. The influence of method of administration and covariates on the pharmacokinetics of propofol in adult volunteers. Anesthesiology. 1998; 88(5):1170 - 1182.

[13] Vonk PE, van de Beek MJ, Ravesloot MJL, de Vries N. Drug-induced sleep endoscopy: new insights in lateral head rotation compared to lateral head and trunk rotation in (non)positional obstructive sleep apnea patients. Laryngoscope. 2019; 129(10):2430 - 2435.

[14] Ravesloot MJ, Frank MH, van Maanen JP, Verhagen EA, de Lange J, de Vries N. Positional OSA part 2: retrospective cohort analysis with a new classification system (APOC). Sleep Breath. 2016; 20(2):881 - 888.

[15] Richard W, Kox D, den Herder C, Laman M, van Tinteren H, de Vries N. The role of sleep position in obstructive sleep apnea syndrome. Eur Arch Otorhinolaryngol. 2006; 263(10):946 - 950.

[16] Oksenberg A, Silverberg DS, Arons E, Radwan H. Positional vs nonpositional obstructive sleep apnea patients: anthropomorphic, nocturnal polysomnographic, and multiple sleep latency test data. Chest. 1997; 112(3):629 - 639.

[17] Itasaka Y, Miyazaki S, Ishikawa K, Togawa K. The influence of sleep position and obesity on sleep apnea. Psychiatry Clin Neurosci. 2000; 54(3):340 - 341.

[18] Marques M, Genta PR, Sands SA, et al. Effect of sleeping position on upper airway patency in obstructive sleep apnea is determined by the pharyngeal structure causing collapse. Sleep (Basel). 2017; 40(3).

[19] Victores AJ, Hamblin J, Gilbert J, Switzer C, Takashima M. Usefulness of sleep endoscopy in predicting positional obstructive sleep apnea. Otolaryngol Head Neck Surg. 2014; 150(3):487 - 493.

[20] Safiruddin F, Koutsourelakis I, de Vries N. Analysis of the influence of head rotation during drug-induced sleep endoscopy in obstructive sleep apnea. Laryngoscope. 2014; 124(9):2195 - 2199.

[21] Azarbarzin A, Marques M, Sands SA, et al. Predicting epiglottic collapse in patients with obstructive sleep apnoea. Eur Respir J. 2017; 50(3):1700345.

[22] Benoist LB, Verhagen M, Torensma B, van Maanen JP, de Vries N. Positional therapy in patients with residual positional obstructive sleep apnea after upper airway surgery. Sleep Breath. 2016; 21(2): 279 - 288.

[23] van Maanen JP, de Vries N. Long-term effectiveness and compliance of positional therapy with the sleep position trainer in the treatment of positional obstructive sleep apnea syndrome. Sleep (Basel). 2014; 37(7):1209 - 1215.

[24] van Maanen JP, Meester KA, Dun LN, et al. The sleep position trainer: a new treatment for positional obstructive sleep apnoea.

Sleep Breath. 2013; 17(2):771 - 779.

[25] Ravesloot MJL, White D, Heinzer R, Oksenberg A, Pépin JL. Efficacy of the new generation of devices for positional therapy for patients with positional obstructive sleep apnea: a systematic review of the literature and meta-analysis. J Clin Sleep Med. 2017; 13(6):813 - 824.

译者：李 明 朱 云

17 药物诱导睡眠内镜检查中的常见错误

Filippo Montevecchi, Giovanni Cammaroto, Riccardo Gobbi

摘要

在本章中，作者描述了药物诱导睡眠内镜检查（DISE）过程中所有可能出现的错误，回顾了相关的文献，并介绍了 10 多年来在睡眠医学领域积累的成功经验。

关键词：错误，DISE，睡眠内镜检查，睡眠医学

17.1 引言

DISE 是一种在镇静状态下对上气道（UA）进行的纤维光学检查，用于确定睡眠呼吸障碍（SDB）患者 UA 塌陷的确切部位。

通过 DISE 可以定位 UA 塌陷的平面，识别上气道塌陷的机制。这将有助于患者个性化选择手术治疗方案并改善其愈后。

许多医生认为，DISE 可以明确 OSA 患者的所有问题，这显然是一个常见的错误认识。DISE 可以提供某些重要信息，但仍存在多种因素可能导致检查结果的误差。

1991 年，Croft 和 Pringle 曾介绍了一种评价 OSA 患者病情的初始方法，即"睡眠鼻内镜检查"，这是一种在药物诱导睡眠下观察 UA 的方法。当时，对这项技术的质疑主要与自然生理睡眠和 DISE 药物诱导睡眠之间的本质差异有关。随后，许多研究观察了镇静期间的睡眠结构，以证实二者之间的不同和相似之处。对于镇静深度的质疑是因为在不同镇静深度，会观察到不同程度的上气道阻塞。一种更客观的测量睡眠深度的方法是通过双频指数监测（BIS）(Medtronic，Minneapolis，MN，USA)，最近 BIS 与先进的 DISE 相互融合，代替了简单的测量睡眠深度的临床判断（患者对不同言语和触觉刺激的反应能力）。

研究表明，有经验的 ENT 医生总体观察的一致性高于无经验的医生，这说明积累 DISE 的经验对于获得可靠观测结果是必要的。由经验丰富的外科医生指导的培训，并使用先进技术，包括靶控输注（TCI）、睡眠深度测量和实时心肺监测，对缺少经验的医生将有所帮助。在过去的 20 年里，DISE 在医学界受到越来越多的关注，大量关于该技术应用的文献和 DISE 在世界范围内的传播可以证明这点。

17.2 设置和术前调查

在 DISE 之前进行睡眠分析并至少是 III 型多导睡眠监测（PSG）是必要的。基于 PSG，医生可以对 OSA 的程度进行评分，获得 DISE 前应该掌握的某些信息，如睡眠体位。

患者在手术室通过丙泊酚药物诱导，在标准的监测和复苏设备支持下接受 DISE。持续使用特定药物有助于了解其对 OSA 患者的影响，并使检查过程标准化。因此，使用不同药物可能导致检测数据的差异。患者仰卧在床上，根据其习惯垫枕或去枕。一个可能出现的错误是在没有麻醉设备的情况下进行 DISE：OSA 患者的气道很难管理，将会影响医生对重度低氧血症和气道塌陷的 OSA 患者发病机制的分析。DISE 应尽可能重现 PSG 期间记录的睡眠特征，特别是 NREM 时的氧饱和度降低，以获得可靠的结果。

DISE 操作不宜使用外科手术台，普通病床可能更有助于再现自然睡眠状态。

鼻或咽喉黏膜不使用局部麻醉药，也不使用任何干燥剂。任何外用药物均可能改变 UA 生理状态。

经鼻纤维内镜用于 3 个解剖层面的观察与测量：腭咽或腭后区（Retropalatal，RP）、下咽或舌后区（Retroglossal，RG）和会厌后区（Retroepiglottic，RE）。成人型号内镜在检查过程中可能干扰患者的睡眠状态，因此首选儿童型的纤维内镜。

最后，安静、黑暗的房间是进行有效检查的最佳环境。

17.3 技术设备

为了正确地实施 DISE，应使用专用的技术设备。标准化监测（SaO_2、心电图、血压）、TCI、BIS、音视频记录，以及选定病例的同步心肺监测（代表最新的建议设置）。不具备标准监控条件下，完成 DISE 是不可能的。

对于 OSA 患者，观察呼吸暂停事件对于诊断的准确性至关重要，特别是对于可能接受个体化手术治疗的患者。

TCI 与大剂量给药相比，具有更高的准确性、稳定性和安全性，应成为 DISE 操作中的首要选择。如给药太快，或手动输注可能会导致脑内镇静剂浓度不足或不稳定。

17.4 患者定位和诊断操作

前面已经提到，在 DISE 期间，应考虑患者的习惯，可以取仰卧位，有枕或去枕。经鼻纤维电子内镜检查必须在患者清醒时和药物镇静期间进行。建议在镇静前了解 UA 解剖情况，以利于纤维镜的导入，避免患者不适和觉醒。

经口内镜检查可以更好地评估软腭塌陷，并鉴别原发性和继发性塌陷。经口内镜检查便于观察舌是否将软腭后推，从而了解阻塞是否为继发性的。操作时最好使用阻隔装置（例如 Guedel 导气管插入器或金属耳镜）来保护器械。

经鼻内镜检查中，下颌前伸可以评估软腭后的空间是否会扩大。通过这个操作，可以决定患者是否适用口腔矫治器，或替代上颌－下颌前移来治疗 OSA。这个动作的主要错误是使下颌过伸。在 DISE 中常规使用下颌骨前移装置（MAD）模拟器非常重要，因为它模拟下颌前伸的效果更可靠。

另一个常见的错误是没有在张口和闭口时评估 UA。这种方法旨在让医生了解患者能否从鼻腔治疗或口腔矫治中受益。

旋转头部和（或）躯干使患者侧卧也可以提供 OSA 阻塞位置的信息，有助于患者选择治疗方法。

17.5 观察窗口

DISE 中最常见的错误之一是在镇静过程中过早或过晚地观察 UA。

在检查开始时，经常会发现不稳定呼吸和中枢性呼吸暂停，并伴有完全性 UA 阻塞。基于 DISE 的临床经验或使用先进监测（PSG Ⅲ 型），有助于避免常见的错误。

观察至少两个或两个以上的打鼾和（或）塌陷周期对于观察 UA 各层面十分重要（周期定义：一个完整而稳定的打鼾 – 阻塞性低通气 / 呼吸暂停 – 血氧饱和度下降 – 呼吸的顺序）。操作过程中监测到的最低氧饱和度应接近 PSG 中记录的最低氧饱和度。如果可以使用 BIS，50 ~ 70 分即可以达到适合的镇静深度。

另一个常见的错误是在 DISE 开始时就观察舌根，应先观察软腭，再观察舌根。因为器械可能改变塌陷类型，类似在软腭平面放置支架。

17.6 目标事件

DISE 期间应注意以下事件：

- 打鼾，解释为咽部和（或）喉部振动。
- 呼吸暂停，表现为部分（> 75%）或完全阻塞。
- 塌陷类型：侧向型、前后向（Anteroposterior，AP）或向心型。

由于存在 UA 的部分阻塞，DISE 检查难以评估低通气情况。实时心肺监测不仅有助于发现这些事件，而且可以确定呼吸暂停的具体类型（阻塞性、混合性和中枢性）。

2010 年，一项对 250 例患者的回顾性研究比较了清醒状态和 DISE 的检查结果，发现下咽阻塞程度和类型存在显著差异（分别为 59% 和 49%），而 DISE 中观察到高达 30% 的病例表现为喉梗阻。会厌梗阻可分为原发性和继发性，前者是由喉的本身不稳定引起的，后者继发于舌根或咽侧壁引起的声门上部位塌陷。内镜检查结果对指导手术决策至关重要。必须承认，清醒内镜检查可能经常低估下咽和喉梗阻的程度。

最后，少数神经系统疾病可能出现 SDB 的症状。例如，喉喘鸣容易与单纯打鼾相混淆。喘鸣是一种刺耳的高调声，由气体湍流通过部分阻塞的气道所产生。夜间喘鸣是由声门水平的阻塞引起的，通常与多系统退行性变有关，这是一种可引起存活率下降的疾病。

17.7 分类系统

使用分类系统是 DISE 的基本要求。无论我们决定使用何种诊断工具，一个主要问题就是描述 UA 的塌陷部位和动态模式的标准。对于在 DISE 期间应使用哪种评分系统报告结果，目前尚未达成共识。VOTE 系统和 NOHL 分类是 DISE 最常见的评分系统。DISE 欧洲版文件的最新更新决定采用软腭 VOTE 分类作为基本分类，并可能为每个级别添加注释（例如梗阻所涉及的解剖结构），以便形成一个共同的原始数据集和结果。

OSA 患者的分类系统是一种简单、快速、有效的诊断工具，特别是在手术决策和疗效分析方面的应用，值得推荐。DISE 检查报告的标准化也将提高各个研究间的可比性。

17.8 药物诱导睡眠内镜检查后的咨询

就 DISE 结果与患者沟通无疑是一个最关键的环节。

需要向患者介绍所推荐治疗方案的利弊，重点说明每种治疗的可能成功率。鉴于 CPAP 是已知文献报告的最成功的治疗方法，应始终纳入考虑范围。

17.9 结论

今天，OSA 患者对于替代通气疗法的需求日益升高。为获得满意的手术效果，对 UA 的准确评估和对患者的审慎选择是必需的。科学界仍在寻找评估 UA 阻塞的理想技术。然而，DISE 仍旧是选择手术干预等替代治疗前评估 OSA 患者的最佳工具之一。无论如何，必须牢记，在先进的诊断程序的任何阶段都可能发生技术和临床操作的错误。

参考文献

[1] Croft CB, Pringle M. Sleep nasendoscopy: a technique of assessment in snoring and obstructive sleep apnoea. Clin Otolaryngol Allied Sci. 1991; 16(5):504–509.

[2] Rabelo FA, Küpper DS, Sander HH, Fernandes RM, Valera FC. Polysomnographic evaluation of propofol-induced sleep in patients with respiratory sleep disorders and controls. Laryngoscope. 2013; 123 (9):2300–2305.

[3] Vroegop AV, Vanderveken OM, Wouters K, et al. Observer variation in drug-induced sleep endoscopy: experienced versus nonexperienced ear, nose, and throat surgeons. Sleep (Basel). 2013; 36(6):947–953.

[4] De Vito A, Agnoletti V, Berrettini S, et al. Drug-induced sleep endoscopy: conventional versus target controlled infusion techniques—a randomized controlled study. Eur Arch Otorhinolaryngol. 2011; 268 (3):457–462.

[5] Vroegop AV, Vanderveken OM, Dieltjens M, et al. Sleep endoscopy with simulation bite for prediction of oral appliance treatment outcome. J Sleep Res. 2013; 22(3):348–355.

[6] De Vito A, Carrasco Llatas M, Vanni A, et al. European position paper on drug-induced sedation endoscopy (DISE). Sleep Breath. 2014; 18 (3):453–465.

[7] Gobbi R, Baiardi S, Mondini S, et al. Technique and preliminary analysis of drug-induced sleep endoscopy with online polygraphic cardiorespiratory monitoring in patients with obstructive sleep apnea syndrome. JAMA Otolaryngol Head Neck Surg. 2017; 143(5):459–465.

[8] Campanini A, Canzi P, De Vito A, Dallan I, Montevecchi F, Vicini C. Awake versus sleep endoscopy: personal experience in 250 OSAHS patients. Acta Otorhinolaryngol Ital. 2010; 30(2):73–77.

[9] Kezirian EJ, Hohenhorst W, de Vries N. Drug-induced sleep endoscopy: the VOTE classification. Eur Arch Otorhinolaryngol. 2011; 268 (8):1233–1236.

[10] Vicini C, De Vito A, Benazzo M, et al. The nose oropharynx hypopharynx and larynx (NOHL) classification: a new system of diagnostic standardized examination for OSAHS patients. Eur Arch Otorhinolaryngol. 2012; 269(4):1297–1300.

[11] De Vito A, Carrasco Llatas M, Ravesloot MJ, et al. European position paper on drug-induced sleep endoscopy: 2017 Update. Clin Otorhinolaryngol. 2018; 43(6):1541–1552.

译者：周 雯 杨 阳

18　诊断、治疗与临床实践指南

Clemens Heiser, Joachim T. Maurer

摘要

药物诱导睡眠内镜检查（DISE）和舌下神经刺激（HNS）。在阻塞性睡眠呼吸暂停（OSA）患者治疗中 HNS 的应用逐年增加，甚至成为首选方法，特别是在呼吸同步选择性 HNS 中，DISE 已证明可以明显提高植入后的临床效果。目前，DISE 对 HNS 患者的选择至关重要。本章介绍了睡眠外科医生在筛查 HNS 治疗患者前进行 DISE 应了解的重要内容。

关键词：舌下神经刺激，上气道刺激，阻塞性睡眠呼吸暂停，腭舌联动，药物诱导睡眠内镜检查，手术替代

18.1　发展史

18.1.1　舌下神经刺激的发展史

过去几年，HNS 又被称为上气道刺激（UAS），该方法已被证实对持续气道正压通气（CPAP）依从性和耐受性较差的 OSA 患者有效。即使在 HNS 术后 3 年和 5 年的长期随访中，也能明显观察到嗜睡症状、生活质量和呼吸系统的改善，而且没有与该系统植入或正常使用过程相关的不良事件的报道，因此该方法被证实可使中重度 OSA 患者长期获益。过去 20 年间，已开发出不同的刺激系统，这些装置的主要治疗靶点是舌下神经。相关的装置与技术在欧洲完全通用，在北美部分可用，不同技术途径旨在实现同一治疗目标。

- 呼吸同步选择性刺激（Inspire Medical Systems Maple Grove，MN，USA）CE、FDA 批准。
- 非呼吸同步连续刺激（ImThera Medical，San Diego，CA，USA），有 CE 标签，无 FDA 批准。

其他刺激系统目前正在开发中，如用于选择性刺激舌下神经（HN）的双侧刺激系统，它从外部电源接收能量脉冲（Nyxoah Genio System，Mont–St–Guibert，Belgium）。

所有这些治疗性刺激都是通过应用 HN 神经 – 肌电刺激原理开发的，主要是激活颏舌肌。该技术是对 CPAP 或其他上气道（UA）手术等治疗方案的有效替代。HNS 疗法是在 HN 周围安装刺激电极，通过植入式可编程神经刺激系统进行治疗。呼吸周期同步系统选择性刺激 HN 的远端内侧分支，这些分支主要负责完成伸舌动作。由医生用编程器设置刺激周期，在呼气末和整个吸气期进行刺激。进一步的刺激设置，如幅度、脉率和脉宽及电极配置则由医生在夜间滴定期间设置。呼吸周期同步系统的患者选择需要借助 DISE。非呼吸同步刺激将刺激电极放在 HN 的主干周围。由 6 个圆形触点组成袖带电极，应用独立编程，按顺序去极化激活主神经干各区域。此疗法在吸气和呼气期间持续刺激，不需要呼吸传感

器电极，选择患者比呼吸同步系统更容易，因为筛选过程中不需要 DISE。

18.1.2　选择性舌下神经刺激的历史——成功的关键因素

如上所述，与非呼吸同步持续刺激相比，DISE 在选择呼吸同步选择性刺激的患者时有重要作用。选择性 HNS 临床试验显示，存在完全向心性软腭塌陷的患者对治疗无反应的风险很高。21 例 OSA 患者接受了呼吸同步刺激系统（Inspire Medical Systems Maple Grove，MN，USA）植入，术前进行了 DISE 检查。16 例术前 DISE 未出现软腭完全向心性塌陷的患者，术后呼吸暂停低通气指数（AHI）由（37.6 ± 11.4）/h 降至（11.6 ± 11.7）/h。5 例术前 DISE 表现为软腭完全向心性塌陷的患者，基线 AHI 为（41.5 ± 13.8）/h，植入 UAS 后 6 个月 AHI 无明显变化，为（48.1 ± 18.7）/h。作者认为，DISE 期间未见软腭完全向心性塌陷可能是植入 UAS 治疗成功的标志。后续的国际前瞻性、多中心研究Ⅲ期和Ⅳ期试验中，纳入此项入选标准，可以提高治疗成功率。STAR 试验显示，治疗 12 个月时患者 AHI 中位数从 29.3 /h 降至 9.0 /h。在德国，上市后研究表明该治疗可以逐渐从对照试验过渡为常规临床检查。6 个月时 AHI 中位数从 28.6 /h 显著减少到 8.3 /h。在所有这些试验中，DISE 是患者选择的关键。分析 DISE 应用前的资料表明，未经选择而使用 HNS 的 OSA 患者的个体差异较大，并且治疗效果的可预测性降低。

18.2　舌下神经解剖学

人体的舌和舌下神经在 OSA 的解剖与病理生理中起着至关重要的作用。舌肌群可分为牵缩肌（茎突舌肌和舌骨舌肌）、前伸肌（颏舌肌）、舌内肌（横向和纵向肌）。颏舌骨肌实际上不属于舌肌，由第一颈脊神经支配，作用是向前移动舌骨，以助舌咽平面 UA 开放。颏舌肌水平部是颏舌肌最下方的部分，嵌入舌骨上并有助于舌骨向前移动。▶图 18.1 所示舌下神经和不同的舌部肌肉。描述了不同的神经表型与分类系统。

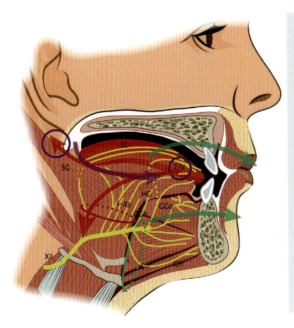

图 18.1　舌下神经（Ⅻ）不同神经纤维支配不同肌群的示意图，绿环表示舌下神经起伸舌作用的纤维，需要纳入刺激导联。红环表示舌下神经的外侧纤维，需要排除。刺激舌内肌的横向和纵向肌纤维（T/V）可激活腭舌肌，有助于打开软腭（紫色箭头，腭舌联动）。

SG：茎突舌肌；HG：舌骨舌肌；SL：上纵肌；GH：颏舌骨肌；T/V：舌内肌的横向和纵向肌纤维；GGo：颏舌肌斜肌；GGh：颏舌肌横肌；I-Ⅻ：舌下神经外侧纤维（Ⅻ）；m-Ⅻ：舌下神经内侧纤维（Ⅻ），Ⅻ舌下神经

18.3 病理生理及刺激机制

阻塞性睡眠呼吸暂停病理生理学中的解剖模式及阻塞平面

OSA 的靶向手术治疗需要识别睡眠期间 UA 的阻塞平面和模式。遗憾的是，由于内镜检查对睡眠的干扰作用，因此在自然睡眠期间对 UA 进行内镜检查既不可行也不可靠。自 1991 年 Croft 和 Pringle 首次提出 DISE 以来，研究者们借此评估上气道阻塞的模式和程度。Eastwood 等的研究证明了自然睡眠期间和全身麻醉下的 UA 塌陷倾向之间存在相关性。UAS 的出现使 DISE 的实施得到很大的改进，制定了统一的操作规范以获得可靠的检查结果。阻塞可发生在咽腔的不同解剖水平：

- 软腭。
- 口咽。
- 舌根。
- 会厌。

与常用的 VOTE 分型相比，其他部位的阻塞极其少见，已有 NOHL 分型（鼻腔、口咽、舌咽、喉）加以描述。然而，在选择合适的手术方式时，阻塞平面并不是唯一重要的考虑因素，梗阻的模式和程度也很重要。在进一步的研究中，完全性向心塌陷是可共存的，毕竟在可行性研究中的患者数量太少（▶ 图 18.2a，视频 9）。▶ 表 18.1 概述了 DISE 期间可以检测到的阻塞，可能影响 UAS 的结果。众所周知，UAS 不仅通过刺激舌神经主干影响舌根，而且有伸舌作用。由于肌纤维之间的相互连接，整个 UA 将受到该刺激的影响，也有助于软腭平面开放。下一章将介绍该刺激可能的机制及其对不同解剖平面的影响。

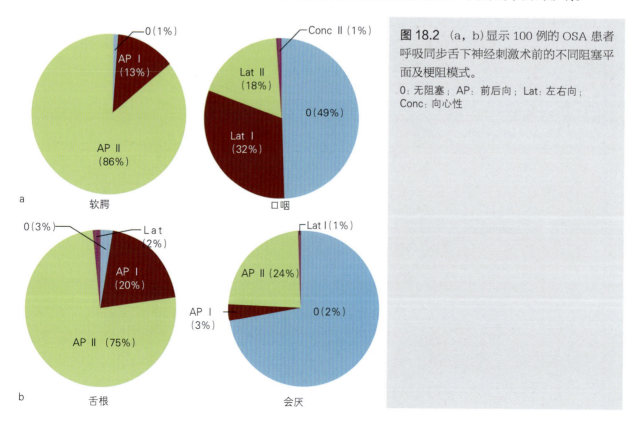

图 18.2 （a，b）显示 100 例的 OSA 患者呼吸同步舌下神经刺激术前的不同阻塞平面及梗阻模式。

0：无阻塞；AP：前后向；Lat：左右向；Conc：向心性

软腭

20 世纪 90 年代后期，Ferguson 等研究表明，口腔矫治器可以增加软腭水平气道的直径。OSA 患者似乎需要最大限度地使下颌前移才能获得治疗效果，但较小程度的舌前伸也可能有效。即使是 HNS，对腭咽水平的影响在个体间的差异仍很大。

表 18.1　基于 VOTE 分类的上气道阻塞平面和塌陷模式的概述

	模式	上气道开放	建议	上气道开放	建议
软腭	前后向	是	强推荐	否	弱推荐 – 强推荐
软腭	左右向	是	弱推荐 – 强推荐	否	谨慎推荐
软腭	向心性	是	弱推荐	否	反对
口咽侧壁	左右向伴有扁桃体增生	是	谨慎推荐（首先进行扁桃体切除术，并重新评估）	否	谨慎推荐（首先进行扁桃体切除术，并重新评估）
口咽侧壁	左右向不伴有扁桃体增生	是	弱推荐	否	反对 – 谨慎推荐
舌根	前后向	是	强推荐	否	弱推荐
会厌	前后向	是	强推荐	否	弱推荐
会厌	左右向	是	强推荐	否	弱推荐

注意：HNS：舌下神经刺激。不同的塌陷模式可能会发生在不同的解剖平面。本表显示了不同的阻塞平面和模式的组合。操作手法是托下颌或 Esmarcy 动作，根据在此操作中塌陷平面开放，标记为"是"或"否"。推荐应用渐进的分级方式，从最强到最弱，如下：强推荐、弱推荐、谨慎推荐、反对。最利于治疗的梗阻平面和模式以粗体表示，选择性 HNS 的禁忌证用斜体设置

目前已知，选择性 UAS 对软腭平面的阻塞也有作用。刺激过程对软腭的影响可以通过腭舌联动来解释。腭舌肌在腭舌弓内从软腭延伸到舌根部（▶ 图 18.1）。这块肌肉类似锚，当舌向前移动时，它被动地打开软腭。这种机制的另一个解释可能是随着舌向前移，软腭的压力会得到缓解，使其可以保持开放。第三种解释则涉及咽肌与韧带相连接的舌骨弓的运动，向前的运动与舌咽部的呼吸有关，即空气首先经鼻腔进入口咽部，然后进入肺部。确切的作用机制仍需要进一步研究，可以想象，不同的病理生理学过程之间存在相互作用，而且也会因患者而异。上述三种理论模型的共同之处在于，需要舌在不受阻碍的状态下，并且具备一定的硬度与长度方可减轻软腭的负担。因此，刺激导联需要包括舌下神经的横向和垂直纤维，这些纤维支配相应的肌肉。这种稳定软腭的作用可以解释在此平面出现前后向 AP 塌陷的患者能够从 HNS 中获益。

口咽侧壁

咽侧壁主要由扁桃体构成，这是一些患者塌陷模式的重要组成部分。扁桃体增生（Friedman 扁桃体分级 3 度或 4 度）应作为扁桃体切除联合软腭手术（如腭咽成形术）的适应证。DISE 期间出现严重的咽侧壁塌陷时，选择 HNS 的适应证应非常谨慎。舌前移可使横向塌陷加重。此时托下颌或 Esmarch 操作在 DISE 期间可能非常有用，可使手术医生对刺激过程中可能发生的情况有所了解。构成咽侧壁的

咽缩肌间接作用可以通过舌骨弓运动来解释。向前移动舌骨，即咽中缩肌连接处，可以关闭口咽外侧壁水平的 UA。对于该平面刺激过程中的病理生理机制和参数设置还需要进一步的研究。

舌根

如上所述，颏舌肌是使整个上气道和舌根开放的主要肌肉。它是成对的舌外肌之一，主要负责将舌向前拉。该肌肉包括两部分，斜部向下拉动舌体，水平部将舌根和舌骨向前拉。目前已上市或正在研制中的所有刺激系统都是针对该肌肉。这种气道开放装置在根据患者病理生理特点而制定的治疗方案中起着至关重要的作用。如果 DISE 期间前后向塌陷与睡眠呼吸暂停存在明显相关性，则该患者具备 HNS 的良好适应证。

会厌

会厌与舌骨相连。同时，舌骨与口底肌肉（下颌舌骨肌）、舌上肌肉（舌骨舌肌）、喉下部肌肉和咽后部肌肉（咽中缩肌）连接。此外，颏舌骨肌是一种狭窄型肌肉，从颏部向舌骨的上、内侧边界运动。它使舌骨向前向上移动，有助于呼吸过程中 UA 的扩张。该肌肉受第一颈神经（C1）支配，并与 HN 一起走行。在选择性呼吸同步 HNS 时，刺激导联中包括 C1，颏舌骨肌的收缩导致一个"主动"的舌骨向前移位，并会使会厌向前移动。强烈建议在手术中识别 C1，并将其纳入刺激导联。因此，会厌平面的阻塞可以通过使用 HNS 解决，而非禁忌证。

18.4 药物诱导睡眠内镜检查作为舌下神经刺激筛选工具——最佳流程

为了在选择性呼吸同步 HNS 筛查过程中获得可靠的结果，DISE 流程的标准化至关重要。据此我们制定了如下方案，可作为 OSA 患者筛选策略的一部分。

DISE 可在手术室或恢复室进行，环境应黑暗、安静且温度适宜，以减少检查期间的不良外界刺激。操作过程中应实施标准的麻醉监测，包括在床旁复苏与监测设施，随时记录生命参数。镇静程度应通过测量熵值或双频指数监测（BIS）来控制。在整个手术过程中，每隔 10 min 测量一次心电图（ECG）、脉搏血氧饱和度与无创血压。此外，用麦克风记录受试者的鼾声强度。检查开始时患者处于仰卧位，可给予不同体位或头部旋转来分析 DISE 期间不同睡姿的影响。作为镇静剂，丙泊酚因其安全性而被推荐用于 DISE。Hillman 等还发现，在较窄的丙泊酚浓度范围内，意识丧失之后 UA 会突发塌陷。这种变化与丙泊酚浓度增加呈非线性关系，同时可以记录到熵值或 BIS 的减少。这是 DISE 检查时应由靶控输注（TCI）给药的原因之一。TCI 应以 2.0 μg/mL 的浓度开始，每 90 s 递增 0.1 μg/mL。镇静可分为轻度镇静（SE > 80%）、中度镇静（SE 为 60% ~ 80%）和深度镇静（SE 降至 60% 以下）。当 SE 降至 50% 以下时，应停止给药。如没有熵值或 BIS 测量，则可将语言反应缺失和打鼾作为反映患者镇静深度的指标。此外，建议 DISE 后对患者进行持续监测，直至苏醒，以确保心肺持续稳定。操作前经鼻使用软质纤维内镜并定位，以了解在增加镇静/睡眠期间 UA 中发生的情况。我们采用 VOTE 系统以保证分级标准化。应全程记录内镜检查过程，必要时可进行下颌前伸（Esmarcy 动作），以观测对 UA 的影响（▶表 18.2）。

18.5　呼吸同步舌下神经刺激患者药物诱导睡眠内镜检查结果分析

▶ 图 18.2a、b 显示了对呼吸同步 HNS 的 OSA 患者所做 DISE 的结果分析，这些患者在术前接受了 DISE 筛查。值得注意的是，85% 以上的 HNS 患者在术前 DISE 时出现软腭前后向塌陷，对 HNS 的反应率超过 90%，这类患者推荐使用 HNS。由于所有 HNS 患者均为中重度睡眠呼吸暂停，DISE 可观测到不同程度的多平面阻塞。约 75% 患者伴有舌根平面阻塞，但即使是仅为软腭塌陷而无舌根阻塞，也适用于呼吸同步 HNS。

表 18.2　DISE 期间所见的适用 UAS 的阻塞模式，及其开放不同平面气道的相关肌群

	适用 UAS 的阻塞模式	参与气道开放肌肉组	舌下神经纤维	建议纳入
软腭	前后向、左右向	腭舌肌	舌内肌的横向和纵向肌纤维（T/V）	强推荐
口咽侧壁	左右向	颏舌肌和腭舌肌	HN 的主要内侧分支	强推荐
舌根	前后向	颏舌肌	HN 的主要内侧分支	强推荐
会厌	前后向，左右向	颏舌骨肌	第 1 颈神经	强推荐

DISE：药物诱导睡眠内镜检查；HN：舌下神经；UAS：上气道刺激。
注释：HN 纤维支配不同的舌内肌与舌外肌，需包含在刺激范围内

18.6　药物诱导睡眠内镜检查用于舌下神经刺激的滴定

HNS 通常在清醒时首先激活，以评估感觉阈、功能阈和不适阈。在选择性 UAS（Inspire）中，评估呼吸传感器信号以确保刺激与呼吸同步。持续刺激（ImThera）中，必须分别探测 6 个触点的阈值。如果睡眠时滴定困难，不足以有效消除阻塞性呼吸障碍，在 DISE 时滴定可能有用。它允许在不同的刺激模式和强度下观察气道行为，从而揭示治疗失败的原因并探讨纠正方法。

滴定可以在睡眠期间进行，观察咽喉部时逐渐增加刺激幅度或改变其他参数。我们发现，对于选择性呼吸同步 HNS 患者，通过减肥，可逆转体重增加引起的腭后区由前后向塌陷变为向心性塌陷的过程。部分患者尽管伸舌良好，仍存在腭后区气道塌陷，可通过追加软腭手术、切除或不切除扁桃体加以补救。通过改变刺激频率或脉宽等参数，可以降低振幅，减缓不舒适的刺激。通过双极刺激向单极刺激转换，可逆转用力伸舌时仍存在的会厌松弛，扩大向 C1 方向的电场，激活颏舌骨肌。

对于持续的 HNS，某些情况下可能很难区分清醒和睡眠期间稳定气道的接触点。DISE 能够帮助识别有效的触点或触点组合，从而减少夜间滴定的次数。

参考文献

[1] Strollo PJ, Jr, Soose RJ, Maurer JT, et al. STAR Trial Group. Upperairway stimulation for obstructive sleep apnea. N Engl J Med. 2014; 370(2):139–149.

[2] Heiser C, Maurer JT, Steffen A. Selective upper airway stimulation: German post market study. Sleep. 2016;

39(Supplement):136－137.

[3] Heiser C, Maurer JT, Hofauer B, Sommer JU, Seitz A, Steffen A. Outcomes of upper airway stimulation for obstructive sleep apnea in a multicenter german postmarket study. Otolaryngol Head Neck Surg. 2017; 156(2):378－384.

[4] Steffen A, Sommer JU, Hofauer B, Maurer JT, Hasselbacher K, Heiser C. Outcome after one year of upper airway stimulation for obstructive sleep apnea in a multicenter German post-market study. Laryngoscope. 2018; 128(2):509－515.

[5] Boon M, Huntley C, Steffen A, et al. ADHERE Registry Investigators. Upper airway stimulation for obstructive sleep apnea: results from the ADHERE registry. Otolaryngol Head Neck Surg. 2018; 159(2): 379－385.

[6] Woodson BT, Soose RJ, Gillespie MB, et al. STAR Trial Investigators. Three-year outcomes of cranial nerve stimulation for obstructive sleep apnea: the STAR trial. Otolaryngol Head Neck Surg. 2016; 154 (1):181－188.

[7] Woodson BT, Strohl KP, Soose RJ, et al. Upper airway stimulation for obstructive sleep apnea: 5-year outcomes. Otolaryngol Head Neck Surg. 2018:194599818762383.

[8] Hofauer B, Heiser C. The use of selective upper airway stimulation therapy in Germany. Somnologie (Berl). 2018; 22(2):98－105.

[9] [9] Heiser C, Hofauer B. [Hypoglossal nerve stimulation in patients with CPAP failure: Evolution of an alternative treatment for patients with obstructive sleep apnea]. HNO. 2017; 65(2):99－106.

[10] Friedman M, Jacobowitz O, Hwang MS, et al. Targeted hypoglossal nerve stimulation for the treatment of obstructive sleep apnea: Sixmonth results. Laryngoscope. 2016; 126(11):2618－2623.

[11] Sommer JU, Hörmann K. Innovative surgery for obstructive sleep apnea: nerve stimulator. Adv Otorhinolaryngol. 2017; 80:116－124.

[12] Heiser C, Maurer JT, Steffen A. Functional outcome of tongue motions with selective hypoglossal nerve stimulation in patients with obstructive sleep apnea. Sleep Breath. 2016; 20(2):553－560.

[13] Heiser C, Thaler E, Boon M, Soose RJ, Woodson BT. Updates of operative techniques for upper airway stimulation. Laryngoscope. 2016; 126 Suppl 7:S12－S16.

[14] Heiser C, Hofauer B, Lozier L, Woodson BT, Stark T. Nerve monitoringguided selective hypoglossal nerve stimulation in obstructive sleep apnea patients. Laryngoscope. 2016; 126(12):2852－2858.

[15] Heiser C, Knopf A, Hofauer B. Surgical anatomy of the hypoglossal nerve: A new classification system for selective upper airway stimulation. Head Neck. 2017; 39(12):2371－2380.

[16] Heiser C, Thaler E, Soose RJ, Woodson BT, Boon M. Technical tips during implantation of selective upper airway stimulation. Laryngoscope. 2017 .

[17] Heiser C, Hofauer B. [Hypoglossal nerve stimulation in patients with CPAP failure: evolution of an alternative treatment for patients with obstructive sleep apnea]. HNO. 2016.

[18] Heiser C. Advanced titration to treat a floppy epiglottis in selective upper airway stimulation. Laryngoscope. 2016; 126 Suppl 7:S22－S24.

[19] Mwenge GB, Rombaux P, Dury M, Lengelé B, Rodenstein D. Targeted hypoglossal neurostimulation for obstructive sleep apnoea: a 1-year pilot study. Eur Respir J. 2013; 41(2):360－367.

[20] Rodenstein D, Rombaux P, Lengele B, Dury M, Mwenge GB. Residual effect of THN hypoglossal stimulation in obstructive sleep apnea: a disease-modifying therapy. Am J Respir Crit Care Med. 2013; 187 (11):1276－1278.

[21] Vanderveken OM, Maurer JT, Hohenhorst W, et al. Evaluation of drug-induced sleep endoscopy as a patient selection tool for implanted upper airway stimulation for obstructive sleep apnea. J Clin Sleep Med. 2013; 9(5):433－438.

[22] Safiruddin F, Vanderveken OM, de Vries N, et al. Effect of upperairway stimulation for obstructive sleep apnoea on airway dimensions. Eur Respir J. 2015; 45(1):129－138.

[23] Van de Heyning PH, Badr MS, Baskin JZ, et al. Implanted upper airway stimulation device for obstructive sleep apnea. Laryngoscope. 2012; 122(7):1626－1633.

[24] Schwartz AR, Barnes M, Hillman D, et al. Acute upper airway responses to hypoglossal nerve stimulation during sleep in obstructive sleep apnea. Am J Respir Crit Care Med. 2012; 185(4):420－426.

[25] Kezirian EJ, Boudewyns A, Eisele DW, et al. Electrical stimulation of the hypoglossal nerve in the treatment of obstructive sleep apnea. Sleep Med Rev. 2010; 14(5):299－305.

[26] Eastwood PR, Barnes M, Walsh JH, et al. Treating obstructive sleep apnea with hypoglossal nerve stimulation. Sleep (Basel). 2011; 34 (11):1479－1486.

[27] Schwartz AR, Bennett ML, Smith PL, et al. Therapeutic electrical stimulation of the hypoglossal nerve in obstructive sleep apnea. Arch Otolaryngol Head Neck Surg. 2001; 127(10):1216－1223.

[28] Mu L, Sanders I. Human tongue neuroanatomy: nerve supply and motor endplates. Clin Anat. 2010; 23(7):777－791.

[29] Sanders I, Mu L. A three-dimensional atlas of human tongue muscles. Anat Rec (Hoboken). 2013; 296(7):1102－1114.

[30] De Vito A, Carrasco Llatas M, Vanni A, et al. European position paper on drug-induced sedation endoscopy (DISE). Sleep Breath. 2014; 18(3): 453－465.

[31] Verse T, Dreher A, Heiser C, et al. ENT-specific therapy of obstructive sleep apnoea in adults: a revised version of the previously

published German S2e guideline. Sleep Breath. 2016; 20(4):1301 – 1311.

[32] Croft CB, Pringle M. Sleep nasendoscopy: a technique of assessment in snoring and obstructive sleep apnoea. Clin Otolaryngol Allied Sci. 1991; 16(5):504 – 509.

[33] Eastwood PR, Szollosi I, Platt PR, Hillman DR. Comparison of upper airway collapse during general anaesthesia and sleep. Lancet. 2002; 359(9313):1207 – 1209.

[34] Heiser C, Fthenakis P, Hapfelmeier A, et al. Drug-induced sleep endoscopy with target-controlled infusion using propofol and monitored depth of sedation to determine treatment strategies in obstructive sleep apnea. Sleep Breath. 2017; 21(3):737 – 744.

[35] Kezirian EJ, Hohenhorst W, de Vries N. Drug-induced sleep endoscopy: the VOTE classification. Eur Arch Otorhinolaryngol. 2011; 268 (8):1233 – 1236.

[36] Vicini C, De Vito A, Benazzo M, et al. The nose oropharynx hypopharynx and larynx (NOHL) classification: a new system of diagnostic standardized examination for OSAHS patients. Eur Arch Otorhinolaryngol. 2012; 269(4):1297 – 1300.

[37] Heiser C, Edenharter G, Bas M, Wirth M, Hofauer B. Palatoglossus coupling in selective upper airway stimulation. Laryngoscope. 2017; 127(10):E378 – E383.

[38] Ferguson KA, Love LL, Ryan CF. Effect of mandibular and tongue protrusion on upper airway size during wakefulness. Am J Respir Crit Care Med. 1997; 155(5):1748 – 1754.

[39] Mortimore IL, Douglas NJ. Palatal muscle EMG response to negative pressure in awake sleep apneic and control subjects. Am J Respir Crit Care Med. 1997; 156(3 Pt 1):867 – 873.

[40] Van de Graaff WB, Gottfried SB, Mitra J, van Lunteren E, Cherniack NS, Strohl KP. Respiratory function of hyoid muscles and hyoid arch. J Appl Physiol. 1984; 57(1):197 – 204.

[41] ElShebiny T, Venkat D, Strohl K, Hans MG, Alonso A, Palomo JM. Hyoid arch displacement with hypoglossal nerve stimulation. Am J Respir Crit Care Med. 2017; 196(6):790 – 792.

[42] Collier CR, Dail CW, Affeldt JE. Mechanics of glossopharyngeal breathing. J Appl Physiol. 1956; 8(6):580 – 584.

[43] Mazza FG, DiMarco AF, Altose MD, Strohl KP. The flow-volume loop during glossopharyngeal breathing. Chest. 1984; 85(5):638 – 640 .

[44] Friedman M, Salapatas AM, Bonzelaar LB. Updated Friedman staging system for obstructive sleep apnea. Adv Otorhinolaryngol. 2017; 80: 41 – 48.

[45] Sommer UJ, Heiser C, Gahleitner C, et al. Tonsillectomy with uvulopalatopharyngoplasty in obstructive sleep apnea. Dtsch Arztebl Int. 2016; 113(1 – 02):1 – 8.

[46] Defalque RJ, Wright AJ. Who invented the "jaw thrust"? Anesthesiology. 2003; 99(6):1463 – 1464.

[47] Eckert DJ, Malhotra A, Lo YL, White DP, Jordan AS. The influence of obstructive sleep apnea and gender on genioglossus activity during rapid eye movement sleep. Chest. 2009; 135(4):957 – 964.

[48] Eckert DJ. Phenotypic approaches to positional therapy for obstructive sleep apnoea. Sleep Med Rev. 2018; 37:175 – 176.

[49] Martins RT, Carberry JC, Eckert DJ. Breath-to-breath reflex modulation of genioglossus muscle activity in obstructive sleep apnea. Sleep Med. 2016; 21:45 – 46.

[50] Zaidi FN, Meadows P, Jacobowitz O, Davidson TM. Tongue anatomy and physiology, the scientific basis for a novel targeted neurostimulation system designed for the treatment of obstructive sleep apnea. Neuromodulation. 2013; 16(4):376 – 386, discussion 386.

[51] Heiser C, Hofauer B. [Stimulation for sleep apnea: targeting the hypoglossal nerve in the treatment of patients with OSA]. HNO. 2018.

[52] Takahashi S, Ono T, Ishiwata Y, Kuroda T. Breathing modes, body positions, and suprahyoid muscle activity. J Orthod. 2002; 29(4): 307 – 313, discussion 279.

[53] Zhu Z, Hofauer B, Heiser C. Improving surgical results in complex nerve anatomy during implantation of selective upper airway stimulation. Auris Nasus Larynx. 2018; 45(3):653 – 656.

[54] Heiser C, Thaler E, Soose RJ, Woodson BT, Boon M. Technical tips during implantation of selective upper airway stimulation. Laryngoscope. 2018; 128(3):756 – 762.

[55] Steffen A, Kilic A, Konig IR, Suurna MV, Hofauer B, Heiser C. Tongue motion variability with changes of upper airway stimulation electrode configuration and effects on treatment outcomes. Laryngoscope. 2017.

[56] Heiser C, Edenharter GM. Response to "is sedation administration strategy and analysis during drug-induced sedation endoscopy objective and systematic?". Sleep Breath. 2018; 22(1):183 – 184.

[57] Schmidt GN, Bischoff P, Standl T, Hellstern A, Teuber O, Schulte Esch J. Comparative evaluation of the Datex-Ohmeda S/5 Entropy Module and the Bispectral Index monitor during propofol-remifentanil anesthesia. Anesthesiology. 2004; 101(6):1283 – 1290.

[58] Hillman DR, Walsh JH, Maddison KJ, et al. Evolution of changes in upper airway collapsibility during slow induction of anesthesia with propofol. Anesthesiology. 2009; 111(1):63 – 71.

[59] Safiruddin F, Koutsourelakis I, de Vries N. Analysis of the influence of head rotation during drug-induced sleep endoscopy in obstructive sleep apnea. Laryngoscope. 2014; 124(9):2195 – 2199.

[60] Safiruddin F, Koutsourelakis I, de Vries N. Upper airway collapse during drug induced sleep endoscopy: head rotation in supine position compared with lateral head and trunk position. Eur Arch Otorhinolaryngol. 2015; 272(2):485 - 488.

[61] Heiser C, Knopf A, Bas M, Gahleitner C, Hofauer B. Selective upper airway stimulation for obstructive sleep apnea: a single center clinical experience. Eur Arch Otorhinolaryngol. 2017; 274(3): 1727 - 1734.

[62] Ong AA, Murphey AW, Nguyen SA, et al. Efficacy of upper airway stimulation on collapse patterns observed during drug-induced sedation endoscopy. Otolaryngol Head Neck Surg. 2016; 154(5): 970 - 977.

译者：肖　英　肖红俊

19 阻塞性睡眠呼吸暂停患者的药物诱导睡眠内镜检查与下颌前移装置治疗

Patty E. Vonk, Madeline J.L. Ravesloot, Olivier M. Vanderveken, Anneclaire V.M.T. Vroegop, Nico de Vries

摘要

本章重点介绍药物诱导睡眠内镜检查（DISE）在选择下颌前移装置（MAD）治疗中的作用。目前 DISE 是否适用于 MAD 治疗仍有争议。

选择 MAD 治疗前进行 DISE 是否能提高治疗成功率？本章将探讨 DISE 的作用，以及检查中分别以人工操作、模拟咬合器及远程控制下颌定位器等方式预测 MAD 治疗成功的概率。

关键词：口腔睡眠医学，药物诱导睡眠内镜检查，下颌前移装置（MAD）治疗，口腔矫治器（OAT），睡眠呼吸障碍，阻塞性睡眠呼吸暂停（OSA）

19.1 简介

持续气道正压通气（CPAP）曾被认为是中重度 OSA 的标准疗法，然而常因耐受性差及接受度低导致该疗法依从性较差。对于轻中度 OSA 或 CPAP 不耐受的患者，口腔矫治器治疗是一种有效的替代疗法。MAD 是治疗睡眠呼吸障碍（SDB）最常见的口腔矫正装置。MAD 通过睡眠期间前移下颌骨，从而扩大上气道（UA）的重叠部分。目前推荐使用定制的、可调节的 MADs。

如前所述，DISE 是 SDB 患者评估上气道的一种评估诊断工具，DISE 检查的结果通常用于患者管理及筛选适宜 UA 手术的患者，并对其优化。然而，应用 DISE 检查预测 OSA 保守治疗，尤其是 MAD 治疗的效果仍有争议，多数情况下并非常规流程。

19.2 下颌前移装置治疗成功率

MAD 常用于轻中度 OSA 患者、或是 CPAP 治疗失败的中重度 OSA 患者，其设计原理为通过将下颌骨前移来预防 UA 阻塞。因此，通过将舌根、会厌和软腭前移增加 UA 横截面积，从而减少打鼾和 UA 塌陷。此外，MADs 也可以刺激上腭、舌及咽部肌肉组织以降低 UA 阻力。

既往的研究表明，MADs 对大部分 OSA 患者能取得较好的疗效。治疗成功率的差异可能与评估标准的差异化有关。总体而言，完全治疗有效（AHI < 5 次 /h）的概率为 29% ~ 71%，平均 48%。多数研究纳入的是轻中度患者，而严重 OSA 患者的治疗成功率则较低。Walker–Engström 等比较了 MAD 下颌前移 50% 与 75% 时的治疗效果，达到 AHI < 5 次 /h 的比例分别为 31% 和 52%。Hoekema 等报告的成功率高

达 69%，但评价标准不同：治疗后 AHI 达到 < 5 次 /h，或 AHI 从基线值减少到 < 20 次 /h 达 50% 以上，且同时 OSA 相关症状消失。

残存 OSA 的原因可能与 MAD 适应证掌握不准、疗效评价和成功率预测因素缺乏有关。预测指标包括体重指数（BMI）、AHI、年龄、性别、头影测量和多导睡眠监测（PSG）结果，上述均与口腔矫正器（OAT）的疗效相关。然而在疗效评估时，不仅患者的基本 UA 解剖 / 塌陷性至关重要，某些非解剖特征似乎在预测治疗成功方面也有重要作用。DISE 检查的观测指标因研究而异，然而部分研究表明，软腭完全向心性塌陷（Complete Concentric Collapse at the Level of the Palate，CCCp）情况下 MADs 疗效欠佳。

19.3 药物诱导睡眠内镜检查作为下颌前移装置治疗的筛查工具

目前的争议在于 DISE 作为 MAD 前期的筛查工具是否能有效提高治疗成功率。对于 MAD 而言，"一分钱一分货"，最有效且最适合的 MADs 往往价格昂贵，而且 MAD 的制作加工和滴定适配需要反复进行，是一个耗时、费工的过程。若 MAD 达不到预期效果，则不能对其他患者重复使用。另一种方法是先进行 DISE 检查，通过下颌前伸、模拟咬合或远程控制下颌定位器（Remotely Controlled Mandibular Positioner，RCMP）来模拟 MAD 的效果，只有当 DISE 模拟下颌前徙有效时，再开始制作 MAD。虽然 DISE 的并发症和副作用可以忽略不计，但这种方法也需要花费时间和费用。因此，需要区分两种情况：首先，MAD 是唯一考虑的治疗选项。其次，有多种治疗（保守和手术）可选，其中的选择取决于 DISE 的发现。DISE 的优势之一是允许医生给予不同的被动操作，并在每次操作后重新评估 UA 通畅性。与本章相关的操作旨在模拟 MAD 的效果并前瞻性地预测 MAD 的疗效。已有两种操作方法：抬下颌和下颌前伸（例如 Esmarch 操作）。抬下颌是手动闭口（▶ 图 19.1），下颌前伸是将下颌轻柔向前推进约 5 mm（▶ 图 19.2）。

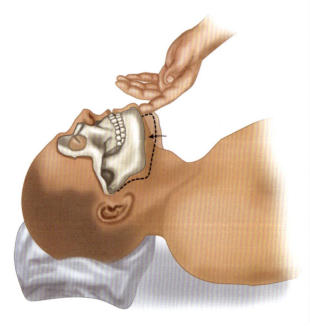

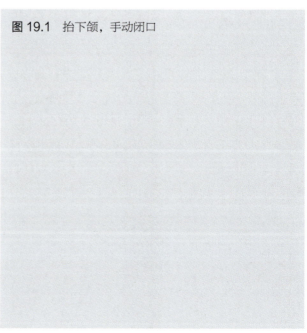

图 19.1 抬下颌，手动闭口

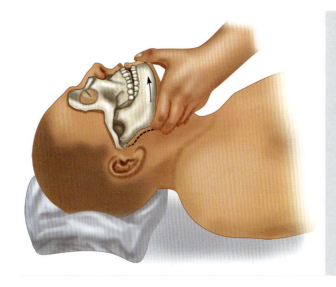

图 19.2 下颌前伸或 Esmarch 操作，将下颌轻柔向前推进约 5 mm

除了可使下颌前移，MAD 本身具有一定的厚度，可使口腔张开（Vertical opening, VO）。Vroegop 等评估 VO 的临床意义时发现，口腔 VO 是另一个必须考虑的变量，因为 VO 可能会对舌根的横截面积产生不利影响。DISE 检查中可以轻松地附加进行口腔开闭的操作。

如前所述，在应用 MAD 前进行 DISE 是有争议的，并且文献报告的 DISE 对 MAD 疗效的预测价值并非一致。Eichler 等将 DISE 与耳鼻喉科临床检查相比，对 DISE（包括下颌前移）指导 OSA 治疗方案的意义进行了阐述。认为 DISE 检查能有效评估下颌前移后对 UA 通畅的作用，这将影响大多数患者的治疗方案选择。MAD 是变化率最高的选择方案之一，这意味着 DISE 作为相关检查应包括在适合 MAD 治疗的选项中。Johal 等发现下颌前移与治疗成功率相关。Huntley 等的研究得到了相似的结论，即 DISE 期间，在软腭和（或）口咽水平增加气道容积的患者可能会从 MAD 治疗中受益最大，建议使用 DISE 随访治疗结果。

此外，Vanderveken 和 Vroegop 等一直质疑 DISE 时上抬下颌与 MAD 治疗成功之间的相关性，并建议在 DISE 检查中可重复最大舒适前伸（Maximal Comfortable Protrusion, MCP）并使用模拟咬合以更好地预测 MAD 的疗效。

通过下颌前伸使下颌骨突出，从而模仿使用 MAD 可达到的下颌骨突出位置。很明显，这种操作与 MAD 实际应用的效果不完全相同。首先，它未考虑 MAD 的厚度，忽略了对口腔 VO 的影响。其次，MAD 的常规设置为最大突出量的 60%～75%。在下颌前伸时，很难估计下颌前移所需的程度。两者可能导致 MAD 手动下颌推力预测值的变化。

19.4 热塑性口腔矫治器

Vanderveken 等（2008）比较了热塑性口腔矫治器与经典定制 MAD 的功效，同时评估了前者是否可用作预测 MAD 成功率的筛选工具，发现约 73% 的患者夜间热塑性口腔矫治器脱落导致治疗失败。他们认为，定制 MAD 比热塑性口腔矫治器更有效，提出该矫治器不适用于患者的筛选。

19.5 模拟咬合与遥控下颌定位器

手动下颌前伸和抬下颌评估的准确性受到质疑，文献建议应用更为准确的模拟咬合和 RCMP 代替。患者可使用模拟咬合器进行个人定制，使用特制的定位叉和覆盖有咬合定位材料的上牙弓放置（▶ 图 19.3）。当咬合定位材料固化后，指示患者将下颌向前突出到 MCP，重复该测量 3 次，并取平均值记录。同理，根据下牙弓最适位置取得平均值记录。RCMP 由填充有硬质印模材料的托盘组成，用于在患者口中模拟 MAD 定位。RCMP 可连接到定位器，通过控制器逐渐前移下颌骨。相关研究表明，睡眠过程中使用 RCMP 可以预测 OSA 患者的 MAD 治疗能否成功。

考虑到特定 MAD 的基准厚度，模拟咬合器的使用提供了稳定且可重复的下颌位置。如前所述，每个口腔矫治器本身都会导致一定张口度，使用模拟咬合器和类似装置的另一个优点是可以避免下颌前伸和抬下颌动作的干扰刺激及诱发觉醒。

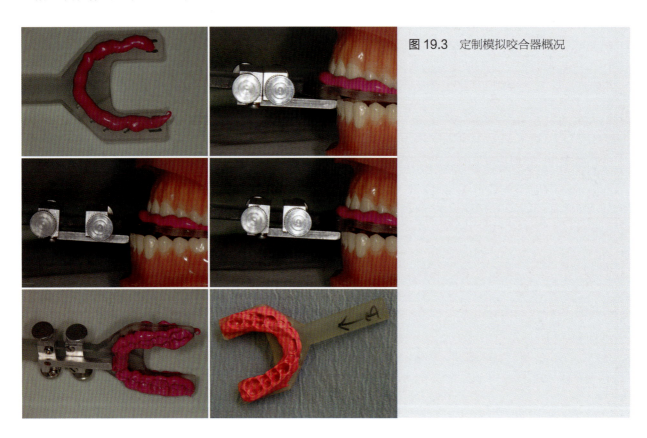

图 19.3 定制模拟咬合器概况

19.6 结论

在 MAD 治疗前进行 DISE 仍有争议，定制模拟咬合器被证明可以成功预测 OSA 患者 MAD 的治疗效果。与下颌前伸相比，使用模拟咬合器似乎更具预测价值，其重要性高于 DISE 之前进行的牙科检查、模拟咬合以外的费用和工作量。由于医院条件、政策和医保覆盖的不同，使用模拟咬合器尚未成为常规。在 DISE 成为 MAD 适用患者的筛查工具之前，仍需要一种相对便宜、快速且易于使用的系统来模拟 DISE 期间 MAD 的影响，在未来，这将是令人感兴趣的研究重点。

参考文献

[1] Rotenberg BW, Vicini C, Pang EB, Pang KP. Reconsidering first-line treatment for obstructive sleep apnea: a systematic review of the literature. J Otolaryngol Head Neck Surg. 2016; 45:23.

[2] Marklund M, Verbraecken J, Randerath W. Non-CPAP therapies in obstructive sleep apnoea: mandibular advancement device therapy. Eur Respir J. 2012; 39(5):1241–1247.

[3] Sutherland K, Vanderveken OM, Tsuda H, et al. Oral appliance treatment for obstructive sleep apnea: an update. J Clin Sleep Med. 2014;10(2):215–227.

[4] Huntley C, Chou D, Doghramji K, Boon M. Preoperative drug induced sleep endoscopy improves the surgical approach to treatment of obstructive sleep apnea. Ann Otol Rhinol Laryngol. 2017; 126(6):478–482.

[5] Certal VF, Pratas R, Guimarães L, et al. Awake examination versus DISE for surgical decision making in patients with OSA: a systematic review. Laryngoscope. 2016; 126(3):768–774.

[6] Vanderveken OM, Maurer JT, Hohenhorst W, et al. Evaluation of drug-induced sleep endoscopy as a patient selection tool for implanted upper airway stimulation for obstructive sleep apnea. J Clin Sleep Med. 2013; 9(5):433–438.

[7] Tsuiki S, Lowe AA, Almeida FR, Kawahata N, Fleetham JA. Effects of mandibular advancement on airway curvature and obstructive sleep apnoea severity. Eur Respir J. 2004; 23(2):263–268.

[8] Chan AS, Lee RW, Cistulli PA. Dental appliance treatment for obstructive sleep apnea. Chest. 2007; 132(2):693–699.

[9] Walker-Engström M-L, Ringqvist I, Vestling O, Wilhelmsson B, Tegelberg A. A prospective randomized study comparing two different degrees of mandibular advancement with a dental appliance in treatment of severe obstructive sleep apnea. Sleep Breath. 2003; 7(3):119–130.

[10] Hoekema A, Stegenga B, Wijkstra PJ, van der Hoeven JH, Meinesz AF, de Bont LG. Obstructive sleep apnea therapy. J Dent Res. 2008; 87(9):882–887.

[11] Sutherland K, Takaya H, Qian J, Petocz P, Ng AT, Cistulli PA. Oral appliance treatment response and polysomnographic phenotypes of obstructive sleep apnea. J Clin Sleep Med. 2015; 11(8):861–868.

[12] Edwards BA, Andara C, Landry S, et al. Upper-airway collapsibility and loop gain predict the response to oral appliance therapy in patients with obstructive sleep apnea. Am J Respir Crit Care Med. 2016; 194(11):1413–1422.

[13] Dieltjens M, Wouters K, Verbruggen A, et al. Drug-induced sedation endoscopy (DISE) findings correlate with treatment outcome in OSA patients treated with oral appliance therapy in a fixed mandibular protrusion. Am J Respir Crit Care Med. 2015; 191:A2474.

[14] Op de Beeck S, Dieltjens M, Verbruggen AE, et al. Phenotypic labeling using drug-induced sleep endoscopy improves patient selection for mandibular advancement device outcome. American journal of respiratory and critical care medicine.

[15] Hohenhorst W, Ravesloot M, Kezirian E, De Vries N. Drug-induced sleep endoscopy in adults with sleep-disordered breathing: technique and the VOTE classification system. Oper Tech Otolaryngol – Head Neck Surg. 2012; 23(1):11–18.

[16] Vroegop AV, Vanderveken OM, Van de Heyning PH, Braem MJ. Effects of vertical opening on pharyngeal dimensions in patients with obstructive sleep apnoea. Sleep Med. 2012; 13(3):314–316.

[17] Eichler C, Sommer JU, Stuck BA, Hörmann K, Maurer JT. Does druginduced sleep endoscopy change the treatment concept of patients with snoring and obstructive sleep apnea? Sleep Breath. 2013; 17(1):63–68.

[18] Johal A, Battagel JM, Kotecha BT. Sleep nasendoscopy: a diagnostic tool for predicting treatment success with mandibular advancement splints in obstructive sleep apnoea. Eur J Orthod. 2005; 27(6):607–614.

[19] Johal A, Hector MP, Battagel JM, Kotecha BT. Impact of sleep nasendoscopy on the outcome of mandibular advancement splint therapy in subjects with sleep-related breathing disorders. J Laryngol Otol. 2007; 121(7):668–675.

[20] Huntley C, Cooper J, Stiles M, Grewal R, Boon M. Predicting success of oral appliance therapy in treating obstructive sleep apnea using drug-induced sleep endoscopy. J Clin Sleep Med. 2018; 14(8): 1333–1337.

[21] Vroegop AV, Vanderveken OM, Dieltjens M, et al. Sleep endoscopy with simulation bite for prediction of oral appliance treatment outcome. J Sleep Res. 2013; 22(3):348–355.

[22] Vanderveken OM, Vroegop AV, Van de Heyning PH, Braem MJ. Druginduced sleep endoscopy completed with a simulation bite approach for the prediction of the outcome of treatment of obstructive sleep apnea with mandibular repositioning appliances. Oper Tech Otolaryngol – Head Neck Surg. 2011; 22(2):175–182.

[23] Vanderveken OM. Drug-induced sleep endoscopy (DISE) for non-CPAP treatment selection in patients with sleep-disordered breathing. Sleep Breath. 2013; 17(1):13–14.

[24] Vanderveken OM, Devolder A, Marklund M, et al. Comparison of a custom-made and a thermoplastic oral appliance for the

treatment of mild sleep apnea. Am J Respir Crit Care Med. 2008; 178(2): 197 - 202.

[25] Kastoer C, Dieltjens M, Oorts E, et al. The use of remotely controlled mandibular positioner as a predictive screening tool for mandibular advancement device therapy in patients with obstructive sleep apnea through single-night progressive titration of the mandible: a systematic review. J Clin Sleep Med. 2016; 12(10):1411 - 1421.

[26] Tsai WH, Vazquez JC, Oshima T, et al. Remotely controlled mandibular positioner predicts efficacy of oral appliances in sleep apnea. Am J Respir Crit Care Med. 2004; 170(4):366 - 370.

[27] Remmers JE, Topor Z, Grosse J, et al. A feedback-controlled mandibular positioner identifies individuals with sleep apnea who will respond to oral appliance therapy. J Clin SleepMed. 2017; 13(7):871 - 880.

译者：王文雯　朱　云

20　DISE 评估上气道刺激适应证的应用

Adrian A.Ong, M. Boyd Gillespie

摘要

阻塞性睡眠呼吸暂停（OSA）是一种复杂的疾病，由上呼吸道（UA）神经－肌张力丧失和随后的气流受阻所致。上气道刺激（UAS）是首个直接针对睡眠期间气道塌陷病理生理变化的外科干预措施。UAS 通过刺激舌下神经（Hypoglossal Nerve，HN），激活颏舌肌和相关的气道扩张起效。舌根借助与腭舌肌及软腭的相互作用，在多个层面促使 UA 扩张。鉴于软腭完全向心性塌陷是 UAS 的禁忌证，故药物诱导睡眠内镜（DISE）检查在 UAS 术前评估中显得尤为重要。因为软腭完全向心性塌陷而不能进行 UAS 的患者，通过悬雍垂腭咽成形术（Uvulopalatopharyngoplasty，UPPP）改变软腭塌陷模式后即可接受 UAS 植入治疗。

关键词：药物镇静诱导内镜，药物睡眠诱导内镜，上气道刺激，舌下神经刺激，阻塞性睡眠呼吸暂停，睡眠呼吸障碍

20.1　引言

持续气道正压通气（CPAP）仍然是 OSA 治疗的金标准。但是，高达 50% 的患者难以耐受 CPAP，并且戴机时间往往少于指南推荐的每晚最低 4 h 的标准。在这个群体中，手术或许是治疗 OSA 的唯一选择；然而，由于发病率高和疗效不确切，患者往往对选择治疗有较多顾虑。最近，UAS 作为一种新型的植入设备已面世，它通过刺激 HN 来降低 UA 的塌陷。在验证该疗法安全性和有效性的临床试验中，应用药物诱导睡眠内镜（DISE）进行术前评估，从而筛选出适合 UAS 的患者。本章重点介绍 DISE 在筛选 UAS 适用人群中的应用，以及迄今为止的临床发现。

20.2　上气道刺激

20.2.1　UAS 的历史

研究表明，OSA 的主要病理生理机制是睡眠时神经－肌肉紧张性降低，导致上气道塌陷和气流阻塞。睡眠期间 OSA 的发作及缺氧与颏舌肌的兴奋性降低有关，这就提示神经刺激可能成为一种治疗 OSA 的新方法。动物实验表明，刺激 HN 可改善吸气气流的受限，达到与 CPAP 同样的效果，认为刺激 HN 可以作为 OSA 的治疗选项。上述发现促使该研究很快进入临床应用层面，在吸气受阻期间，手动刺激神经对吸气气流的改善，促进了植入式 UAS 装置的研发。

20.2.2 UAS 组件

UAS 系统（Inspire Medical，Maple Grove MN）是一种治疗中重度 OSA 的植入装置，在吸气时刺激 HN。▶图 20.1 显示 UAS 设备的配置。

它由多个部件组成，包括植入式脉冲发生器（Implantable Pulse Generator，IPG）、传感导线、刺激导线，以及医生端和患者端编程器。

传感导联

传感导联为安放在内外肋间肌之间的检测呼吸周期的压力传感器。压力波形被传送到 IPG。传感导线通常置入在右侧胸部，以避免心脏伪影或与常规放置在左上胸壁的心脏起搏器混淆。

植入式脉冲发生器

IPG 包含编程软件和电池，通过导线与感受器和刺激器连接。编程软件可以控制 HN 刺激与感受同步进行。电池寿命预计在 10 年左右。IPG 连接医生端程序与患者端程序。医生端程序可以调节各种编程模式。

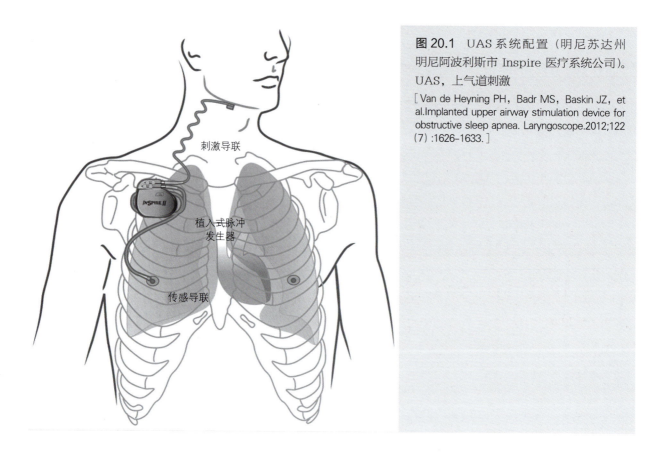

图 20.1 UAS 系统配置（明尼苏达州明尼阿波利斯市 Inspire 医疗系统公司）。UAS，上气道刺激
[Van de Heyning PH，Badr MS，Baskin JZ，et al.Implanted upper airway stimulation device for obstructive sleep apnea. Laryngoscope.2012;122（7）:1626-1633.]

刺激导联

刺激导联由位于 HN 周围的弹性袖套内的 3 个电极组成。将 HN 电极设置为最佳刺激参数，利用舌突运动开放咽腔气道。

医生端程序

　　医生端程序用来处理 IPG 的无创感应和编程。遥测头通过对皮肤短程射频遥测与 IPG 进行通信，并与医生端进行无线通信。医生端程序可以执行有限的自我测试，观察呼吸波形，校准刺激模式，修改刺激参数值，并记录波形和患者编程设置。

20.2.3　UAS 的工作原理

　　除了由迷走神经支配的腭舌肌外，HN 支配舌的所有肌肉（舌内肌与舌外肌）。UAS 植入后，刺激导联的设置以 UAS 被激活时能初步刺激颏舌肌为标准。随着颏舌肌的激活，舌前部运动会随着咽腔气道的扩张而发生。尽管 UAS 激活主要影响舌根水平的口咽部，但在前后径上，通过腭舌肌连接舌根与软腭，也间接扩张了软腭水平的 UA。UAS 激活时，舌前突可使腭舌肌和软腭前移，对气道多平面狭窄均有扩展作用。

患者端程序

　　患者端程序是一个外部遥控器，患者在睡前可以打开 UAS 设备，它的功能如下：开 / 关、暂时中止治疗、调节刺激幅度（在医生端程序控制下），以及 IPG 电池状态检查。

20.2.4　UAS 的选择标准

　　UAS 适用于 22 岁及以上的中重度 OSA 患者，且此类患者不耐受 CPAP 治疗。术前的评估包括睡眠药物咨询、手术咨询和疾病评估。首先，对患者进行病史的采集和体格检查，理想情况下，UAS 入选患者的体重指数（BMI）< 35（最佳状态< 32）。多导睡眠图（PSG）排除非 OSA 睡眠障碍，且诊断为中重度 OSA（AHI 为 15 ~ 65 次 /h），UAS 绝对禁忌证见 ▶ 表 20.1。其次，患者在清醒状态下使用硬质和（或）软质内镜进行气道检查，初步评估影响 UAS 植入的解剖因素（详见▶ 表 20.2）。最后，进行 DISE 以排除软腭完全向心性塌陷（▶ 图 20.2）。根据 DISE 结果判断 UAS 适用与否的理由基于前期的研究，依照临床疗效定义，AHI 下降 ≥ 50%，术后 AHI < 20 次 /h（▶ 图 20.3）为有效。DISE 证明无软腭完全向心性塌陷患者的疗效更优：有效率 81%（13/16），反之为 0（0/5）。软腭完全向心性塌陷而非舌根塌陷的患者是 UAS 的禁忌证。

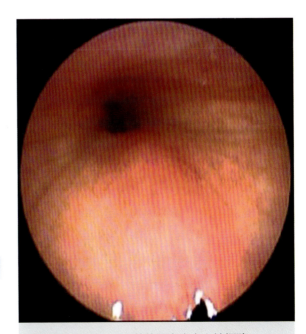

图 20.2　DISE 显示的软腭完全向心性塌陷

20.2.5　UAS 系统的效果

　　研究者对 126 例符合 UAS 植入标准的患者进行了前瞻性多中心队列研究，以确定 UAS 降低 OSA 严重程度和改善患者症状等方面的效果。初步结果显示，中位 AHI 显著降低，从术前 29.3 次 /h 下降到术后 1 年的 9.0 次 /h。AHI 的改善持续到术后 60 个月时的中位 AHI 为 6.2 次 /h。此外，根据 Epworth 嗜睡量表，患者自我感觉嗜睡症状有显著改善，在治疗后 12 个月和 60 个月，基线中位数从 11 分改善到 6 分。作者认为，在选定的睡眠呼吸障碍患者群中，给予主观和客观测量证明 UAS 治疗提供了长期的、显著的临床改善。

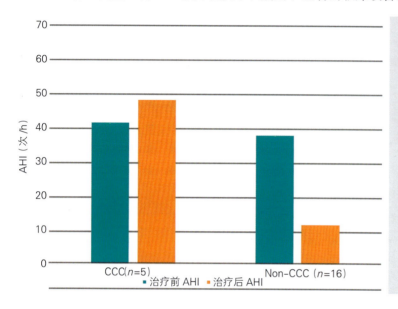

图 20.3　上气道刺激对软腭完全和不完全向心性塌陷患者 AHI 指数的影响（摘自：Vanderveken OM, Maurer JT, Hohenhorst W et al. Evaluation of drug-induced sleep endoscopy as a patient selection tool for implanted upper airway stimulation for obstructive sleep apnea. J Clin Sleep Med 2013; 9: 433-438.）
AHI, 呼吸暂停低通气指数；UAS, 上气道刺激

表 20.1　UAS 治疗的禁忌证

中枢性 + 混合性呼吸暂停 > 总 AHI 的 25%
任何可能降低 UAS 效果的解剖学异常，如存在软腭完全向心性塌陷
任何损害 UA 神经控制的情况
无法或不会协助操作睡眠遥控器的患者
怀孕或备孕的患者
使用植入装置的患者可能会体验到与启动系统的不兼容性
需要做 MRI 检查的患者

AHI, 呼吸暂停低通气指数；UA, 上气道；UAS, 上气道刺激；MRI, 磁共振成像

表 20.2　不适合行 UAS 治疗的解剖学异常

鼻腔	鼻息肉、鼻瓣塌陷、鼻腔手术或外伤等，导致严重鼻塞，对药物治疗无反应
鼻咽	腺样体肥大等引起的严重阻塞
腭咽	软腭大面积水肿
口咽	扁桃体肥大引起的严重阻塞
声门上	喉软化或囊肿 / 肿块累及会厌谷、会厌，引起会厌平面阻塞 > 75%
声门	声带息肉阻塞声门平面 > 75%、双侧声带麻痹、严重水肿导致气道阻塞 > 75%
声门下	重度声门下狭窄

UAS, 上气道刺激

20.3 临床病史和数据

20.3.1 DISE

DISE 是对拟行 UAS 治疗的 OSA 患者进行术前评估时所用的标准程序。DISE 是由耳鼻喉科医生、麻醉医生和护理人员组成的多学科团队实施。在整个过程中的监测指标应包括脉搏血氧饱和度、血压和心电图。本研究使用高分辨率鼻咽纤维软镜或小儿支气管软镜，并配备有高分辨率视频监视器进行观察。数字系统的记录将有助于后续的回顾分析与教学。

在 DISE 之前，可使用鼻腔减充血剂、甘草酸酯或阿托品减少口咽部分泌物。这样有助于安全、清晰地进行检查。静脉注射丙泊酚和（或）咪达唑仑诱导并维持镇静，当患者对言语唤醒失去反应时，通过靶控输注（Target Controlled Infusion，TCI）或缓慢滴定。一旦患者对语言刺激不再有反应、开始打鼾和（或）血氧饱和度轻度下降，房间的灯光就会变暗并开始检测。这个过程的平均持续时间为 10 ~ 15 min。

得分

DISE 是在模拟睡眠条件下对气道塌陷的一种定性和主观的评估。软腭、口咽、舌根和会厌（Velum，Oropharynx，Tongue Base and Epiglottis，VOTE）分类法（▶ 表 20.3）是最常用的评分系统，提供了对 UA 气道狭窄程度和结构的评估：腭（V）、口咽侧壁（O）、舌根（T）和会厌（E）。在每个部位的阻塞程度可分为无、部分（振动，50% ~ 75% 狭窄，气流减少）或完全（梗阻，> 75% 狭窄，明显减少或无气流）。阻塞方向可分为前后向、侧向或向心性。如前所述，软腭完全向心性塌陷是早期研究发现的 UAS 植入的禁忌证。

表 20.3 VOTE 分类

结构	阻塞程度 [a]	结构 [c]		
		前后向	左右向	向心性
软腭				
口咽 [b]		▨		▨
舌根			▨	
会厌				▨

（摘自：Kezirian EJ, Hohenhorst W, de Vries N. Drug-induced sleep endoscopy: the VOTE classification. Eur Arch Otorhinolaryngology 2011；268:1233-1236.）
阴影框表示：不能看到特定的结构。
[a] 每个结构的阻塞程度用数字表示：0 无阻塞（无振动）；1 部分梗阻（振动）；2 完全梗阻（塌陷）；X 不可视
[b] 口咽部梗阻可分为与扁桃体相关结构或包括侧壁，有 / 无扁桃体
[c] 结构，指阻碍程度大于 0 的结构

DISE 结果在 UAS 中的有效性和可信性

尽管在模拟睡眠的状态下，DISE 可直视 UA，但并不等于是对自然睡眠的最理想观察。在丙泊酚的镇静作用下，既往的研究表明颏舌肌的神经－肌活动降低，这类似于非快速眼动睡眠期间观察到的情况。与自然睡眠相比，轻度患者的 AHI 或氧饱和度没有显著变化。因此，丙泊酚被认为是一种较为理想的麻醉剂，既可以控制麻醉深度，又可以产生类似自然睡眠的状态。

重测信度评估同一患者不同检查结果的相似性，DISE 已被证明具有中等以上的重测信度。另一方面，不同评估者之间判读的相似程度可用于判断评价者的信度。在一项研究中，DISE 在两个有经验的外科医生之间具有中等到高度的可靠性，而在另一项研究中，有经验的外科医生之间的评价者信度高于无经验的外科医生。这些结果表明，尽管患者 UA 塌陷模式存在差异，但 DISE 仍是一项可靠的评估工具。在一项特定的研究中，1249 例患者中软腭完全向心性塌陷占 393 例（31%），是 UAS 植入的禁忌证。经验丰富的外科医生对 DISE 发现的软腭完全向心性塌陷的评估者间的可靠性研究显示，具有中等以上的信度。然而，在同一研究中，根据 DISE 来确定 UAS 植入的标准通常不一致。尽管已经排除软腭完全向心性塌陷，但仍不推荐 UAS，作者认为，其他原因导致的阻塞可能降低了 UAS 的有效性。基于 DISE 确定 UAS 植入的不确定性，强调了 DISE 仍然是一种主观检查的范畴。因此，在根据 DISE 结果判断 UAS 适应证时，需要进一步的培训和标准化以获得更一致的结果。

20.3.2 使用 DISE 提高 UAS 效能

迄今为止，尽管通过 DISE 我们可以得出较为明确的结论：软腭完全向心性塌陷患者不能进行 UAS 植入，但仍有学者致力于 DISE 结果的发掘，试图提高评估的成功率。一项多中心前瞻性队列研究评估了患者的 DISE 结果及其对 UAS 有效率的影响，研究对象为术前评估未见软腭完全向心性塌陷的患者，符合纳入标准后植入。研究者发现，VOTE 评估分值高的 UA 塌陷患者更有可能对 UAS 无反应。此外，那些对 UAS 有一定反应者有可能存在软腭和（或）会厌平面的完全塌陷。研究者认为，基于上述发现，可能有部分选定的患者受益于先行悬雍垂腭咽成形术（UPPP），然后再植入 UAS 的分阶段手术。本研究对 15 例已知软腭完全向心性塌陷的患者进行扁桃体切除术加 UPPP 手术，并于 3 个月后再次行 DISE 检查，其中 1 例为持续性软腭完全向心性塌陷，13 例为软腭前后向塌陷（部分塌陷 9 例，完全塌陷 4 例），1 例无软腭向心性塌陷。这些发现提示，对于寻求 UAS 并发现完全向心塌陷患者，可以给予扁桃体切除和 UPPP 手术，以解决软腭平面的阻塞，从而使其具备 UAS 植入的条件。

20.4 结论

UAS 是一种治疗 OSA 的新方法，对经严格挑选的 CPAP 治疗失败患者仍有效。它通过解决 OSA 的潜在病理生理起作用，即睡眠期间 UA 神经－肌张力丧失。通过刺激 HN 开放舌根和软腭，来改善 UA 气流。DISE 仍然是确定 UAS 适应证的快速、安全的工具。人们对软腭完全向心塌陷是 UAS 植入禁忌证的观点基本无异议，对此类患者需先行 UPPP 解除软腭阻塞，继而行 UAS 方可改变 DISE 中所见的塌陷模式。为进一步提高 UAS 功效，还需进行前瞻性、随机化的临床试验确定其他的相关标准，例如 DISE 所见的多平面阻塞的组合。

参考文献

[1] Weaver TE, Grunstein RR. Adherence to continuous positive airway pressure therapy: the challenge to effective treatment. Proc Am Thorac Soc. 2008; 5(2):173‒178.

[2] Lin HC, Friedman M, Chang HW, Gurpinar B. The efficacy of multilevel surgery of the upper airway in adults with obstructive sleep apnea/hypopnea syndrome. Laryngoscope. 2008; 118(5):902‒908.

[3] Strollo PJJr, Soose RJ, Maurer JT, et al. STAR Trial Group. Upper-airway stimulation for obstructive sleep apnea. N Engl J Med. 2014; 370(2): 139‒149.

[4] Remmers JE, DeGroot WJ, Sauerland EK, Anch AM. Pathogenesis of upper airway occlusion during sleep. J Appl Physiol. 1978; 44(6):931‒938.

[5] Kimura H, Niijima M, Edo H, Tatsumi K, Honda Y, Kuriyama T. The effect of hypoxic depression on genioglossal muscle activity in healthy subjects and obstructive sleep apnea patients. Sleep. 1993; 16(8) Suppl:S135‒S136.

[6] Mezzanotte WS, Tangel DJ, White DP. Influence of sleep onset on upper-airway muscle activity in apnea patients versus normal controls. Am J Respir Crit Care Med. 1996; 153(6 Pt 1):1880‒1887.

[7] Bellemare F, Pecchiari M, Bandini M, Sawan M, D'Angelo E. Reversibility of airflow obstruction by hypoglossus nerve stimulation in anesthetized rabbits. Am J Respir Crit Care Med. 2005; 172(5):606‒612.

[8] Eisele DW, Smith PL, Alam DS, Schwartz AR. Direct hypoglossal nerve stimulation in obstructive sleep apnea. Arch Otolaryngol Head Neck Surg. 1997; 123(1):57‒61.

[9] Safiruddin F, Vanderveken OM, de Vries N, et al. Effect of upperairway stimulation for obstructive sleep apnoea on airway dimensions. Eur Respir J. 2015; 45(1):129‒138.

[10] Vanderveken OM, Maurer JT, Hohenhorst W, et al. Evaluation of drug-induced sleep endoscopy as a patient selection tool for implanted upper airway stimulation for obstructive sleep apnea. J Clin Sleep Med. 2013; 9(5):433‒438.

[11] Woodson BT, Strohl KP, Soose RJ, et al. Upper airway stimulation for obstructive sleep apnea: 5-year outcomes. Otolaryngol Head Neck Surg. 2018; 159(1):194‒202.

[12] Kezirian EJ, Hohenhorst W, de Vries N. Drug-induced sleep endoscopy: the VOTE classification. Eur Arch Otorhinolaryngol. 2011; 268 (8):1233‒1236.

[13] Hillman DR, Walsh JH, Maddison KJ, et al. Evolution of changes in upper airway collapsibility during slow induction of anesthesia with propofol. Anesthesiology. 2009; 111(1):63‒71.

[14] Rabelo FA, Braga A, Küpper DS, et al. Propofol-induced sleep: polysomnographic evaluation of patients with obstructive sleep apnea and controls. Otolaryngol Head Neck Surg. 2010; 142(2):218‒224.

[15] Rodriguez-Bruno K, Goldberg AN, McCulloch CE, Kezirian EJ. Testretest reliability of drug-induced sleep endoscopy. Otolaryngol Head Neck Surg. 2009; 140(5):646‒651.

[16] Kezirian EJ, White DP, Malhotra A, Ma W, McCulloch CE, Goldberg AN. Interrater reliability of drug-induced sleep endoscopy. Arch Otolaryngol Head Neck Surg. 2010; 136(4):393‒397

[17] Vroegop AV, Vanderveken OM, Wouters K, et al. Observer variation in drug-induced sleep endoscopy: experienced versus nonexperienced ear, nose, and throat surgeons. Sleep (Basel). 2013; 36(6):947‒953.

[18] Vroegop AV, Vanderveken OM, Boudewyns AN, et al. Drug-induced sleep endoscopy in sleep-disordered breathing: report on 1,249 cases. Laryngoscope. 2014; 124(3):797‒802.

[19] Ong AA, Ayers CM, Kezirian EJ, et al. Application of drug-induced sleep endoscopy in patients treated with upper airway stimulation therapy. World J Otorhinolaryngol Head Neck Surg. 2017; 3(2):92‒96.

[20] Ong AA, Murphey AW, Nguyen SA, et al. Efficacy of upper airway stimulation on collapse patterns observed during drug-induced sedation endoscopy. Otolaryngol Head Neck Surg. 2016; 154(5):970‒977.

[21] Hasselbacher K, Seitz A, Abrams N, Wollenberg B, Steffen A. Complete concentric collapse at the soft palate in sleep endoscopy: what change is possible after UPPP in patients with CPAP failure? Sleep Breath. 2018; 22(4):933‒938.

译者：孙海英　肖红俊

21　儿童睡眠内镜检查

An Boudewyns, Palma Benedek

摘要

药物诱导睡眠内镜检查（DISE）是一种可明确阻塞性睡眠呼吸暂停（OSA）患儿上气道阻塞平面和解剖结构的技术。DISE 可以对从鼻腔到声带的整个上气道（UA）进行三维（3D）动态评估。迄今为止，对于诱导和维持睡眠状态药物的选择，以及 UA 阻塞程度和模式的评估，尚未形成指南和专家共识。尽管如此，DISE 仍被认为是一个有价值的辅助多学科管理共病儿童的评估技术，尤其适用于扁桃体和（或）腺样体切除后的 OSA 患儿和小扁桃体的 OSA 患儿。DISE 的适用人群已由 OSA 儿童扩展到婴幼儿。今后我们的工作重点是建立规范的儿童 DISE 操作流程，包括制定儿童 DISE 指南。

关键词：儿童，婴儿，上气道，扁桃体腺样体切除术，阻塞性睡眠呼吸暂停，内镜检查

21.1　引言

OSA 作为一种常见病，一般儿童（平时健康，无其他疾病）群体的患病率为 1%～4%，但在 Down 综合征、肥胖、颅面畸形、畸形综合征或神经肌肉病等特殊儿童群体中患病率较高。扁桃体和（或）腺样体肥大是多数 OSA 儿童的共同体征，扁桃体腺样体切除术（Adenotonsillectomy，AT）是公认的儿童 OSA 的一线治疗方法。AT 在其他方面健康的和非肥胖 OSA 患儿组的治疗有效率高达 75%。由于患有重度阻塞性睡眠呼吸暂停综合征或某些并发症的儿童接受 AT 后 OSA 仍持续存在，所以早期发现及恰当的干预，可缩短治疗时间。近年来，学界已认识到，腺样体和扁桃体肥大并不是引起上气道阻塞的唯一病因。DISE 和磁共振成像（Magnetic Resonance Imaging，MRI）可作为评估 OSA 患儿是否存在上气道阻塞，以及确定阻塞平面和解剖结构的有力手段。

Croft 是儿童 DISE 研究领域的先驱，早在 1990 年，他就发表了在浅麻醉下对 15 例 OSA 患儿进行纤维鼻内镜检查的文章。Myatt 和 Beckenham 则建议将睡眠内镜与硬质喉 - 支气管镜相结合，作为重度 OSA、扁桃体和（或）腺样体切除术后仍存在 OSA、不能耐受持续正压通气（CPAP）等各种复杂 OSA 患儿的标准检查手段。尽管这两篇论文极具参考价值，但直到 8 年前，DISE 才开始被用于 OSA 患儿。关于儿童 DISE 的文章和专著均指出儿童 DISE 缺乏统一的麻醉方案，是否应对所有 OSA 患儿实施 DISE，或基于 DISE 结果而制定的手术方案是否能取得满意的疗效等，目前仍未达成共识。

本章旨在总结可能造成儿童上气道阻塞的所有解剖部位；分析比较不同评分系统的优劣；讨论儿童 DISE 适应证，以及 DISE 结果对鼾症手术的指导意义。最后，还将通过具体的临床病例，分析 DISE 在不同类型 OSA 儿童中的指导价值。

21.2　儿童上气道阻塞部位

在上气道中引入一个纤细、可弯曲的内镜，从前鼻孔到声带平面，对可能引发上气道阻塞的所有解剖结构进行评估（▶图21.1）。

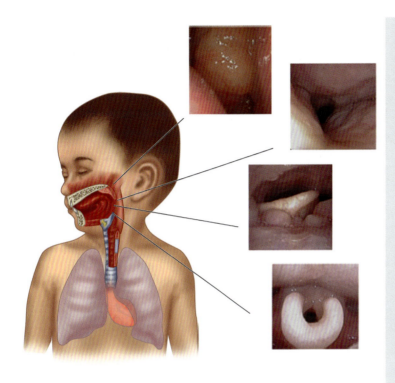

图21.1　儿童DISE，将一个纤细、可弯曲的内镜（儿童内镜）从前鼻孔送入至声带水平，以评估上气道阻塞或塌陷的解剖部位

UA，上气道；DISE，药物诱导睡眠内镜检查

21.2.1　鼻咽平面

查看鼻腔是否存在鼻甲肥大或鼻中隔偏曲，鼻咽部是否存在腺样体肥大。▶图21.2常用的分级系统基于腺样体占鼻咽腔的容积。DISE对腺样体大小的评估与手术中间接鼻咽镜检查发现高度一致，为腺样体切除的术前评估提供了可靠信息。对扁桃体和（或）腺样体切除后仍被PSG证实存在OSA的患儿实施DISE发现，腺样体术后增生患儿的占比高达44.6%，且这些复发患儿的平均年龄为7.1岁。

在鼻咽平面，引起上气道阻塞的主要原因是前后向狭窄，如软腭向腺样体平面塌陷或向咽后壁方向塌陷。

21.2.2　口咽平面

呼吸过程中口咽部呈现动态变化，吸气时变窄，呼气时扩张。正常情况下，气流在此平面畅通无阻。扁桃体肥大和咽侧壁肥厚可能导致口咽平面向心性塌陷。扁桃体Ⅲ度肥大可表现为双侧扁桃体在口咽中线相接触。喉体位置较高的儿童，甚至可以观察到会厌受压于双侧扁桃体之间（▶图21.3a、图21.3b）。

对于小扁桃体或包埋型扁桃体儿童，咽侧壁肥厚可能会引发类似扁桃体肥大的口咽平面向心性塌陷。DISE发现，如果未接受扁桃体切除，尤其是小扁桃体儿童出现了口咽平面完全性阻塞，往往很难判定扁桃体或咽侧壁谁起了主导作用。以上发现表明，除扁桃体外，咽侧壁也可能导致口咽水平阻塞，如扁桃体Ⅰ度肥大患儿也可出现上气道完全阻塞（▶图21.3c）。

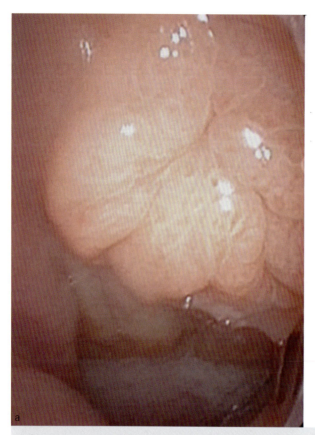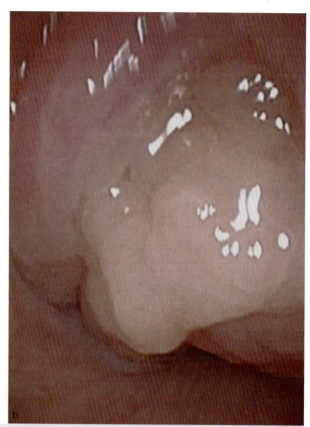

图21.2 鼻咽阻塞程度评估。腺样体阻塞鼻咽部25%（a）和完全阻塞（b）

神经发育障碍伴肌张力减退儿童的口咽平面阻塞多是由口咽部软组织环形塌陷引起的。

一项AT手术之前的DISE研究发现，Brodsky扁桃体评分和DISE观察到的扁桃体阻塞程度之间呈正相关。同样，扁桃体大小和咽侧壁塌陷程度也存在线性关系，如扁桃体体积每增加1个等级，咽侧壁塌陷程度线性增加0.7个单位。

21.2.3 舌根平面

舌根平面的评估应包括舌扁桃体的大小。造成舌根平面阻塞的主要原因是舌根向咽后壁塌陷，也可能是下颌骨发育不良的结果。Pierre Robin序列征、眼-耳-脊柱序列征（Oculo-Auriculo-Vertebral Spectrum，OAV）、Treacher Collins综合征，以及其他综合征儿童往往伴有下颌骨发育不良，无法保持舌体在气道中的正常位置，从而导致舌后坠（▶图21.4）。

越来越多的学者认识到，舌扁桃体肥大是导致上气道阻塞和困难插管的原因。舌扁桃体肥大的原因尚不清楚，可能是慢性感染、胃食管反流或早期AT后淋巴组织代偿性增生。

使下颌前移或下巴上抬的手法操作有助于区分舌根平面阻塞是由舌扁桃体肥大引起的，还是由舌后坠导致（▶图21.5）。

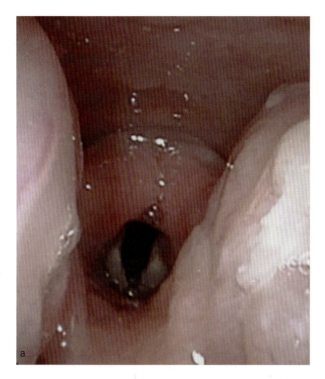

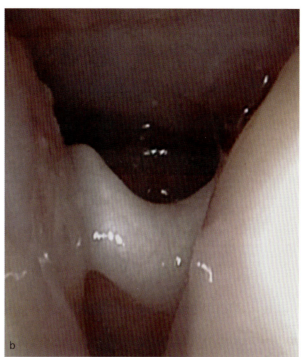

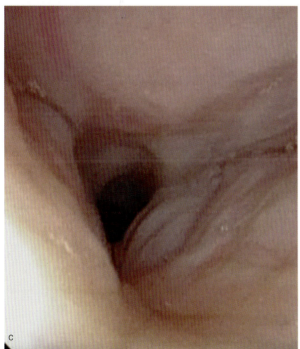

图 21.3 口咽和咽侧壁。扁桃体阻塞 50% 的气道（a）、扁桃体挤压会厌（b）和小扁桃体患儿咽侧壁塌陷（c）

21.2.4 会厌平面

　　Yellon 等指出，会厌平面阻塞重要的是区分会厌是原发性塌陷还是继发性塌陷，会厌原发性塌陷是由会厌塌陷到咽后壁造成的，而会厌继发性塌陷是会厌被舌根向后推挤所形成的。在神经发育障碍伴肌张力减退的儿童中，可以观察到会厌和舌根同时塌陷所引发的上气道向心性塌陷（▶图 21.6）。

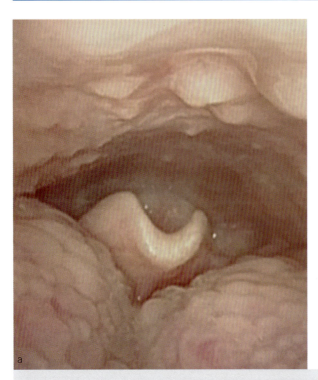 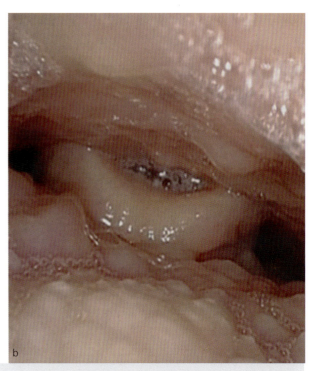

图 21.4 （a）、（b）舌根。舌根和会厌位置正常，舌根将会厌推向咽后壁从而造成舌根平面前后向狭窄

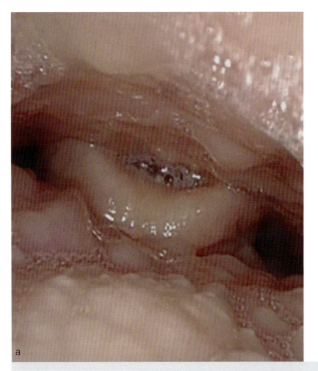 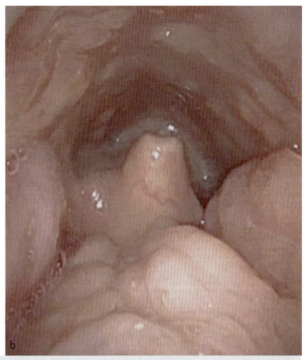

图 21.5 舌扁桃体。舌扁桃体肥大可造成舌根平面阻塞，通过手法将下颌前移后显而易见 [（a）组与（b）组基线情况比较）]

21.2.5 睡眠依赖的声门上塌陷或迟发性喉软化症

声门上阻塞是由喉黏膜皱襞在吸气相塌陷所引起。Richter 等描述此症状，与会厌无卷曲的喉软化

症类似。这种形式的喉阻塞多见于年龄较大的 OSA 儿童，且患儿白天并无气道阻塞症状（▶图 21.7）。

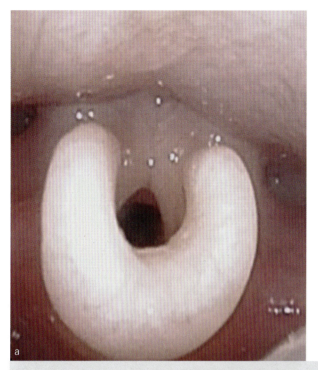
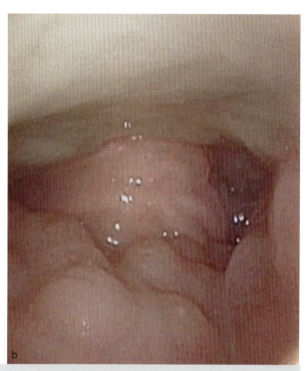

图 21.6 （a）、（b）会厌。会厌位于正常位置，会厌原发性塌陷（舌根位置正常）

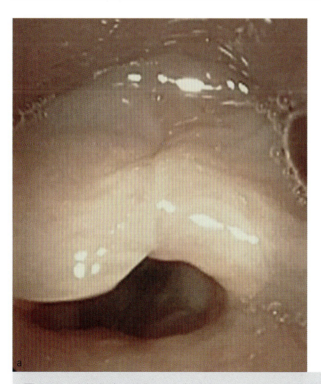
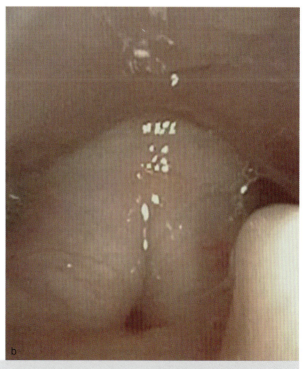

图 21.7 喉软化症。伴有（a）部分和（b）完全喉黏膜皱襞（多余的杓状软骨上黏膜）吸气相塌陷的迟发性喉软化症

21.2.6 下呼吸道检查

由于重度 OSA，尤其是肌张力低下的儿童更易存在多平面塌陷，推荐进行气管支气管检查。中重度，以及持续性 OSA 的患儿，大多存在上气道多平面、多部位阻塞。

21.3 儿童药物诱导睡眠内镜检查的镇静药物选择

目前对于儿童 DISE 镇静药物的选择尚未达成共识。本章将对这些药物加以概述。

禁止使用表面麻醉剂（如利多卡因），因为它可能加重喉软化症症状、减弱 UA 反射，干扰唤醒，加重 OSA 程度，并缩小鼻甲体积。

大多数儿童在手术开始之前需要给予吸入麻醉，以便建立静脉通道，静脉通道一旦建立，应立即停用吸入麻醉药，因为这些药物可能会降低 UA 肌肉活动并干扰 DISE 结果。

虽然丙泊酚既可用于成人麻醉，也可以用于儿童，但是丙泊酚会加重 UA 的阻塞并降低颏舌肌张力，且呈现剂量依赖性。丙泊酚对婴幼儿气道的不良影响大于年龄较大的儿童，因此我们需要严格把控丙泊酚用量，以免造成假阳性结果，同时应避免 UA 阻塞。右美托咪定（Dexmedetomidinedex，DEX）可诱导接近自然状态的睡眠结构，且不会造成呼吸抑制。许多儿童睡眠外科医生使用 DEX 与氯胺酮的组合，这种组合与单独使用丙泊酚或（丙泊酚 + 七氟醚）组合相比，血氧饱和度降至 85% 以下的事件更少，呼吸抑制风险更低。但 DEX 可能引发血压和心率的短暂变化，而且与丙泊酚相比，DEX 具有起效慢和药物清除率（Increased Drug Clearance Compared to Propofol）高的特点，目前在欧洲 DEX 尚未被批准用于儿童。

21.4 药物诱导睡眠内镜检查适应证

儿童 DISE 的适应证被不断拓展。▶ 表 21.1 总结了儿童 DISE 的一般适应证和扩大适应证，这部分内容将在后文中详细讨论。

表 21.1　儿童 DISE 的一般适应证和扩大适应证

一般适应证	扩大适应证
扁桃体和（或）腺样体切除术后 OSA 持续存在	其他方面健康的 OSA 患儿行扁桃体和（或）腺样体切除术前
对肥胖、唐氏综合征、颅面异常和神经损伤等高危患者进行扁桃体和 / 或腺样体切除术前	婴幼儿（＜ 2 岁）
具有典型症状的小扁桃体和（或）小腺样体的 OSA 患儿	
可疑睡眠依赖型喉软化症患儿	
实施舌下神经电刺激治疗前	
OSA，阻塞性睡眠呼吸暂停	

21.4.1 儿童药物诱导睡眠内镜检查的一般适应证：扁桃体和（或）腺样体切除术后阻塞性睡眠呼吸暂停持续存在

多家医疗机构报道，DISE 和磁共振成像是 AT 术后仍存在 OSA 的患儿进一步判定 UA 阻塞部位最常用，且易于被患者所接受的评估手段。多数持续 OSA 患儿的气道存在多平面阻塞。在首次腺样体切除术后平均 1.75 年复查 DISE 时发现，44.6% 的患儿出现了腺样体增生。然而，作者强调，这可能并不是造成腺样体术后患儿气道持续性阻塞的唯一原因，因为这些患儿中的大多数人接受了再次腺样体切除术后，气道阻塞的问题仍然存在。伴或不伴舌扁桃体肥大的舌根部阻塞和喉软化症是造成 AT 术后 OSA 持续存在的最常见原因，尤其是患有各种先天畸形综合征的 OSA 儿童。有学者认为，下鼻甲肥大也是造成 OSA 持续存在的因素之一。

综合征患儿的 AT 术前检查

扁桃体和（或）腺样体切除术对重度 OSA 患儿的疗效有限，这些患儿可能存在影响 UA 肌张力、神经功能，或是加重 UA 阻塞的其他解剖异常。人们已经证实这些患儿扁桃体大小和呼吸暂停低通气指数（AHI）之间并无明确相关性，说明 UA 阻塞另有原因。对于存在上气道多平面阻塞的儿童，DISE 更有助于治疗方案的制定。目前研究已经证实了 DISE 在 Down 综合征、Prader Willy 综合征、Apert and Crouzon 综合征，以及肌张力减退儿童中的诊断价值。

具有典型症状的小扁桃体和（或）小腺样体的 OSA 患儿

目前对于小扁桃体 OSA 患儿治疗方案的选择仍是难点。即使是在多学科共建的儿童 UA 疾病治疗中心，由不同专业儿科医生共同参与制定的治疗方案也只有约 1/3 有明确的证据支持。

Miller 等认为，多数患有 OSA 和 Brodsky 评分为 1 的患儿未发现咽侧壁阻塞，对他们进行阻塞平面的重新评估是必要的。肥大的腺样体和舌根阻塞是小扁桃体患儿最常见的阻塞原因。体格检查与 PSG 结果不一致的患儿（小扁桃体的 OSA 患儿或任何大小扁桃体的重度 OSA 患儿）均被认为是 DISE 的适用对象。学者将之前未接受过 OSA 手术的，AHI ≥ 3 次 /h 的小扁桃体（Friedman 扁桃体评分 < 3），或 AHI > 10 次 /h 的视为体征和 PSG 结果不符。这些患儿中有 30.2% 的人存在除扁桃体和（或）腺样体平面以外的阻塞，DISE 在明确这些患儿 UA 阻塞平面中有明显优势。另有学者指出，AT 术后仍存在持续性 OSA 的患儿属于"症状与体征不符"群体，他们可能存在（未经证实）UA 多平面阻塞。

研究者对 AT 术前的 207 例 DISE 报告进行回顾性分析发现，小扁桃体可能是 SDB 患儿手术失败的独立预测因子。需要注意的是，对 OSA 的疗效评价是基于家长填写的儿童睡眠问卷（PSQ），而此问卷依赖于家长的主观判断。

可疑睡眠依赖型喉软化症患儿

Richter 等首次描述了睡眠依赖型喉软化症，多发于学龄儿童，多表现为杓状软骨和（或）杓状软骨黏膜向声门区塌陷，而会厌和杓会厌襞正常。行声门上成形术后，临床症状有所改善。这些儿童通常不出现喉喘鸣，而表现为 OSA 相关症状。据报道，既往无 AT 史的睡眠依赖型喉软化症患儿的患病率为 3.9% ~ 5.4%，这也是 OSA 持续的常见原因之一。

实施舌下神经电刺激治疗前

对成人的研究表明，完全性腭咽前后向（Antero-Posterior，AP）或软腭左右向塌陷和（或）会厌塌陷增加了舌下神经电刺激治疗失败的风险。第一篇关于儿童 UA 电刺激的研究指出，软腭平面向心性塌陷是 UA 电刺激治疗的禁忌证，需应用 DISE 排除。

21.4.2 儿童药物诱导睡眠内镜检查的扩大适应证

随着对于儿童 DISE 临床经验的不断积累，适应证不断扩大。

拟行扁桃体和（或）腺样体切除术的无并发症 OSA 患儿

AT 是儿童 OSA 的一线治疗方法，在正常发育的儿童人群中治疗成功率高达 71%～87%。这使得研究者开始探讨在 AT 之前实施 DISE 是否会影响治疗方案的制定。尽管一些研究者极力推荐在 AT 之前实施 DISE 的必要性，但这并未在业界达成共识。Gazzaz 等对 550 例 3～17 岁未接受过手术的 OSA 患儿的研究发现，DISE 结果导致了 35% 患儿手术方案的改变，尽管样本量很大，但该组 550 例 OSA 患儿的诊断是基于指脉氧测定和改良版 PSQ 结果，缺乏确诊性 PSG 可靠证据。

Boudewyns 等对 37 例年龄均值为 4.1（2.1～6.0）岁，AHI 为 9.0（6.1～19.3）次 /h 无并发症的中重度 OSA 患儿实施了 DISE，最终 11% 的患儿选择非手术治疗。Boudewyns 等的一项最新研究发现，在患有 OSA 的一般儿童群体中，AT 前的 DISE 结果改变了 1/3 婴儿和 1/4 患儿的治疗决策。需要注意的是，本文提到的所有接受非 AT 治疗的重度 OSA 婴幼儿均存在多平面阻塞。而 Collu 等指出，在无并发症 OSA 患儿组，DISE 结果仅改变了 4.5% 患儿的治疗策略。对 DISE 结果在 OSA 儿童治疗决策中的指导作用的研究发现，治疗方案的制定应考虑 OSA 的严重程度和共病情况。伴有共病的重度 OSA 患儿，更有可能存在多平面阻塞，DISE 结果能够指导制定个体化治疗方案，减少并发症，避免不必要的外科干预。

DISE 在婴幼儿（＜2 岁）中的应用

婴幼儿上气道多平面动态塌陷的发生率较高，如咽部左右向塌陷、会厌塌陷和喉软化症等。此外，患有 OSA 的婴幼儿常伴有可能加重 UA 阻塞的其他潜在疾病。Croft 等在 1990 年首次描述了内镜评估在治疗婴幼儿睡眠相关 UA 阻塞中的价值。这些学者强调了 OSA 婴幼儿患者考虑手术前进行整个 UA 评估的重要性。

尽管参考文献有限，但目前 DISE 仍是 OSA 婴幼儿进行 UA 评估和指导制定治疗方案的最有价值的工具。

21.5 药物诱导睡眠内镜检查流程

儿童 DISE 的实施通常在手术室进行，取仰卧位且保持头部放松（去枕或头部在自然睡眠体位），麻醉医生对其进行心电、呼吸等生命体征监测。纤维鼻内镜经鼻前孔送入，依次检查上气道不同平面和解剖部位。一些睡眠外科医生在实施 DISE 过程中可能同时对患儿实施抬下颌或下颌前移的手法操作，以评估闭嘴呼吸（抬下颌）或下颌复位（下颌前移）的治疗效果。一些学者推荐使用双频指数

（BIS）监测仪来监测麻醉深度，以及确定评估上气道阻塞的最佳时机，一般认为 BIS 为 60 ~ 70 最佳。

如果考虑在一次麻醉同时完成 DISE 和 UA 手术，在实施 DISE 前，医生应当与患儿家长就不同手术治疗方式及其利弊进行充分沟通，并取得同意。一些医生对此持否定态度，认为这样会增加制定手术方案的难度，且减少了家庭成员对治疗决策的参与度。实施 DISE 后直接进行手术也有其优点，它增加了操作的便利性，减少了麻醉次数。根据以往经验，我们建议相对简单的手术可以和 DISE 在同一次麻醉中实施，如鼻甲消融术、扁桃体和（或）腺样体切除术。但复杂的手术，如舌根手术或声门上成形术，建议与 DISE 分期进行。

21.6 药物诱导睡眠内镜检查评分系统

VOTE 分型最初仅用于成年人，目前也广泛应用于儿童。VOTE 分型从软腭、口咽、舌根和会厌 4 个平面分析上气道阻塞的严重程度和引起阻塞的解剖结构。但对于儿童患者，还需要添加鼻咽部、鼻腔及鼻窦信息。目前关于儿童 DISE 的评分尚无统一标准。Boudewyns 等提出了新的 UA 评分系统，分别是静态阻塞（腺样体、扁桃体、舌根）、动态塌陷（软腭、会厌、喉软化），以及环形狭窄（口咽或下咽，标记为张力减退）。根据阻塞的严重程度对静态阻塞进行定量评分，而动态塌陷则根据存在或不存在进行测评。

该评分系统如 ▶ 表 21.2 所示。Chan-Parikh 评分系统需要计算总的阻塞分数，该评分与 OSA 的严重程度（术前 AHI 和最低血氧饱和度）具有相关性。

理想的评分系统应包括可能引发 UA 阻塞的所有解剖部位，阻塞严重程度的量化评分，具有较高信度，且效度简单实用。

21.7 基于药物诱导睡眠内镜检查的外科治疗

基于 DISE 的 UA 手术是否能有效改善患儿的临床症状？为此我们在不同的儿童群体中进行了如下研究。

21.7.1 无鼾症手术史的阻塞性睡眠呼吸暂停患儿

Boudewyns 等将 PSG 结果提示重度 OSA，无伴发疾病，也没有前期 OSA 手术史的患儿纳入研究。根据 DISE 将患儿分为两组：AT 治疗组和非 AT 治疗组［扁桃体和（或）腺样体切除术、CPAP］。两组患儿在治疗有效率（治疗后 AHI < 5 次 /h）和治愈率（治疗后 AHI < 2 次 /h）方面无显著差异。作者认为，DISE 有助于对患者制定个体化治疗方案，避免不必要的手术。

Alsufyani 等分析了 382 例 OSA 患儿的临床特征和 DISE 结果，以期发现可预测扁桃体和（或）腺样体切除术后疗效的因素。研究结果提示，如果对 OSA 的诊断仅基于临床发现，以及改良版 PSQ 和血脉血氧监测，且 PSQ 在诊断中所占比重将大于 33%，这类 OSA 患儿常常治疗失败。Alsufyani 等还发现，89% 的治疗失败患儿不仅患有腺样体和扁桃体肥大，还患有其他 OSA 相关疾病。DISE 报告提示慢性鼻炎、鼻中隔偏曲和扁桃体大小（包括小扁桃体）均可作为治疗失败的独立预测因子。

表 21.2 儿童 DISE 评分系统

儿童 DISE 评分			
姓名：		诊断：	
出生日期：		既往手术史	
检查日期：		共病：	
麻醉：七氟醚 + 丙泊酚 / 丙泊酚		检查者：	
丙泊酚用量：mg (kg·h)			
静态阻塞		**动态塌陷**	
水平	发现	水平	发现
腺样体	0=（无） 1= < 50% 阻塞 2= 50% 至 75% 阻塞 3= >75% 阻塞	腭	0= 无塌陷 1= 塌陷存在
扁桃体	0=（无） 1= < 50% 阻塞 2= 50% 至 90% 阻塞 3= 扁桃体在中线接触	会厌 *	0= 无塌陷 1= 塌陷存在
舌根	0= 无 1= 部分阻塞 2= 完全阻塞	肌张力减退	0= 不存在 1= 存在
		喉软化症	0= 不存在 1= 存在

* 其他发现：被扁桃体或舌根向后牵拉而塌陷的会厌不认为是会厌动态塌陷

21.7.2 伴或不伴有共病的持续性 OSA 患儿

大量研究表明，有伴发疾病的儿童，即使是基于 DISE 结果制定的 AT 治疗方案，术后仍有 OSA 持续不缓解的可能。

Myatt 等早期发表的一篇关于儿童 DISE 的论文指出，20 例患儿中有 8 例在术前和术后均进行了 PSG7，其中 5 例患有 OSA 相关共病（脑瘫、Down 综合征、Pierre Robin 序列征）。研究者发现术后患儿 AHI 平均值均显著降低，从（48±15.5）次 /h 降至（4.6±4.5）次 /h。但即使具有相同临床症状的患儿，UA 阻塞的部位也不尽相同，这解释了为何某治疗对一些 OSA 患儿有效，而对另一些患儿无效。

Wootten 等报道了 26 例 AT 治疗失败患儿中约一半（51%）患有三体综合征。26 例患儿接受了基于 DISE 结果的治疗方案后，主观症状改善率高达 92%。其中 11 例患儿再次术后 AHI 显著降低。

He 等报道了 56 例患儿（55 例为共病患儿）基于 DISE 结果的手术疗效，其中 21 例婴儿和 35 例无扁桃体肥大（或先前已行 AT）患儿。56 例患儿的术后最低血氧饱和度均有显著改善。其中 39% 的患儿接受了至少 1 种手术，21 例婴儿中大多数接受的是声门上成形术，而需要腺样体切除或舌扁桃体切除的患儿很少。21 例婴儿相较于无扁桃体肥大的 OSA 患儿，术后 AHI 改善显著。基于 DISE 结果制定的手术方案，使得 44% 患儿术后 AHI 值降至 5 次 /h 以下。结果提示为 AHI 较低的儿童选择治疗方案时，DISE 结果的指导意义更大。

21.7.3 肌张力减退的阻塞性睡眠呼吸暂停患儿

动态 UA 异常在肌张力减退的儿童中十分常见，且与年龄无关。Park 等调查了 87 例综合征或非综合征性肌张力减退和神经肌肉功能障碍患儿基于 DISE 结果的手术疗效，发现 31% 的患儿患有三体综合征，49% 的患儿存在多平面阻塞，既往有 AT 手术史的患儿均存在舌根平面的明显阻塞，73% 的患儿存在声门上阻塞。而且绝大多数儿童只施行了一种手术，排名前三的分别是 AT（80%）、声门上成形术（18%）和舌扁桃体切除术（11.5%）。87 例中有 26 例儿童术前和术后 PSG 监测结果显示 AHI、最低血氧饱和度，以及生活质量有显著改善。但该组患儿术后平均 AHI 为 11.8 次 /h，说明术后 OSA 仍持续存在。

21.7.4 Down 综合征患儿

Down 综合征患儿经常作为"持续性 OSA 或肌张力减退"患儿被纳入评价 DISE 作用的研究。Maris 等报道了 41 例非肥胖和前期未接受过手术的 Down 综合征患儿的 DISE 结果，以及基于 DISE 的手术疗效，其中 85.4% 的患儿存在 UA 多平面阻塞，会厌塌陷占 49%，喉软化症占 12%。舌根平面阻塞占 25%，这一发现与之前的 Down 综合征患儿和接受过 UA 手术患儿的舌根平面阻塞发生率有所不同。41 例患儿中有 25 例接受了基于 DISE 结果的扁桃体切除术和（或）腺样体切除术。这 25 例患儿中，有 5 例存在多平面阻塞，术后 AHI 和平均血氧饱和度均有显著改善。尽管如此，治疗后仍有 52% 的 OSA 患儿 AHI ≥ 5 次 /h。

21.8 临床病例

21.8.1 病例 1

患儿，男，7 岁。主诉为夜间打鼾，伴有睡眠呼吸暂停、夜间呼吸费力、偶有夜间觉醒、无入睡困难。该患儿 1 年前曾接受 AT，术后患儿鼾声加剧，半年前开始呼吸暂停次数和持续时间进行性加重。

该患儿无睡眠相关疾患，如睡眠幻觉、噩梦、不宁腿综合征、发作性睡病或猝倒症。无日间不适症状（如注意力不集中、多动）。该患儿反而喜欢学校并每天坚持运动。体格检查发现该患儿下鼻甲肥大，Mallampati 评分 III 级，伴有上腭高拱。呼吸道过敏原检测（–），体重指数（BMI）为 30%。

PSG 提示中度阻塞性睡眠呼吸暂停综合征，AHI 为 8 次 /h，血氧饱和度下降指数（Desaturation Index，DI）为 12 次 /h，快速眼动期最低血氧饱和度为 75%。该患儿 AT 术后仍有持续性 OSA（有相应的临床症状和异常 PSG 监测结果），建议实施 DISE。结果见 ▶表 21.3。

体格检查发现该患儿下鼻甲极度肥大，与鼻中隔紧贴、鼻中隔无偏曲（▶图 21.8），鼻咽部腺样体组织无增生，扁桃体区呈现扁桃体切除后改变，咽侧壁未见左右向及向心性狭窄。DISE 结果显示该患儿舌根平面塌陷，舌根组织将会厌推向咽后壁（▶图 21.9）。改变下颌位置直至看到整个声门区（▶图 21.10），无喉软化，声带活动正常。

基于以上发现，对该患儿实施了下鼻甲射频消融术，并将其转诊到儿童口腔正畸科。行快速腭弓扩张治疗。6 个月后复查 PSG，显示 OSA 完全缓解，AHI 为 1 次 /h，ODI 为 8 次 /h，最低血氧饱和度为 92%。

表 21.3　病例 1 的 DISE 评分

儿童 DISE 评分表			
姓名：患者 1		诊断：中度 OSA	
既往手术：扁桃体和（或）腺样体切除术		共病：无	
麻醉：七氟醚 + 丙泊酚		检查：血压	
丙泊酚用量：6mg/（kg·h）			
静态阻塞		**动态塌陷**	
水平	发现	水平	发现
腺样体	0	腭	0
扁桃体	0	会厌 *	0
舌根	1	肌张力减退	0
		喉软化症	0

DISE，药物诱导睡眠内镜检查；OSA，阻塞性睡眠呼吸暂停。
* 其他发现：下鼻甲极度肥大

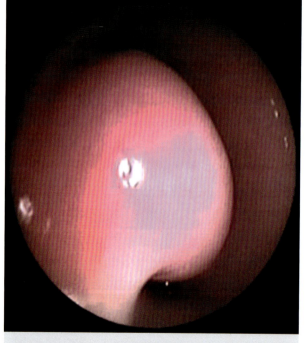

图 21.8　鼻腔。下鼻甲极度肥大

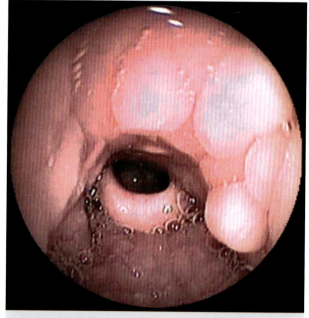

图 21.9　舌根平面。舌根平面部分阻塞，舌根组织将会厌推向咽后壁

21.8.2 病例 2

患儿，男，4 岁。主诉为打鼾、呼吸暂停和喘息，上呼吸道感染发作时症状加重，有肥胖症（BMI ＞ 95%），于睡眠门诊就诊。据家长描述，该患儿入睡困难，夜间频繁翻身，盗汗明显，半夜经常会从睡眠中惊醒、尖叫、流汗，早上起床困难，午睡时间延长。通常 1 个月患有两次上呼吸道感染，经常鼻塞。就诊于耳鼻喉科，建议行腺样体切除术。术后在麻醉恢复室里，该患儿突发呼吸窘迫，氧饱和度不能维持，甚至出现了呼吸暂停，进行了紧急气管插管。2 周后该患儿康复出院。

体格检查发现该患儿扁桃体肥大（Brodsky 分度 4 级）和肥胖。PSG 显示重度 OSA，AHI 为 57.5 次 /h，ODI 为 63 次 /h，快速眼动期最低血氧饱和度为 57%。最初考虑对其实施 CPAP 治疗，并在此之前先行 DISE，结果显示该患儿可以从再次手术中获益，结果见 ▶ 表 21.4。

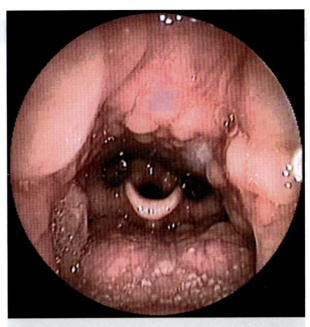

图 21.10 手法下颌前移。下颌被动前移后，显露出整个声门区

表 21.4 病例 2 的 DISE 评分

儿童 DISE 评分表			
姓名：患者 2		诊断：重度 OSA	
既往手术：腺样体切除术		共病：肥胖	
麻醉：七氟醚 + 丙泊酚		检查者：BP	
丙泊酚用量：6mg/（kg·h）			
静态阻塞		**动态塌陷**	
水平	发现	水平	发现
腺样体	0	软腭	0
扁桃体	3	会厌 *	1
舌根	0	肌张力减退	1
		喉软化症	1
其他发现：下鼻甲轻度肥大。			

DISE，药物诱导睡眠内镜检查；OSA，阻塞性睡眠呼吸暂停。
* 被扁桃体或舌根向后推挤的会厌不被认为是会厌动态塌陷

体格检查发现：鼻中隔无偏曲，下鼻甲轻度肥大，鼻咽部腺样体未阻塞鼻后孔，扁桃体重度肥大，在咽中线相互接触，导致口咽部阻塞，会厌被挤压在双侧扁桃体之间，舌根平面无阻塞，内镜置于软

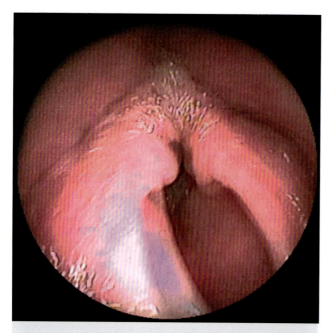

图 21.11 迟发性喉软化症。迟发性喉软化症伴喉黏膜皱襞在吸气相向气管方向塌陷

腭水平即可看到双侧声带。在喉平面发现迟发性喉软化症，喉黏膜皱襞在吸气相发生塌陷（▶图 21.11），声带活动正常。考虑到患儿年龄、多导睡眠监测与 DISE 结果，以及家长的描述，作者团队对患儿进行了扁桃体切除术。术后患儿转至儿科重症监护室（PICU）。

术后第一天，患儿出现了一过性血氧饱和度下降，但可自行恢复。次日患儿从 PICU 转回耳鼻咽喉科。1 个月后患儿 OSA 症状明显改善，PSG 监测显示 AHI 为 1 次/h。以上结果表明扁桃体切除术对迟发性喉软化症也有一定缓解作用。确切机制尚不清楚，可能与喉水平以上气道阻塞缓解，喉平面负压降低有关。

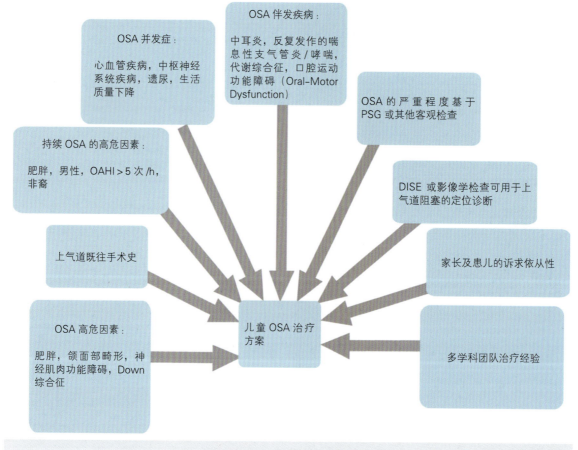

图 21.12 儿童 OSA 的个体化综合治疗方案。OSA，阻塞性睡眠呼吸暂停

21.9 药物诱导睡眠内镜检查在多学科综合治疗儿童阻塞性睡眠呼吸暂停中的作用

睡眠期间发生的 UA 阻塞是儿童 OSA 的重要体征之一，DISE 有助于定位 UA 阻塞平面，而且 DISE 结果是制定 UA 手术方案的可靠依据。DISE 能否在儿童非手术治疗（如正畸治疗、CPAP 或无创通气）的选择中发挥指导作用，迄今尚不明确。我们从成人的研究报道中推断，DISE 应该可以用来指导 OSA 患儿的非手术治疗。因此，DISE 可能成为耳鼻咽喉科医生为 OSA 患儿制定个体化综合治疗方案（包括手术和非手术）的重要依据。然而，OSA 患儿，尤其是持续性 OSA 患儿，以及存在相关共病的 OAS 患儿治疗方案的选择不应仅基于 DISE 的结果。目前提出的婴幼儿 OSA 分级诊疗方案的选择还要考虑以下因素，如 OSA 相关高危因素、持续性 OSA 及其相关共病，以及 OSA 的严重程度。此外，还应考虑患儿和父母诉求、依从性，以及耳鼻咽喉医生对上气道手术的经验。我们已经深刻认识到，对儿童 OSA 的管理要基于科学证据，依赖多学科合作。这一理念总结见 ▶ 图 21.12。

参考文献

[1] Kaditis AG, Alonso Alvarez ML, Boudewyns A, et al. Obstructive sleep disordered breathing in 2- to 18-year-old children: diagnosis and management. Eur Respir J. 2016; 47(1):69-94.

[2] Maris M, Verhulst S,Wojciechowski M, Van de Heyning P, Boudewyns A. Prevalence of obstructive sleep apnea in children with down syndrome. Sleep (Basel). 2016; 39(3):699-704.

[3] Verhulst SL, Schrauwen N, Haentjens D, et al. Sleep-disordered breathing in overweight and obese children and adolescents: prevalence, characteristics and the role of fat distribution. Arch Dis Child. 2007; 92(3):205-208.

[4] Boudewyns A, Abel F, Alexopoulos E, et al. Adenotonsillectomy to treat obstructive sleep apnea: is it enough? Pediatr Pulmonol. 2017; 52(5):699-709.

[5] Manickam PV, Shott SR, Boss EF, et al. Systematic review of site of obstruction identification and non-CPAP treatment options for children with persistent pediatric obstructive sleep apnea. Laryngoscope. 2016; 126(2):491-500.

[6] Croft CB, Thomson HG, Samuels MP, Southall DP. Endoscopic evaluation and treatment of sleep-associated upper airway obstruction in infants and young children. Clin Otolaryngol Allied Sci. 1990; 15(3): 209-216.

[7] Myatt HM, Beckenham EJ. The use of diagnostic sleep nasendoscopy in the management of children with complex upper airway obstruction. Clin Otolaryngol Allied Sci. 2000; 25(3):200-208.

[8] Friedman NR, Parikh SR, Ishman SL, et al. The current state of pediatric drug-induced sleep endoscopy. Laryngoscope. 2017; 127(1):266-272.

[9] Wilcox LJ, Bergeron M, Reghunathan S, Ishman SL. An updated review of pediatric drug-induced sleep endoscopy. Laryngoscope Investig Otolaryngol. 2017; 2(6):423-431.

[10] Zalzal HG, Carr M, Kohler W, Coutras SW. Adenoid size by drug induced sleep endoscopy compared to nasopharyngeal mirror exam. Int J Pediatr Otorhinolaryngol. 2018; 112:75-79.

[11] Zalzal HG, Carr M, Nanda N, Coutras S. Drug induced sleep endoscopy identification of adenoid regrowth in pediatric obstructive sleep apnea. Int J Otolaryngol. 2018; 2018:7920907.

[12] Truong MT,Woo VG, Koltai PJ. Sleep endoscopy as a diagnostic tool in pediatric obstructive sleep apnea. Int J Pediatr Otorhinolaryngol. 2012; 76(5):722-727.

[13] Ulualp SO, Szmuk P. Drug-induced sleep endoscopy for upper airway evaluation in children with obstructive sleep apnea. Laryngoscope. 2013; 123(1):292-297.

[14] Boudewyns A, Verhulst S, Maris M, Saldien V, Van de Heyning P. Drug-induced sedation endoscopy in pediatric obstructive sleep apnea syndrome. Sleep Med. 2014; 15(12):1526-1531.

[15] Miller C, Purcell PL, Dahl JP, et al. Clinically small tonsils are typically not obstructive in children during drug-induced sleep endoscopy. Laryngoscope. 2017; 127(8):1943-1949.

[16] Esteller E, Mulas D, Haspert R, Matiñó E, López R, Girabent-Farrés M. Drug-induced sleep-endoscopy in children's sleep

related breathing disorders. Acta Otorrinolaringol Esp. 2016; 67(4):212 – 219.

[17] Yellon RF. Epiglottic and base-of-tongue prolapse in children: grading and management. Laryngoscope. 2006; 116(2):194 – 200.

[18] Richter GT, Rutter MJ, deAlarcon A, Orvidas LJ, Thompson DM. Lateonset laryngomalacia: a variant of disease. Arch Otolaryngol Head Neck Surg. 2008; 134(1):75 – 80.

[19] Chatterjee D, Friedman N, Shott S, Mahmoud M. Anesthetic dilemmas for dynamic evaluation of the pediatric upper airway. Semin Cardiothorac Vasc Anesth. 2014; 18(4):371 – 378.

[20] Ehsan Z, Mahmoud M, Shott SR, Amin RS, Ishman SL. The effects of anesthesia and opioids on the upper airway: A systematic review. Laryngoscope. 2016; 126(1):270 – 284.

[21] Shteamer JW, Dedhia RC. Sedative choice in drug-induced sleep endoscopy: A neuropharmacology-based review. Laryngoscope. 2017; 127(1):273 – 279.

[22] Collu MA, Esteller E, Lipari F, et al. A case-control study of Drug-Induced Sleep Endoscopy (DISE) in pediatric population: a proposal for indications. Int J Pediatr Otorhinolaryngol. 2018; 108:113 – 119.

[23] Barbi E, Petaros P, Badina L, et al. Deep sedation with propofol for upper gastrointestinal endoscopy in children, administered by specially trained pediatricians: a prospective case series with emphasis on side effects. Endoscopy. 2006; 38(4):368 – 375.

[24] Kandil A, Subramanyam R, Hossain MM, et al. Comparison of the combination of dexmedetomidine and ketamine to propofol or propofol/sevoflurane for drug-induced sleep endoscopy in children. Paediatr Anaesth. 2016; 26(7):742 – 751.

[25] Jooste EH, Muhly WT, Ibinson JW, et al. Acute hemodynamic changes after rapid intravenous bolus dosing of dexmedetomidine in pediatric heart transplant patients undergoing routine cardiac catheterization. Anesth Analg. 2010; 111(6):1490 – 1496.

[26] Mason KP, Zgleszewski SE, Prescilla R, Fontaine PJ, Zurakowski D. Hemodynamic effects of dexmedetomidine sedation for CT imaging studies. Paediatr Anaesth. 2008; 18(5):393 – 402.

[27] Wootten CT, Chinnadurai S, Goudy SL. Beyond adenotonsillectomy: outcomes of sleep endoscopy-directed treatments in pediatric obstructive sleep apnea. Int J Pediatr Otorhinolaryngol. 2014; 78(7): 1158 – 1162.

[28] Durr ML, Meyer AK, Kezirian EJ, Rosbe KW. Drug-induced sleep endoscopy in persistent pediatric sleep-disordered breathing after adenotonsillectomy. Arch Otolaryngol Head Neck Surg. 2012; 138(7): 638 – 643.

[29] Maris M, Verhulst S, Saldien V, Van de Heyning P, Wojciechowski M, Boudewyns A. Drug-induced sedation endoscopy in surgically naive children with Down syndrome and obstructive sleep apnea. Sleep Med. 2016; 24:63 – 70.

[30] Lan MCHY, Hsu YB, Lan MY, et al. Drug-induced sleep endoscopy in children with Prader-Willi syndrome. Sleep Breath. 2016; 20(3): 1029 – 1034.

[31] Doerga PN, Spruijt B, Mathijssen IM, Wolvius EB, Joosten KF, van der Schroeff MP. Upper airway endoscopy to optimize obstructive sleep apnea treatment in Apert and Crouzon syndromes. J Craniomaxillofac Surg. 2016; 44(2):191 – 196.

[32] Park JS, Chan DK, Parikh SR, Meyer AK, Rosbe KW. Surgical outcomes and sleep endoscopy for children with sleep-disordered breathing and hypotonia. Int J Pediatr Otorhinolaryngol. 2016; 90: 99 – 106.

[33] Ishman SL, Tang A, Cohen AP, et al. Decision-making for children with obstructive sleep apnea without tonsillar hypertrophy. Otolaryngol Head Neck Surg. 2016; 154(3):527 – 531.

[34] Alsufyani N, Isaac A, Witmans M, Major P, El-Hakim H. Predictors of failure of DISE-directed adenotonsillectomy in children with sleep disordered breathing. J Otolaryngol Head Neck Surg. 2017; 46(1):37.

[35] Thevasagayam M, Rodger K, Cave D, Witmans M, El-Hakim H. Prevalence of laryngomalacia in children presenting with sleep-disordered breathing. Laryngoscope. 2010; 120(8):1662 – 1666.

[36] Ong AA, Murphey AW, Nguyen SA, et al. Efficacy of upper airway stimulation on collapse patterns observed during drug-induced sedation endoscopy. Otolaryngol Head Neck Surg. 2016; 154(5):970 – 977.

[37] Diercks GR, Wentland C, Keamy D, et al. Hypoglossal nerve stimulation in adolescents with down syndrome and obstructive sleep apnea. JAMA Otolaryngol Head Neck Surg. 2017; 144(1):37 – 42.

[38] Ye J, Liu H, Zhang GH, et al. Outcome of adenotonsillectomy for obstructive sleep apnea syndrome in children. Ann Otol Rhinol Laryngol. 2010; 119(8):506 – 513.

[39] Mitchell RB. Adenotonsillectomy for obstructive sleep apnea in children: outcome evaluated by pre- and postoperative polysomnography. Laryngoscope. 2007; 117(10):1844 – 1854.

[40] Galluzzi F, Pignataro L, Gaini RM, Garavello W. Drug induced sleep endoscopy in the decision-making process of children with obstructive sleep apnea. Sleep Med. 2015; 16(3):331 – 335.

[41] Boudewyns A, Verhulst S. Potential role for drug-induced sleep endoscopy (DISE) in paediatric OSA. Sleep Med. 2015; 16(9):1178.

[42] Gazzaz MJ, Isaac A, Anderson S, Alsufyani N, Alrajhi Y, El-Hakim H. Does drug-induced sleep endoscopy change the surgical decision in surgically naïve non-syndromic children with snoring/sleep disordered breathing from the standard adenotonsillectomy? A retrospective cohort study. J Otolaryngol Head Neck Surg. 2017; 46(1):12.

[43] Boudewyns A, Saldien V, Van de Heyning P, Verhulst S. Drug-induced sedation endoscopy in surgically naïve infants and children with obstructive sleep apnea: impact on treatment decision and outcome. Sleep Breath. 2018; 22(2):503 – 510.

[44] Goldberg S, Shatz A, Picard E, et al. Endoscopic findings in children with obstructive sleep apnea: effects of age and hypotonia. Pediatr Pulmonol. 2005; 40(3):205–210.

[45] Kaditis AG, Alonso Alvarez ML, Boudewyns A, et al. ERS statement on obstructive sleep disordered breathing in 1– to 23–month–old children. Eur Respir J. 2017; 50(6):50.

[46] Boudewyns A, Van de Heyning P, Verhulst S. Drug–induced sedation endoscopy in children< 2 years with obstructive sleep apnea syndrome: upper airway findings and treatment outcomes. Eur Arch Otorhinolaryngol. 2017; 274(5):2319–2325.

[47] Dijemeni E, D'Amone G, Gbati I. Drug–induced sedation endoscopy (DISE) classification systems: a systematic review and meta–analysis. Sleep Breath. 2017; 21(4):983–994.

[48] Kezirian EJ, Hohenhorst W, de Vries N. Drug–induced sleep endoscopy: the VOTE classification. Eur Arch Otorhinolaryngol. 2011; 268 (8):1233–1236.

[49] Chan DK, Liming BJ, Horn DL, Parikh SR. A new scoring system for upper airway pediatric sleep endoscopy. JAMA Otolaryngol Head Neck Surg. 2014; 140(7):595–602.

[50] Dahl JP, Miller C, Purcell PL, et al. Airway obstruction during druginduced sleep endoscopy correlates with apnea–hypopnea index and oxygen nadir in children. Otolaryngol Head Neck Surg. 2016; 155(4): 676–680.

[51] He S, Peddireddy NS, Smith DF, et al. Outcomes of drug–induced sleep endoscopy–directed surgery for pediatric obstructive sleep apnea. Otolaryngol Head Neck Surg. 2018; 158(3):559–565.

译者：杨　阳

22 颅面异常儿童的药物诱导睡眠内镜检查

Paolo G. Morselli, Rossella Sgarzani, Valentina Pinto, Andrea Marzetti, Francesco M. Passali, Nadia Mansouri, P. Vijaya Krishnan, Vikas Agrawal, Srinivas Kishore S, Ottavio Piccin

摘要

本章介绍药物诱导睡眠内镜检查（DISE）在颅面异常（Craniofacial Anomalies，CFAs）患儿中的应用。由于颅面部结构异常，以及可能的上气道神经运动缺陷，此类患儿出现阻塞性睡眠呼吸暂停（OSA）的风险可能会增加。虽然颅面部骨骼畸形是 OSA 病因学中的重要部分，但最近的研究表明，阻塞有可能发生在上气道的任何部位。颅颌面干预可以有效缓解气道阻塞，但在某些情况下，并没有通常认为的那么成功。尽管文献所提供的数据很有限，但 DISE 可能是对这类儿童进行上气道评估并决定治疗手段的有价值的工具。建议在手术治疗前行 DISE，以确定阻塞的具体部位并将其纳入治疗计划，从而采用相应方法有效管理颅面异常儿童的 OSA。

关键词：颅面异常，睡眠呼吸障碍，阻塞性睡眠呼吸暂停，药物诱导睡眠内镜检查

22.1 引言

儿童 OSA 是由神经运动功能障碍、淋巴组织肥大和颅面异常（CFAs）等多种原因引起的常见疾病。

众所周知，在一般儿童人群中，OSA 的发生率高达 4%，峰值出现在 2～6 岁，此时的腺样体、扁桃体体积相对于气道容积是最大的阶段。

颅面骨骼形态在健康儿童和患有颅面异常的儿童的上气道（UA）通畅性中起着重要作用，因此有颅面疾病的儿童患 OSA 的风险通常更高。

据报道，颅面综合征儿童 OSA 的患病率为 7%～67%，具体取决于诊断标准和所研究人群的严格程度。

引起颅面综合征儿童 OSA 的主要因素主要是中面部和（或）下颌骨的发育不全。这些异常不仅会影响面部骨骼的外观，还会影响内部的上气道结构。此外，这种畸形有可能是包括神经肌肉疾病在内的综合征的一部分，导致咽部神经运动张力差或其他结构异常，如巨舌症和舌下垂，容易增加上气道塌陷的风险。

治疗的方式与其他正常的 OSA 儿童使用的方式相同［扁桃体腺样体切除术、持续气道正压通气（CPAP）］。然而，由于上气道阻塞有多种原因，或者说是一个异质性和复杂的儿科疾病综合征。因此，治疗患有颅面综合征儿童 OSA 的方法有所不同，例如插入鼻咽气道和手术干预，以及面中部前徙和下颌骨牵引成骨术。

通过颅面外科干预，绕过中面部阻塞，在大多数情况下可以改善 OSA。但许多研究表明，颅面手术后的呼吸结果不如普遍认为的那么成功，大约 30% 的儿童睡眠呼吸障碍（SDB）并未得到改善。

这些结果表明，尽管 OSA 与面部骨骼畸形有很大的相关性，但在这些儿童中往往存在多平面阻塞的问题，在未经全面检查其病因的情况下进行颅面手术有可能导致治疗不当甚至误治。

22.1.1　颅面疾病和 OSA 的类型

颅面部畸形引起 OSA 的主要原因详见 ▶ 表 22.1。

颅面异常是具有异质表型的罕见疾病，可以单独存在或作为综合征的一部分。Whitaker 分类法将颅面异常分为 4 种类型，包括：ⓐ 腭裂、ⓑ 骨质融合、ⓒ 萎缩 – 发育不良和 ⓓ 肿瘤 – 增生，但未对所有颅面状况进行系统分类。

对于患有颅面畸形综合征的儿童，明显的 OSA 表现可能从新生儿期就开始了，而且有可能比一般儿童的症状更严重。

由于儿童 OSA 的长期后遗症可能很严重，因此必须更好地了解 OSA 与颅面异常之间的关系。

此外，由于发病率的重叠，对颅面异常儿童进行 OSA 的诊断和治疗尤为重要。某些颅面综合征与学习障碍、神经认知缺陷或发育不良有关。由于儿童 OSA 也可能导致后遗症，因此在颅面异常儿童中，这些后遗症可能部分是由 OSA 引起，这通常可以得到治疗。因此，正确识别和治疗这类 OSA 儿童特别重要。

表 22.1　颅面部畸形引起 OSA 的主要原因

畸形表现	OSA 的潜在原因
唇裂 / 腭裂	鼻部畸形，代偿性头位，小下颌
发育不良	小颌畸形、舌下垂、面中部发育不全
颅缝早闭	面中部发育不全、后鼻孔闭锁、腭畸形

22.1.2　唇裂和（或）腭裂

唇腭裂患者详见 ▶ 图 22.1。

腭裂伴或不伴唇裂是一种相对常见的出生缺陷，全球每 1000 例新生儿中有 0.69 ~ 2.51 例。流行病学资料显示，70% ~ 80% 的裂隙是单独发生的，而其余的裂隙是综合征的一部分或与其他异常有关。

伴有腭裂的综合征包括 Pierre Robin 序列征（PRS）、Stickler 综合征、Treacher Collins 综合征（TCS）、Goldenhar 综合征和 Nager 综合征等。

唇裂 / 腭裂儿童中，相关的面部特征为中面部发育不全和颌骨后移，导致上气道截面积减小并增加 OSA 的风险。

约 34% 的综合征和 17% 的非综合征儿童患有 OSA。此外，在手术干预以纠正腭咽功能不全后，OSA 也可以得到充分评估。由于上述原因，应仔细监测腭裂儿童伴或不伴有阻塞性睡眠呼吸暂停综合征表现，尤其是在二次腭咽成形术后。

22.1.3　骨质融合

颅缝早闭是一种先天性疾病，包括一处或多处颅缝线过早融合，导致颅骨在平行于融合颅缝线方向的异常生长。颅缝早闭发病率约为 1/2500（活产婴儿），并且可以是综合征性或非综合征性。包括颅缝早闭症在内的常见病症包括 Apert 综合征、Crouzon 综合征和 Pfeiffer 综合征。

有文献报告 40%～68% 的综合征性颅缝早闭儿童患有 OSA，主要是由于面中部发育不全，其他危险因素包括腺样体扁桃体肥大、后鼻孔闭锁、腭畸形、下颌发育不全和气管软骨异常等。

22.1.4　发育不良

并发有颌面中部和下颌骨发育不全（▶ 图 22.2）的疾病通常被认为会导致 OSA，原因是舌根后坠引起的口咽气道截面积缩小。

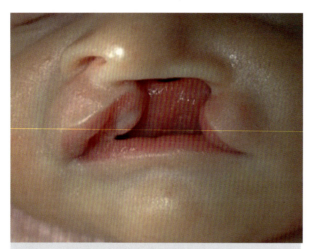

图 22.1　唇腭裂患者的典型外貌特征

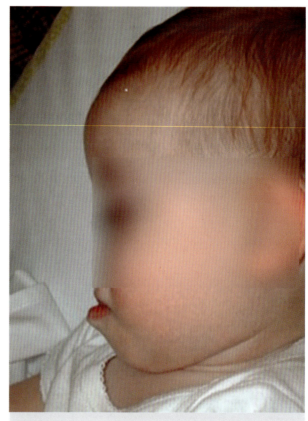

图 22.2　一名 1 岁儿童，唇腭裂伴有面中部发育不全

Pierre Robin 序列征是一种以下颌骨发育不全、舌下垂和 U 型腭裂为特征的先天疾病，是综合征性小颌畸形的最常见原因。

Treacher Collins 综合征是一种罕见的先天性颅面疾病。它的畸形范围可以从纤毛的轻微缺陷到严重的缺陷，例如小颌骨和颧骨 – 颞 – 上颌骨发育不良。下颌骨发育不全是导致 Treacher Collins 综合征出现 OSA 的主要因素。

Pierre Robin 序列征和 Treacher Collins 综合征儿童中 OSA 的患病率分别为 12.5% 和 46%。

与 Pierre Robin 序列征和 Treacher Collins 综合征相似，半侧颜面发育不全（Hemifacial Microsomia，HM）也可能会增加患 OSA 的风险。本病包括上颌骨畸形、下颌骨畸形、颞下颌关节畸形、咀嚼肌畸形、耳畸形，偶尔还有面部神经畸形。Goldenhar 综合征是由半侧颜面发育不全演变而来的，可累及眼睛和脊柱。最近对半侧颜面发育不全儿童的文献回顾显示，OSA 的患病率为 7%～67%。

22.2 颅面异常患儿药物诱导睡眠内镜检查的基本原理

儿童 OSA 的手术治疗详见（▶表 22.2）。

表 22.2　儿童 OSA 的手术治疗

畸形表现	手术治疗
唇裂 / 腭裂	部分腺样体切除术、扁桃体切除术
发育不良	下颌牵引、面中部前移、唇粘连术、气管切开术
颅缝早闭	面中部前移
OSA，阻塞性睡眠呼吸暂停	

在过去几年中，人们一直关注于复杂性 OSA 儿童和颅面畸形儿童上气道阻塞部位的识别。柔性纤维内镜检查和头影测量是识别儿童上气道阻塞部位的最常用手段，但这些评估是静态的或在清醒期间执行，无法准确反映睡眠中的动态气道塌陷。为制定有针对性和有效性的外科治疗计划，已经开发的 DISE，可以表征上气道阻塞的位置和模式。对于这些患者，DISE 指导手术的方式，其中由 DISE 确定气道阻塞部位以指导治疗决策，可能是对现有手术方案的改进。

然而，有一些研究侧重于颅面异常的患儿，评估了 DISE 在指定的某一亚型患儿的定向治疗决策中的作用。

Myatt 等通过研究患有复杂和严重的阻塞性睡眠呼吸暂停并且未接受手术的综合征和非综合征儿童，报道了 20 例同时在睡眠和清醒状态下都有阻塞性呼吸暂停的患儿的 DISE 相关发现。

作者发现，儿童气道阻塞的位置不同，甚至在患有相同综合征的儿童中也不同，从而解释了为什么某些治疗在一些儿童中成功，在另一些儿童中失败。

本研究的重要结论是：针对 DISE 发现的阻塞部位，为正确纠正气道阻塞提供了良好的成功率，平均呼吸暂停低通气指数（Apnea–Hypopnea Index，AHI）从 48 次 /h 降到 4.6 次 /h。

最后，作者主张，在开始矫正手术前，应该进行严格的喉支气管镜检查，因为可能会忽略气道远端异常。事实上，高达 27% 的颅面异常儿童发现了气管下段狭窄、气管软化、无名动脉压迫、支气管软化或血管环（▶图 22.3）。

另一项研究调查了 DISE 在计划进行中面部前移的 Apert 和 Crouzon 综合征儿童中的作用。术前，虽然查体可见患儿有面部发育不全，但这些患者上气道障碍是多平面的。为评估手术效果，术后内镜检查显示，所有患者均仍有 UA 梗阻，不仅在鼻腔平面，而且经常发生在舌根和下咽部。

这些发现再次强调了在术前进行 DISE 的重要性，因为它可以指导和优化 OSA 患者的治疗。由于梗阻通常在上气道中存在于多个平面，面中部发育不良通常不是导致 OSA 的唯一原因，如果未能首先确定梗阻水平，面中部前移可能也无法成功地缓解气道阻塞的症状。

Plompetalin 对 11 例患有中度 / 重度 OSA 的 Treacher Collins 综合征儿童进行回顾性研究，报道了从鼻到气管的不同程度阻塞。在大多数患者中，整个咽部（鼻咽、口咽、喉咽）都存在变窄情况。可与

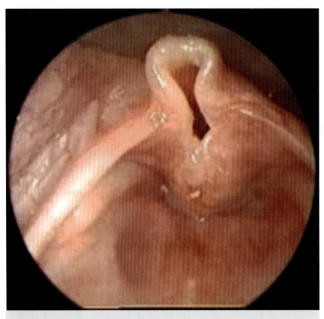

图 22.3 由于会厌皱襞塌陷导致喉部阻塞（DISE 观）。DISE，药物诱导睡眠内镜检查

其他综合征儿童进行对比，如中面部发育不全，导致鼻咽平面塌陷，通常被认为是阻塞气道的主要原因。

在本研究中，面中部前移术的 11 例患者中，有 5 例出现持续性中度至重度 OSA，需要加用 CPAP。术后 DISE 显示下咽部水平有气道塌陷，导致阻塞。作者得出结论，由于 Treacher Collins 综合征儿童 UA 的任何部位均可以成为发病因素，所以在颌面畸形手术矫正之前建议行 DISE，确定梗阻的真实平面。

22.3 结论

迄今为止，由于导致上气道阻塞的局部解剖和全身因素有多种，并且这是一个异质和复杂的儿科人群，因此对颅面异常儿童 OSA 的复杂性尚未完全认识。关于颅面异常和睡眠呼吸暂停的文献多为个案报道或小样本回顾性临床总结和综述。由于缺乏客观数据，如术前和术后多导睡眠监测图（PSG）的结果、缺乏长期随访，以及患者病情的差异，这些研究结论难免存在局限性，这也影响了本就缺乏的针对单一颅面疾病的评估和治疗经验的积累。

虽然以前认为这些患者的 OSA 与面部骨骼畸形密切相关，但最近的研究显示，病因通常是多因素的，阻塞可能发生在上气道走行的任何部位（► 表 22.3）。研究者在 40%～67% 的颅面异常儿童中观察到多平面阻塞（在上气道和下气道复合体内）。

表 22.3 颅面异常患儿 DISE 的阻塞部位

畸形表现	DISE 表现
唇裂 / 腭裂	鼻塞、鼻 - 口咽阻塞
发育不良	鼻咽、舌根和喉下咽阻塞
颅缝早闭	鼻咽、舌根和下咽阻塞
DISE，药物诱导睡眠内镜检查	

颌面形态畸形矫正可以有效地解决气道阻塞，但在某些情况下，结果有点不太理想。由于 OSA 起源于某些患者的多水平段阻塞，因此单个水平段的手术治疗不太可能解决 OSA。虽然文献中的数据很少，但是 DISE 似乎是此类患儿的一个可靠的上气道评估和治疗选择的工具。

建议使用 DISE 来确定阻塞的确切水平段并将结果纳入治疗计划，从而为颅面异常儿童的 OSA 提供更好的治疗方法。最后，在开始矫正手术前，应在 DISE 之后进行严格的硬性喉支气管镜检查，因为可能会遗漏远端气道异常。

参考文献

[1] Alsubie HS, BaHammam AS. Obstructive sleep apnoea: children are not little adults. Paediatr Respir Rev. 2017; 21:72－79.

[2] Tan HL, Kheirandish-Gozal L, Abel F, Gozal D. Craniofacial syndromes and sleep-related breathing disorders. Sleep Med Rev. 2016; 27: 74－88.

[3] Caron CJ, Pluijmers BI, Joosten KF, et al. Obstructive sleep apnoea in craniofacial microsomia: a systematic review. Int J Oral Maxillofac Surg. 2015; 44(5):592－598.

[4] Cielo CM, Marcus CL. Obstructive sleep apnoea in children with craniofacial syndromes. Paediatr Respir Rev. 2015; 16(3):189－196.

[5] Garg RK, Afifi AM, Garland CB, Sanchez R, Mount DL. Pediatric obstructive sleep apnea: consensus, controversy, and craniofacial considerations. Plast Reconstr Surg. 2017; 140(5):987－997.

[6] Sudarsan SS, Paramasivan VK, Arumugam SV, Murali S, Kameswaran M. Comparison of treatment modalities in syndromic children with obstructive sleep apnea－a randomized cohort study. Int J Pediatr Otorhinolaryngol. 2014; 78(9):1526－1533.

[7] Moraleda-Cibrián M, Edwards SP, Kasten SJ, Buchman SR, Berger M, O'Brien LM. Obstructive sleep apnea pretreatment and posttreatment in symptomatic children with congenital craniofacial malformations. J Clin Sleep Med. 2015; 11(1):37－43.

[8] Rosen D. Management of obstructive sleep apnea associated with Down syndrome and other craniofacial dysmorphologies. Curr Opin Pulm Med. 2011; 17(6):431－436.

[9] Nout E, Bannink N, Koudstaal MJ, et al. Upper airway changes in syndromic craniosynostosis patients following midface or monobloc advancement: correlation between volume changes and respiratory outcome. J Craniomaxillofac Surg. 2012; 40(3):209－214.

[10] Whitaker LA, Pashayan H, Reichman J. A proposed new classification of craniofacial anomalies. Cleft Palate J. 1981; 18(3):161－176.

[11] Capdevila OS, Kheirandish-Gozal L, Dayyat E, Gozal D. Pediatric obstructive sleep apnea: complications, management, and long-term outcomes. Proc Am Thorac Soc. 2008; 5(2):274－282.

[12] Muntz H, Wilson M, Park A, Smith M, Grimmer JF. Sleep disordered breathing and obstructive sleep apnea in the cleft population. Laryngoscope. 2008; 118(2):348－353.

[13] Muntz HR. Management of sleep apnea in the cleft population. Curr Opin Otolaryngol Head Neck Surg. 2012; 20(6):518－521.

[14] Driessen C, Joosten KF, Bannink N, et al. How does obstructive sleep apnoea evolve in syndromic craniosynostosis? A prospective cohort study. Arch Dis Child. 2013; 98(7):538－543.

[15] Plomp RG, Bredero-Boelhouwer HH, Joosten KF, et al. Obstructive sleep apnoea in Treacher Collins syndrome: prevalence, severity and cause. Int J Oral Maxillofac Surg. 2012; 41(6):696－701.

[16] Li KK, Guilleminault C, Riley RW, Powell NB. Obstructive sleep apnea and maxillomandibular advancement: an assessment of airway changes using radiographic and nasopharyngoscopic examinations. J Oral Maxillofac Surg. 2002; 60(5):526－530, discussion 531.

[17] Myatt HM, Beckenham EJ. The use of diagnostic sleep nasendoscopy in the management of children with complex upper airway obstruction. Clin Otolaryngol Allied Sci. 2000; 25(3). 200－208.

[18] de Jong T, Bannink N, Bredero-Boelhouwer HH, et al. Long-term functional outcome in 167 patients with syndromic craniosynostosis; defining a syndrome-specific risk profile. J Plast Reconstr Aesthet Surg. 2010; 63(10):1635－1641.

[19] Doerga PN, Spruijt B, Mathijssen IM, Wolvius EB, Joosten KF, van der Schroeff MP. Upper airway endoscopy to optimize obstructive sleep apnea treatment in Apert and Crouzon syndromes. J Craniomaxillofac Surg. 2016; 44(2):191－196.

译者：彭　炜　杨　阳

23 高级技术

Giovanni Sorrenti, Giuseppe Caccamo, Irene Pelligra, Luca Burgio, Riccardo Albertini, Eleonora Cioccoloni, Paolo Cozzolino, Ottavio Piccin

摘要

非通气疗法可使部分阻塞性睡眠呼吸暂停（OSA）患者获益，而疗效预测则是选择合适病例进行非通气治疗最为重要的依据。与其他上气道评估方法相比，药物诱导睡眠内镜检查（DISE）技术在 OSA 患者治疗方式选择中有着广阔的应用前景。

本章描述了一种将上气道评估与多导睡眠监测和其他诊疗手段相结合的更为先进的标准化 DISE。

关键词：阻塞性睡眠呼吸暂停，药物诱导睡眠内镜检查，多导睡眠监测，下颌前移装置，上气道评估

23.1 前言

目前，可用于治疗 OSA 的方法多种多样，包括外科干预和非手术治疗。在非通气（非 PAP）保守治疗中首选体位治疗和下颌前移装置（MADs，口腔矫治器）。MADs 可拓宽上气道，降低气道阻力，是美国睡眠医学会和美国牙科睡眠医学会临床实践指南中推荐的方案。MADs 既可以作为 OSA 的治疗首选，也可以作为不能耐受持续气道正压通气（CPAP）患者的替代治疗。

影响非 PAP 保守治疗效果的一个重要因素是，在治疗之前无法准确识别出可以从中获益的患者，而实施该治疗往往需要耗费时间和其他相关资源。因此，在治疗开始前预判患者能否从这些替代疗法中获益尤为重要。

与其他上气道评估方法相比，DISE 更加有助于为 OSA 患者选择合适的治疗方法。DISE 最主要的优势是通过诱导睡眠，降低清醒状态下中枢神经系统对神经肌肉的控制，从而避免了神经肌肉活动对清醒状态下内镜检查的诸多影响。

DISE 实施过程中面临的一个关键的问题是，镇静药物对上气道通畅性可能存在潜在影响。尽管如此，多个研究已证实 DISE 联合靶控输注（TCI）可有效降低肌肉过度松弛，以及由此产生的假性阻塞事件的可能性。

尽管 DISE 的评分者间信度和重测信度似乎很好，部分学者仍认为 DISE 存在另一种缺陷，即对于上气道的评估仍是基于主观观察，评估结果可能依测试者对上气道异常征象解读的差异而不同，这使得 DISE 不能准确评估与上气道塌陷有关的呼吸事件。本章中所述的"高级"DISE（A-DISE）是指可避免上述缺陷的技术。这种联合同步多导睡眠描记的标准化 DISE 可以准确评估呼吸事件相关上气道阻塞的位置和特征。通过不同的客观检测，本技术可同步提供上气道通畅性和睡眠参数动态变化的重要信息，从而有助于预测不同治疗方法对 OSA 患者的可能疗效。

本章主要描述高级 DISE 的实施步骤，并概述该技术的潜在优势。

23.2 适应证

在操作手册中，本检查主要适用于评估尝试以 CPAP 作为一线治疗但效果不佳的中重度 OSA 患者，或者作为不伴有心血管疾患的轻度 OSA 患者在决定终身使用 CPAP 之前的替代治疗。

23.2.1 高级药物诱导睡眠内镜检查前评估

在实施本检查前应进行以耳鼻咽喉头颈部临床检查为基础的综合评估，包括清醒鼻咽喉镜下的 Müller 试验，以及侧位 X 线头影测量。

OSA 的诊断基于 8 导家用睡眠呼吸暂停测试（HSAT，Ⅲ型测试仪；Embletta Gold，加拿大）判定。睡眠记录由专业的睡眠医学专家依据 AASM 睡眠及睡眠相关事件评分手册实施。

23.2.2 模拟口腔矫治器的调校（硅橡胶取模）

首先应为每位患者定制个体化的咬合模型。正畸医生会首先对患者口腔进行全面的评估（牙齿、牙周和口腔功能检查），并使用特制专用工具叉设定开口度等初始治疗参数，以便于未来 MADs 的装配。

首先，用坚硬的硅橡胶材料覆盖工具（高拱）叉的上颌托盘并使上颌托盘抵住上腭，等待并直至此硅橡胶材料熟化。

嘱患者将下颌尽量前移，而后缓慢后缩，直至患者自觉达到一个最为舒适的下颌前移位（通常下颌最大前移位的 70%）。

用同样材料覆盖工具（低拱）叉的下颌托盘并进行咬合记录，通过上述方式得到的咬合模型即可用于 DISE。最后，将咬合模型放置在带有栓系锁定装置的定位尺上，利用定位尺可对咬合模型中下颌的前移距离进行毫米级调校（▶图 23.1）。

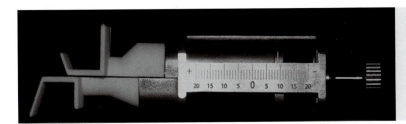

图 23.1 定位尺与咬合模型

23.2.3 高级药物诱导睡眠内镜检查操作步骤

DISE 应在半黑暗、安静的手术室中进行，患者仰卧于手术台上。在经静脉给予镇静剂之前，将咬合模型置于患者口中，同时放置好用于记录患者睡眠参数的电极、连接线和传感器，以避免患者在 DISE 过程中因上述工作的进行而出现觉醒（▶图 23.2）。通过靶控静脉注射丙泊酚诱导人工睡眠［丙泊酚初始输注速率为 50~75 μg/（kg·min）］。靶控输注可通过注射泵，并应用药代动力学建模程序 Stanpump 和丙泊酚的 Marsh 体重校正工具实现。采用双谱指数监测法（BIS）监测镇静水平。一旦患者达到满意的镇静水平（BIS 水平为 50~70），即可将连接数码相机和高分辨率视频监视器的纤维鼻咽镜

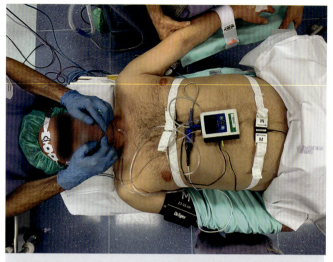

图 23.2 高级 DISE 操作过程中仪器设备的常规摆放位置

置入鼻腔，并观察整个上气道。

内镜录像作为可视脑电图系统的视频之一包含在睡眠监测文件中。通过这种方式，两个设备完全同步，可以实时捕获并显示内镜图像和多导睡眠数据（▶图 23.3 和视频 10）。

检查者应同步监测上气道塌陷和佩戴咬合模型状态下的多导睡眠记录至少两个或两个以上的呼吸周期，包括每一个上气道水平的一套稳定而完整的打鼾、阻塞性低通气 / 呼吸暂停、氧饱和度降低和再呼吸数据。

随后，将咬合模型以 1mm 为增量逐步推进，直至打鼾、呼吸暂停和低通气、上气道塌陷部分或完全消失。通过这一阶段 DISE 可以很容易地确定一个最佳颌位，并利用此最佳颌位的参数定制口腔矫治器。若患者在测试过程中出现上气道塌陷部分或完全消失、PSG 参数正常，则该患者即为 MADs 治疗的合适病例（▶图 23.4）。

这一思路与多导睡眠监测时对 CPAP 参数调校的思路类似。该方法同样是在患者开始 CPAP 治疗前进行，目的是识别最佳压力设置，使 AHI 下降至一个可以接受的水平。

在这一阶段的 DISE 后，取出咬合模型，观察无下颌前移状态下上气道塌陷情况和多导睡眠记录的基线数据（▶图 23.5）。

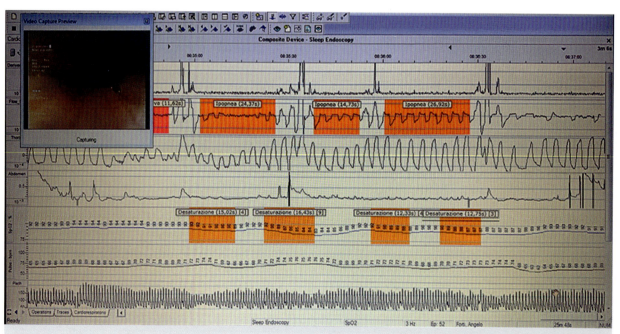

图 23.3 包含在 PSG 文件中的内镜视频记录，用于实时同步捕捉上气道图像和多导睡眠记录

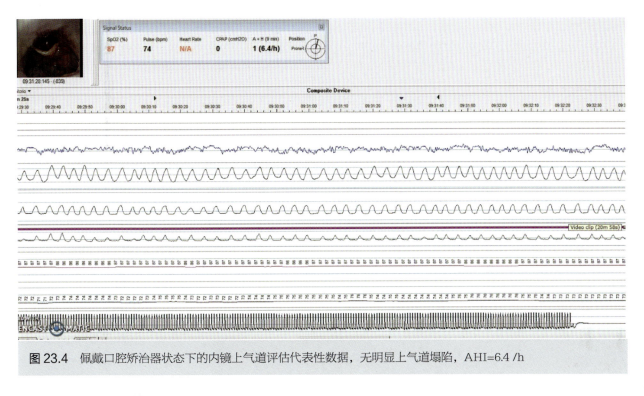

图 23.4　佩戴口腔矫治器状态下的内镜上气道评估代表性数据，无明显上气道塌陷，AHI=6.4 /h

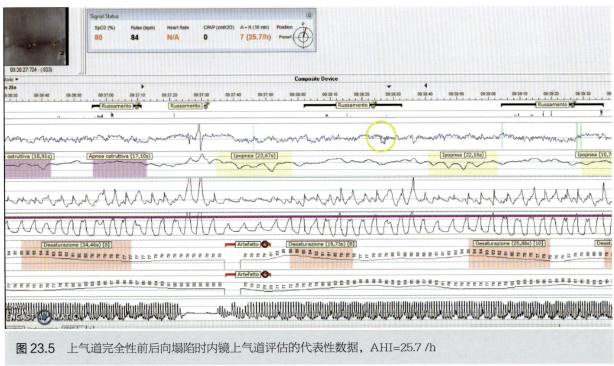

图 23.5　上气道完全性前后向塌陷时内镜上气道评估的代表性数据，AHI=25.7 /h

　　为了评价头部和躯体位置对上气道塌陷和多导睡眠记录的影响，可以设置不同的体位（头部和躯干不同的相对位置），并依次进行不同体位的 DISE。该方法对那些体位相关但又不能配合体位治疗的 OSA 患者的诊治尤其重要。不同体位下上气道塌陷和呼吸事件的改善程度还可作为预测体位疗法的有效性指标。

　　最后一步为经口 DISE，以评估舌与软腭的相互作用，这种相互作用通常在经鼻 - 鼻咽观察上气道的过程中，由于只能从后向前观察，故难以监测。

在经口 DISE 操作过程中，应将纤维内镜自上下切牙之间平顺的置入口腔，无须刻意张口，以避免经口呼吸对上气道结构的影响。如舌背紧贴软腭，与之一同向后移动并阻塞气道，即可认为腭后梗阻是继发于舌后坠。对于这部分患者，矫治的主要对象应该是舌而非软腭。

收集内镜和多导睡眠记录数据供后续分析。整个检查过程持续 20 ~ 25 min。

23.3 高级药物诱导睡眠内镜检查技术的优势

无论是从治疗角度还是从经济角度来看，在治疗前预测 OSA 患者对治疗的反应均有重要意义。无法前瞻性地判断患者的疗效是限制非 PAP 治疗临床效用的重要原因。在此背景下，DISE 的主要作用恰恰在于帮助制定个体化的治疗模式。

关于 MADs，已有研究证实清醒状态下的内镜检查有助于口腔矫治器的治疗。临床医生可以借此评估不同下颌前移水平时的气道开放情况，得出最合适的下颌前移距离。其他研究者也指出，DISE 期间的人工下颌前移或模拟咬合与口腔矫治器的疗效之间密切相关。目前研究已证实，下颌前移的程度与咽腔横截面积之间存在剂量 – 效应关系。下颌越前移，OSA 改善越明显。然而，下颌过度前移带来的颞下颌关节紊乱、牙痛和牙齿松动风险同样应予以足够的重视。高级 DISE 通过对上气道及多导睡眠记录动态变化的同步评估，可明确下颌前移在控制呼吸事件方面的疗效，可对有效治疗睡眠呼吸暂停所需的最小下颌前移距离进行可靠预估。

通过上述方法确定最小下颌前移距离，可以有效避免下颌过度前移带来的并发症，并可提高患者依从性。

对于体位性 OSA 患者，通过对不同睡眠体位下上气道的通畅性与多导睡眠记录的评估，可预测患者是否能从体位治疗中获益。

毫无疑问，高级 DISE 提供了可用于 OSA 患者的个体化前瞻性决策的数据，不仅可以提高临床治疗效果，还能够有效避免患者对疗效的过高期望。

综上，高级 DISE 可以对诱导睡眠期间上气道梗阻和呼吸事件进行同步评估，是一种为 OSA 患者定制个体化治疗方案的极具应用前景的可靠方法。而本技术的缺点为检查过程需要耗费更多的资源，需要耳鼻喉科医生、麻醉医生、正畸医生和睡眠技师间的密切配合、更加先进的硬件设备，以及较长的检查时间等。

参考文献

[1] Kushida CA, Morgenthaler TI, Littner MR, et al. American Academy of Sleep. Practice parameters for the treatment of snoring and obstructive sleep apnea with oral appliances: an update for 2005. Sleep. 2006; 29(2):240 – 243.

[2] Ramar K, Dort LC, Katz SG, et al. Clinical practice guideline for the treatment of obstructive sleep apnea and snoring with oral appliance therapy: an update for 2015. J Clin Sleep Med. 2015; 11(7): 773 – 827.

[3] Certal VF, Pratas R, Guimarães L, et al. Awake examination versus DISE for surgical decision making in patients with OSA: a systematic review. Laryngoscope. 2016; 126(3):768 – 774.

[4] Zerpa Zerpa V, Carrasco Llatas M, Agostini Porras G, Dalmau Galofre J. Drug-induced sedation endoscopy versus clinical exploration for the diagnosis of severe upper airway obstruction in OSAHS patients. Sleep Breath. 2015; 19(4):1367 – 1372.

[5] De Vito A, Carrasco Llatas M, Vanni A, et al. European position paper on drug–induced sedation endoscopy (DISE). Sleep Breath. 2014; 18 (3):453‒465.

[6] De Vito A, Carrasco Llatas M, Ravesloot MJ, et al. European position paper on drug–induced sleep endoscopy: 2017 Update. Clin Otolaryngol. 2018; 43(6):1541‒1552.

[7] Kezirian EJ, White DP, Malhotra A, Ma W, McCulloch CE, Goldberg AN. Interrater reliability of drug–induced sleep endoscopy. Arch Otolaryngol Head Neck Surg. 2010; 136(4):393‒397.

[8] Golbin D, Musgrave B, Succar E, Yaremchuk K. Clinical analysis of drug–induced sleep endoscopy for the OSA patient. Laryngoscope. 2016; 126(1):249‒253.

[9] International Classification of Sleep Disorders: Diagnostic and Coding Manual. 2nd ed. Westchester: American Academy of Sleep Medicine; 2005.

[10] Sasao Y, Nohara K, Okuno K, Nakamura Y, Sakai T. Videoendoscopic diagnosis for predicting the response to oral appliance therapy in severe obstructive sleep apnea. Sleep Breath. 2014; 18(4):809‒815.

[11] Okuno K, Sasao Y, Nohara K, et al. Endoscopy evaluation to predict oral appliance outcomes in obstructive sleep apnoea. Eur Respir J. 2016; 47(5):1410‒1419.

[12] Johal A, Battagel JM, Kotecha BT. Sleep nasendoscopy: a diagnostic tool for predicting treatment success with mandibular advancement splints in obstructive sleep apnoea. Eur J Orthod. 2005; 27(6): 607‒614.

[13] Vanderveken OM, Vroegop AVM, Van de Heyning PH, Braem MJ. Drug–induced sleep endoscopy completed with a simulation bite approach for the prediction of the outcome of treatment of obstructive sleep apnea with mandibular repositioning appliances. Oper Tech Otolaryngol. 2011; 22:175‒182.

[14] Zhang M, Liu Y, Liu Y, et al. Effectiveness of oral appliances versus continuous positive airway pressure in treatment of OSA patients: an updated meta–analysis. Cranio. 2018; 24:1‒18.

[15] Bonetti GA, Piccin O, Lancellotti L, Bianchi A, Marchetti C. A case report on the efficacy of transverse expansion in severe obstructive sleep apnea syndrome. Sleep Breath. 2009; 13(1):93‒96.

译者：宗世民　赵学艳

24 未来的前景

A. Simon Carney, Peter Catcheside, Alex Wall

摘要

虽然药物诱导睡眠内镜检查（DISE）在外科治疗中的应用不断完善，但它仍存在明显的局限性。由于诱导睡眠的药物能改变肌张力和觉醒倾向，因而 DISE 并不能真实地再现咽部肌肉活动的睡眠阶段，例如快速眼球运动（REM）睡眠阶段和非快速眼球运动的深睡眠阶段。最近，已有相关的睡眠研究报道了与 DISE 互补的、无创的上气道（UA）评估方法，以试图确定阻塞性睡眠呼吸暂停（OSA）患者在整个睡眠过程中 UA 阻塞的意义、部位和程度。这些技术包括：旨在更好地了解个别患者的解剖学和非解剖学因素的表型／内在型技术、气流形状分析、影像学睡眠分析和实时睡眠视频测压。目前，这些较新的实验技术尚处于起步阶段，尚无法替代 DISE。然而，未来我们可以借助于相关医疗设备使上述技术得以实现，在 UA 阻塞部位、神经－肌和呼吸控制作用，以及 OSA 病理生理学的觉醒因素分析中发挥作用。

关键词：最新进展，视频测压，磁共振成像，睡眠核磁共振，气流形状，表型，内在型

24.1 患者表型／内在型

目前，OSA 是一种公认的异质性疾病，"一刀切"的治疗方法不能治愈所有患者。强有力的证据表明，至少有 4 个主要特征（"内在型"或"表型"）与睡眠期间气道塌陷的可能性和严重程度有关（见 ▶ 图 24.1）。UA 狭窄和（或）塌陷仍是多数患者的主要病因，但非解剖学因素，如气道扩张肌功能下降、通气控制稳定性下降（"高环路增益"）和呼吸觉醒阈值低等均可在 OSA 的发病中起重要作用。识别这些非解剖学因素的存在及其严重程度有助于确定哪些患者可能更适合进行 UA 手术。更重要的是，可以确定那些不宜行 UA 手术而更适合采用其他治疗方式的患者。

24.1.1 上气道解剖学缺陷

毫无疑问，UA 狭窄和（或）塌陷是多数 OSA 患者发病的关键因素。持续气道正压通气（CPAP）、牙科设备和多平面睡眠手术都旨在解决此问题。肥胖系通过增加颈、咽部肌肉、舌和腹部脂肪沉积导致气道塌陷。上述因素均可通过拥挤气道、负荷加剧和气管末端牵引作用降低而影响气道功能。有证据表明，OSA 患者的舌更为柔软。

清醒时的检查技术（例如 Müller 试验和 Woodson 减张法）可以帮助识别患者清醒时的 UA 塌陷部位和程度，而现今的新技术还可以评估患者睡眠状态下 UA 的塌陷程度。

气道临界关闭压（Criticalclosingpressure，Pcrit）与睡眠期间造成气道完全塌陷所需的压力相同。患

者佩戴改良的、可以维持正压和负压的持续气道正压通气装置，在维持气道正压以保持气道完全开放且呼吸驱动力相对较低（因此主要是上呼吸道肌肉被动活动）后，在通常持续至少 5 次呼吸的短暂的压力下降期间，突然降低压力。该程序通常在非快速眼球运动（NREM）期间运行，旨在根据需要使用可变的正压和负压来诱导不同程度的部分气道塌陷和气流受限。根据夜间的多次降压，可以绘制出平均吸气流量峰值与呼气末面罩压力的关系图。直线延伸至与 X 轴交点处（即零流量）即为临界关闭压。没有 OSA（或有非常轻微的气道塌陷）的患者的典型表现为临界关闭压 < –2.0 cmH₂O。接近大气压、临界关闭压在 –2.0 ~ +2.0 cmH₂O 之间定义为中等程度的气道塌陷。临界关闭压在 2.0 cmH₂O 以上定义为气道塌陷，表明气道需要更大的压力来保持通畅（见 ▶图 24.2）。

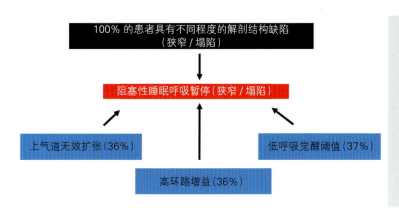

图 24.1　导致 OSA 的 4 种主要内在型 / 表型的示意图。OSA，阻塞性睡眠呼吸暂停

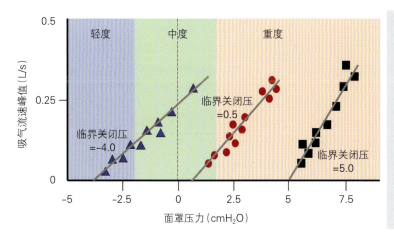

图 24.2　被动临界关闭压力的测量。本图显示了 3 次降压后的被动临界关闭压力的例子。回归线与 X 轴的交点是临界关闭压

24.1.2　上气道肌肉反应性

咽部呼吸道是一个复杂的肌性管道，很大程度上依赖中枢神经系统的调控而维持通畅，周围组织的重力作用和动态变化的腔内负压将作用于每个呼吸周期。颏舌肌和腭帆张肌是两个主要的扩张肌，呼吸时通过神经反射回路而激活，改变睡眠期间气道压力，克服气道塌陷。在正常气道，颏舌肌活动节律在睡眠开始时突然降低，然后在整个 N2 至慢波睡眠期间代偿性增加到清醒水平以上。紧张性肌肉如腭帆张肌则非常不同，其活动通常在睡眠开始时突然下降，并持续睡眠全过程。在快速眼动期所有肌张力均下降，这解释了为什么该阶段 OSA 最严重。气道阻塞期间，CO₂ 浓度的上升和气道压力的变化导致扩

张肌活动的增强，这一现象被称为"上气道肌肉反应性"，其因个体而异。超过 33% 的 OSA 患者，颏舌肌反应较低或缺失。另一些情况下，上气道肌肉反应在非快速眼动期保持不变（这保护了存在结构异常和临界关闭压 < −5 cmH$_2$O 患者的气道），但在快速眼动期降低，导致存在解剖缺陷和低临界关闭压患者的气道扩张活动不足以维持通畅。

24.1.3 环路增益

睡眠时呼吸的主要驱动因素是 CO$_2$ 浓度的变化，而 CO$_2$ 的化学敏感性存在个体差异。高 CO$_2$ 敏感性使通气控制稳定性下降，这可能导致在中枢性与阻塞性睡眠呼吸暂停之间产生呼吸振荡。通气控制系统的敏感性由"环路增益"这一概念表示，即通气控制稳定性下降时，通气驱动的改变情况。高环路增益的患者在 CO$_2$ 相对微小变化时即可表现出过度的呼吸变化。高环路增益的示意图见 ▶ 图 24.3。

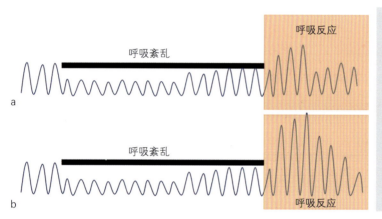

图 24.3　低环路（a）与高环路（b）增益的示意图。正常呼吸后，持续气道正压通气减少，造成呼吸障碍。当呼吸恢复时，在（a）中，在几次呼吸内恢复至稳定状态之前，会轻微增加。在（b）中，可以看到更高幅度的呼吸峰值，需要更长时间才能恢复到稳定的正常呼吸状态。

具有高环路增益的过度通气振荡会导致不稳定的通气过冲和下冲反应，从而导致气道塌陷和周期性低通气或呼吸暂停。超过 33% 的 OSA 患者出现高环路增益（对 1L/min 的正常刺激表现出 5L/min 的通气驱动增加）。

对接受多平面上气道手术患者的回顾性分析表明，低环路增益患者的手术结果优于高环路增益患者。虽然这并不一定意味后者应拒绝进行外科干预，但环路增益是在多学科联合评估时有价值的参数之一，用于甄别更有可能从手术中获益的低环路增益患者和不太可能获益的高环路增益患者。这将鼓励患者接受治疗、参与讨论，并有助于提高治疗结果。

24.1.4 呼吸觉醒阈值

以往人们认为，当 OSA 患者发生呼吸事件后，皮质觉醒对恢复气流至关重要。然而，约 20% 的成人呼吸事件在未觉醒时终止，儿童（50%）和婴儿（> 90%）的比例甚至更高。相比之下，约 20% 的觉醒发生在气流完全恢复后，这进一步表明，许多情况下觉醒和气流恢复是相互独立的。与呼吸觉醒相关的吸气努力水平称为"呼吸觉醒阈值"。特别是在非肥胖 OSA 患者中，30% ~ 50% 存在胸内负压变化相对较小（即低呼吸觉醒阈值）时觉醒。在慢波睡眠中，呼吸觉醒阈值更高，可能会导致吸气运动和上气道扩张肌活动频率提高，这可能减少大多数能够达到深慢波睡眠的 OSA 患者的呼吸事件。然而，在低呼吸觉醒阈值的个体中，频繁地觉醒会延迟甚至阻止他们进入更深、更稳定的睡眠阶段。

24.1.5 用于患者表型分析的 PALM 量表

PALM（P：临界关闭压；A：觉醒阈值；L：环路增益；M：肌肉反应性）量表已被开发，便于对患者分组并有助治疗。分组系根据被动临界关闭压的水平来确定。PALM 1（临界关闭压＞ +2 cmH₂O）提示患者有严重的解剖塌陷，而 PALM 2（临界关闭压为 –2.0 ~ +2.0 cmH₂O）提示有中度解剖塌陷，PALM 3（临界关闭压＜ 2.0 cmH₂O）提示有轻微的结构问题。由于 PALM 2 组人数，还可以细分为没有非解剖表型的 PALM 2a 组和具有一个或多个"ALM"特征的 PALM 2b 组。在使用 PALM 标准评估的 54 例患者组成的队列中，患者的分布如 ▶图 24.4。

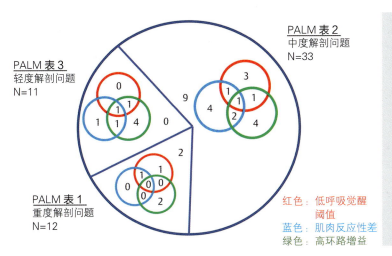

图 24.4 一项对 54 例患者根据 PALM 量表分类的研究中，展示其 OSA 表型重叠的韦恩图。OSA，阻塞性睡眠呼吸暂停

24.1.6 表型 / 内在型结论

对患者表型 / 内在型的研究方兴未艾。它强调了当持续气道正压失败或不耐受时，需要多学科参与以确定最合适的个体化上气道手术（或其他替代性治疗）（见 ▶图 24.5）。

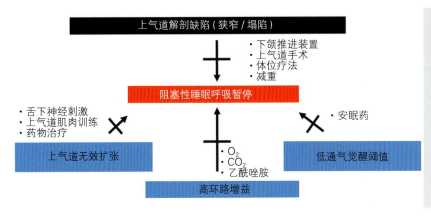

图 24.5 适用于 OSA 各表型的治疗方法。OSA，阻塞性睡眠呼吸暂停

24.2　气流形状分析

OSA 患者经常表现出一个或多个 UA 解剖区域狭窄或塌陷。在 DISE 期间，多数检查者会意识到，阻塞模式因人而异。当气道塌陷时，通过同步记录鼻腔和咽腔压力，可以观察到自然睡眠期间气流减小的模式。在哈佛医学院最近的一项研究中，使用气流和咽压测量，同时使用儿童光纤内镜的睡眠视频对 31 例 OSA 受试者进行评估。研究人员能够确定吸气气流的不同模式，有时呼吸用力增加而气流减少，这取决于塌陷区域位于舌后段、腭后段还是侧壁。更重要的是，有可能发现会厌塌陷。

随着会厌塌陷，可观察到气道突然阻塞，气流几乎完全中断。在呼吸通畅时，气流连续。舌后段阻塞时，气流模式呈扁平状。软腭阻塞时，腭有较大的运动，同时伴有中度的呼吸努力（见 ▶图 24.6 和 ▶图 24.7）。

目前尚不清楚单一平面和多个平面塌陷对上述重要发现的贡献有多大。虽然在本章中发现的气流模式还不能立即转化为临床常规，但它们为该领域的未来研究提供了一个重要的基准（见本章末尾的实时睡眠视频测压法）。

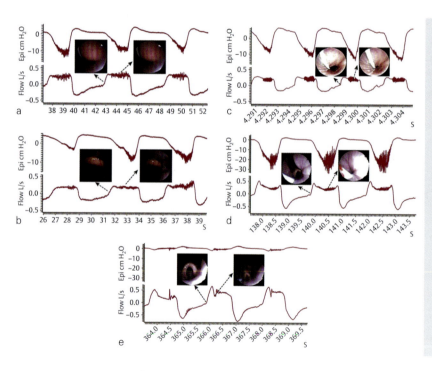

图 24.6　不同呼吸阶段的气流形状和内镜图像。(a)、(b) 同一患者的腭咽 (a) 和口咽 (b) 视图显示舌后塌陷。(c)、(d) 不同患者的腭后 (c) 和咽侧壁 (d) 塌陷。(e) 会厌塌陷，气流变化大而突然。(From Genta PR et al.Airflow Shape is Associated with the Pharyngeal Structure Causing OSA. Chest. 2017, with permission)

24.3　影像学睡眠评估

对睡眠呼吸暂停患者气道的影像学评估并不是一项新技术。长期以来，使用普通 X 线或计算机断层扫描（Computed Tomography, CT）的标准气道头部测量法一直被用作外科手术的筛查工具。其中一些已被改良以适用于镇静睡眠期间的患者。这些检查包括荧光透视检查、超快速 CT 和磁共振成像（Magnetic Resonance Imaging, MRI）。MRI 成像速度的提高已被证明有临床价值，因为它可能适合在

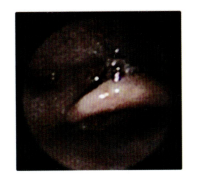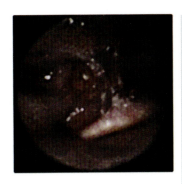

图 24.7　不同患者的会厌塌陷，表现出气流突然中断 (From Genta PR et al. Airflow Shape is Associated with the Pharyngeal Structure Causing OSA. Chest. 2017, with permission)

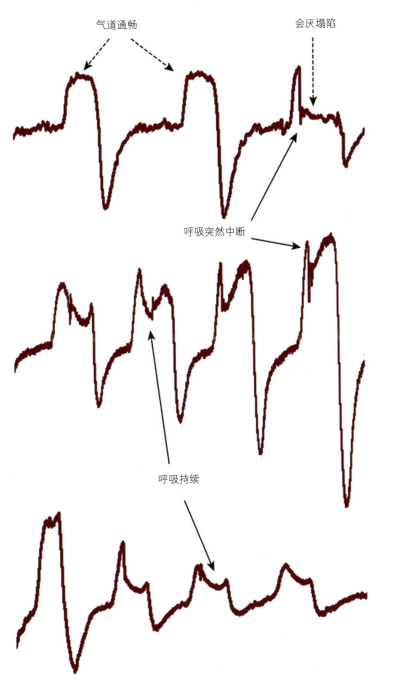

气道通畅

会厌塌陷

呼吸突然中断

呼吸持续

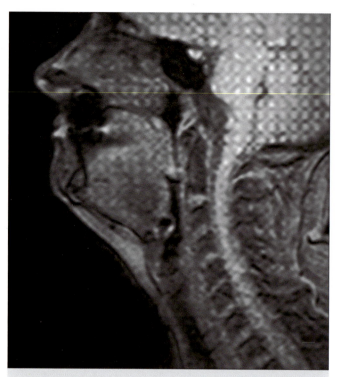

图 24.8 睡眠 MRI 显示腭后塌陷（图片由 Lynne Bilston 博士提供）。MRI，磁共振成像

自然或诱导睡眠期间实时评估气道。但实际应用存在困难，因为该检查在嘈杂环境中进行，且狭窄入口与机器门架也可能导致幽闭恐惧症，MRI 也相对昂贵。然而，早期使用 cineMRI（文献中通常称为睡眠 MRI）的研究在成人和儿童群体中都显示出了值得关注的结果（见 ▶图 24.8）。

在成人中，3 Tesla 强度的磁共振大大提高了睡眠图像的分辨率。在一项对 30 例轻度和重度 OSA 患者的研究中，睡眠 MRI 能够识别 3 个部位（腭后、舌后和咽侧壁）的 UA 塌陷。15 例重度 OSA 患者均有多处 UA 塌陷，其中 40% 的患者 3 个部位均有阻塞，其余 60% 为腭后和咽侧壁区域阻塞。15 例轻度 OSA 患者均存在腭后塌陷，其中 80% 仅为该部位塌陷。其余患者中，13% 为腭后及舌后塌陷，7% 为腭后及咽侧壁塌陷。

睡眠 MRI 在唐氏综合征患儿中应用效果良好，能显示腺样体扁桃体切除术后持续性 OSA 的舌扁桃体阻塞程度。虽然睡眠 MRI 仍然是一种新的、相对实验性的技术，但它可能在更复杂的 OSA 诊断中发挥作用。随着 MRI 检查过程中噪声的减低，在未来，它可能发展成为一种更成熟的、更适用的检查方法。

睡眠 MRI 的不足之处在于它仍有噪声，需要使用消声耳塞帮助睡眠。它只能在仰卧位进行，由于磁场对脑电图导联的影响，很难同时评估睡眠分期。睡眠 MRI 可能只捕获 NREM（1 期或 2 期）睡眠的数据，因此可能无法提供与 OSA 评估最相关的 REM 睡眠期数据。

由于睡眠 MRI 的相对局限性，人们已尝试在自然睡眠期间使用更多的无创性气道评估技术。韩国最近的一项研究附加了表面基准标志（经 MRI 证实与软腭和舌头的位置相关），并在自然睡眠期间通过表面电阻断层扫描（Electrical Impedance Tomography，EIT）对其进行监测。研究者称，EIT 在一项对 7 例对照组患者和 10 例 OSA 患者的初步研究中成功地识别了所有 OSA 患者的气道阻塞部位。7 例对照组患者的 EIT 数据未见显著变化。由于技术的进步，可能允许电极在舌、腭的表面或内部相对稳定的固定，这些气道评估方法很可能在未来得到快速发展，也将成为下一个受关注的领域。

24.4　实时睡眠视频测压

在自然睡眠中使用气道测压也不是一个新概念。气道测压仪是一种双极测压导管，用于识别腭后和舌后段上气道的压力变化。虽然最初的结果令人鼓舞，但测压导管的意外移动使结果出现误差，因此未能常规用于临床。虽然许多观察者最担心测压导管的存在可能会改变睡眠和气道的行为参数，但 PSG

分析表明，无论是否使用测压导管，结果并无变化。因此，更先进的测压分析是未来无创气道评估的潜在方向。

随着光纤技术的进步，现在可以制作每厘米带有压力和温度传感器的细导管。此外，小型"米粒"微电荷耦合装置（CCD）摄像机的开发也允许在自然睡眠期间实现实时气道可视化。

一种高分辨率、多通道的光纤 CCT 视频测压仪目前正在澳大利亚进行临床评估。该导管具有一系列 12 个等距光纤压力传感器和安装在导管传感区域近端的微型摄像机（见 ▶ 图 24.9）。

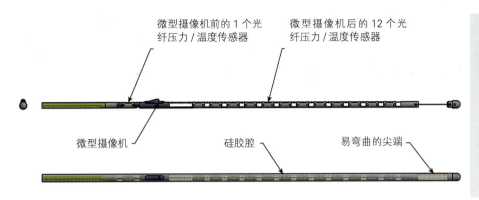

微型摄像机前的 1 个光纤压力 / 温度传感器　　微型摄像机后的 12 个光纤压力 / 温度传感器

微型摄像机　　硅胶腔　　易弯曲的尖端

图 24.9　高分辨率视频测压导管。照相机的机身和电线已经集成在导管硅胶腔内，以尽量减少任何外部突出，创造一个灵活的密封单元。照明由 LED 和驱动器通过多模光纤从半透明腔内提供

照相机的机身和电线已经集成在导管硅胶腔内，以尽量减少任何外部突出，形成一个灵活的密封单元。照明由发光二极管（Light Emitting Diode，LED）和驱动器通过多模光纤从半透明腔内提供（见 ▶ 图 24.10）。

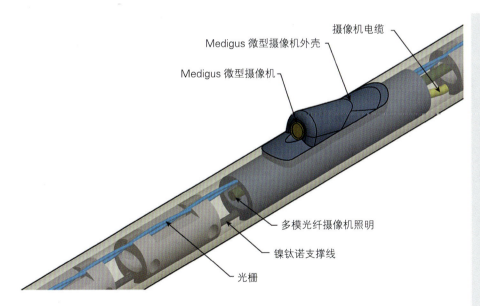

摄像机电缆

Medigus 微型摄像机外壳

Medigus 微型摄像机

多模光纤摄像机照明

镍钛诺支撑线

光栅

图 24.10　利用光纤布拉格光栅（FBG）技术和获得专利的波长划分多路复用螺旋传感器的概念，光纤阵列正在为上气道应用的需求而优化。此装置能允许同时检测压力和温度。温度波动可以量化经过部分塌陷区域的残余气流，或在完全塌陷时确定气流的停止。摄像机可以识别塌陷的解剖部位和性质。FBG，光纤布拉格光栅；UA，上气道

利用光纤布拉格光栅（FiberBragggrating，FBG）技术和获得专利的波长划分多路复用螺旋传感器的概念，光纤阵列正在为 UA 压力测量的需求而优化。此装置能够在呼吸周期中压力和温度两个变量同时变化时对之加以区分。压力可以准确地定位 UA 软组织内的塌陷水平，同时通过电阻抗产生的接触力，以及每个传感部位的温度波动而变化，这将有助于指示 UA 塌陷和气流减少的严重程度。一旦确定了

UA 塌陷水平，微型摄像机将识别所涉及的解剖特征和塌陷模式。

初步研究表明，在光纤压力波形中看到的压力记录与 UA 阻塞部位密切相关（见 ▶ 图 24.11）。这些阻塞的发作在解剖学上可以被摄像机证实。

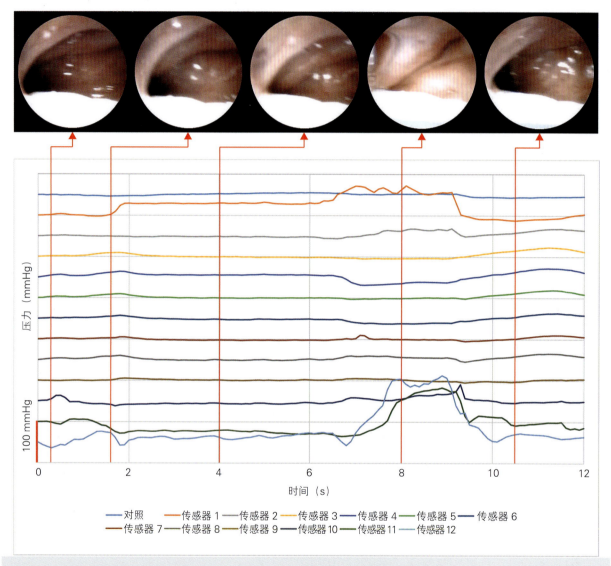

图 24.11 腭后塌陷期间的摄像机图像和压力测量。低位电极可以检测到同时发生的舌后塌陷，也可以通过将摄像头推进到腭梗阻下方来识别

迄今为止，视频测压计原型仍在研发中，其设计面临的挑战包括鼻咽分泌物对视频成像的遮挡、用于照亮气道的 LED 光可能导致睡眠中断、导管的意外旋转等，这些都可能影响气道成像质量。正在进行的研究可能会克服其中的部分问题，以便训练有素的睡眠技术人员重新定位导管，减少 PSG 期间的干扰。视频测压分析的优点是，它可以在自然睡眠期间进行，且可与 PSG 同步化。这将有可能为多学科睡眠团队提供有关 UA 塌陷的部位和程度的重要信息，以帮助预测哪些患者更适合首选手术治疗，以及哪些手术最可能让其受益。

24.5 结论

虽然 DISE 可以提供有关 UA 塌陷部位和程度的重要信息，但该技术的成本，以及进入手术室的要求较高。关于镇静状态与自然睡眠相关性的研究促进了该技术的优化，并推动了在自然睡眠中识别 UA 塌陷部位无创检测的探索。在这一领域，更深层次的研究具有良好的前景，鉴于 DISE 是目前分析 UA 塌陷部位的主要临床技术，我们需要将新技术的结果数据与基于 DISE 的疗效数据做进一步的比较。

参考文献

[1] Eckert DJ. Phenotypic approaches to obstructive sleep apnoea: new pathways for targeted therapy. Sleep Med Rev. 2018; 37:45–59.

[2] Carney AS, Antic NA, Catcheside PG, et al. Sleep Apnea Multilevel Surgery (SAMS) trial protocol: a multicenter randomized clinical trial of upper airway surgery for patients with obstructive sleep apnea who have failed continuous positive airway pressure. Sleep (Basel). 2019; 42(6):4.

[3] Joosten SA, Leong P, Landry SA, et al. Loop gain predicts the response to upper airway surgery in patients with obstructive sleep apnea. Sleep (Basel). 2017; 40(7):1.

[4] Hobson JC, Robinson S, Antic NA, et al. What is "success" following surgery for obstructive sleep apnea? The effect of different polysomnographic scoring systems. Laryngoscope. 2012; 122(8):1878–1881.

[5] Genta PR, Sands SA, Butler JP, et al. Airflow shape is associated with the pharyngeal structure causing OSA. Chest. 2017; 152(3):537–546.

[6] Chen W, Gillett E, Khoo MCK, Davidson Ward SL, Nayak KS. Real-time multislice MRI during continuous positive airway pressure reveals upper airway response to pressure change. J Magn Reson Imaging. 2017; 46(5):1400–1408.

[7] Shin LK, Holbrook AB, Capasso R, et al. Improved sleep MRI at 3 tesla in patients with obstructive sleep apnea. J Magn Reson Imaging. 2013; 38(5):1261–1266.

[8] Brown E, Bilston L. Case study: imaging of apnea termination in a patient with obstructive sleep apnea during natural sleep. J Clin Sleep Med. 2016; 12(11):1563–1564.

[9] Ishman SL, Chang KW, Kennedy AA. Techniques for evaluation and management of tongue-base obstruction in pediatric obstructive sleep apnea. Curr Opin Otolaryngol Head Neck Surg. 2018; 26(6): 409–416.

[10] Kim YE, Woo EJ, Oh TI, Kim SW. Real-time identification of upper airway occlusion using electrical impedance tomography. J Clin Sleep Med. 2019; 15(4):563–571.

[11] Morales Divo C, Selivanova O, Mewes T, Gosepath J, Lippold R, Mann WJ. Polysomnography and ApneaGraph in patients with sleep-related breathing disorders. ORL J Otorhinolaryngol Relat Spec. 2009; 71(1):27–31.

[12] Karaloğlu F, Kemaloğlu YK, Yilmaz M, Ulukavak Çiftçi T, Çiftçi B, Bakkal FK. Comparison of full-night and ambulatory polysomnography with ApneaGraph in the subjects with obstructive sleep apnea syndrome. Eur Arch Otorhinolaryngol. 2017; 274(1):189–195.

[13] Wall AJ, Arkwright JK, Reynolds K, et al. A multimodal optical catheter for diagnosing obstructive sleep apnea. Paper presented at: Optical Fibers and Sensors for Medical Diagnostics and Treatment Applications XIX2019; San Francisco.

译者：朱 云 肖红俊

索引